Rachel Zoffness

Dime dónde te duele

imago mundi

Rachel Zoffness

Dime dónde te duele

La nueva ciencia del dolor y cómo curarlo

Traducción de Sion Serra Lopes

Ediciones Destino   Colección Imago Mundi   **Volumen 402**

Título original: *Tell Me Where It Hurts*

© Rachel Zoffness, 2026
Esta edición se publica por acuerdo con Grand Central Publishing, una división de
Hachette Book Group, EE. UU. Todos los derechos reservados.

© de la traducción del inglés, Sion Serra Lopes, 2026
© Editorial Planeta, S. A., 2026
Ediciones Destino, un sello editorial de Editorial Planeta, S. A.
Avda. Diagonal, 662-664, 08034 Barcelona (España)
www.planetadelibros.com
www.edestino.es

Primera edición: abril de 2026
ISBN: 978-84-233-6977-5
Depósito legal: B. 24.840-2026
Composición: Realización Planeta
Impresión y encuadernación: Limpergraf, S. L.
Printed in Spain - Impreso en España

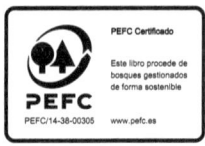

A Ferdinand, mi musa.

A todas las personas que viven con dolor y a los valientes profesionales sanitarios que las tratan: no estáis solos. Este libro va dedicado a todos vosotros.

No pregunte qué enfermedad tiene la persona, sino qué persona tiene la enfermedad.

Dr. William Osler

Hay dos formas de extender la luz: ser la vela o el espejo que la refleja.

Edith Wharton

ÍNDICE

ANTES DE EMPEZAR

Sé lo que es el dolor.

Soy neurocirujano desde hace cincuenta años, he sido profesor en la Facultad de Medicina de la Universidad de Yale y en el New York Medical College, he escrito y dado muchas conferencias sobre el dolor y he tratado a miles de pacientes. Yo mismo he necesitado cirugía para tratar mi dolor. Pero mi forma de ver la medicina ha seguido un camino muy peculiar.

Cuando estudiaba Medicina en el Hospital Beth Abraham, mi mentor era un médico recién graduado a quien no conocía —ni yo ni nadie por aquel entonces— llamado Oliver Sacks. Se convirtió en mi maestro y amigo y, con el tiempo, en un autor aclamado y conferenciante de renombre mundial. Mi formación con él resultó ser una de las experiencias más increíbles de mi carrera. Sus libros siguen dando testimonio de su visión tan personal de la medicina.

Con mucha paciencia y alegría, el doctor Sacks exploró la vida interior, las luchas y los logros de sus pacientes. Cada uno tenía una historia única. Esa historia era la ventana que desvelaba las pistas que buscábamos. Al abrirla, tratábamos al paciente como una persona en su totalidad. Leer el libro de la doctora Zoffness me hizo recordar al doctor Sacks y su trabajo, ya que este libro transforma de

manera similar las historias sobre el dolor en historias sobre *personas*.

Mientras que la mayoría de los libros sobre esta temáti-
ca se centran en una parte concreta del cuerpo o prometen
«curas fáciles», *Dime dónde te duele* integra de forma brillante la neurociencia con la singularidad de las personas.
Además, cuenta con aval científico, que la autora cita de
forma minuciosa, aunque muy accesible y con un lenguaje
al alcance de todos.

La doctora Zoffness es una médica altamente cualifica-
da y respetada que domina el amplio y complejo tema del
dolor. Además, transmite sus conocimientos como la
auténtica educadora que es. En cada página sentimos que
nos está hablando a nosotros. Al igual que los pacientes a
los que nombra en su libro, daba la impresión de que ella
entendía mi historia de dolor, mi historia única. Gracias a
ella he comprendido por fin la ciencia que explica mi dolor y los numerosos factores que influyen en él.

Recomiendo vivamente la lectura de este libro indispensable. En él descubrirás tu propia historia de dolor y,
quizá por primera vez, verás cómo se abre una nueva vía
para encontrar las pistas que te faltaban.

JACK STERN, doctor en Medicina, profesor asociado
de Neurocirugía en la Escuela Superior de Medicina de
Nueva York, exprofesor de las facultades de Medicina
de la Universidad de Yale y de Weill Cornell, autor
de *Ending Back Pain* [Acabar con el dolor de espalda].

PRESENTACIÓN

Empecé a estudiar el dolor básicamente por una razón: le tenía miedo.

En la Universidad Brown, me especialicé en Biología Humana, Cerebro y Conducta, una disciplina que abarca neurociencia, psicología y biología, y escribí mi tesis de fin de grado sobre la ciencia del dolor bajo la tutela de un prestigioso neurocientífico especializado en este ámbito. Tenía la esperanza de que, al comprender el dolor, superaría el miedo. Con el tiempo, así fue. Pero también me pasó algo inesperado.

Cuanto más aprendía, más me alarmaba comprobar cuánto nos hemos equivocado respecto al dolor: lo poco que se nos habla de él y de cómo funciona realmente, lo mal que lo tratamos y lo graves que son las consecuencias. La verdad es que el dolor tiene una explicación muy clara *y además se puede tratar*.

Me llamo Rachel Zoffness. Soy especialista en el estudio del dolor, científica, psicóloga y profesora de la Facultad de Medicina de la Universidad de California (San Francisco). También doy clases a la próxima generación de médicos, estudiantes de la Universidad de Stanford. Me he formado en las universidades de Brown, de Columbia, de California (San Diego) y Rockefeller, y en el hospital Mount Sinai.

He sido miembro de las juntas directivas de las principales organizaciones estadounidenses dedicadas al dolor y consultora en el desarrollo de programas de tratamiento del dolor en todo el mundo. Además, he impartido cursos de formación para médicos en hospitales de todo Estados Unidos.

Cuando por fin abrí una consulta privada para tratar a personas aquejadas de dolor, a la mayoría de mis pacientes los habían considerado «casos incurables». Habían probado todos los medicamentos y tratamientos posibles. Pero, a medida que trabajábamos juntos, vi cómo sucedía lo que parecía imposible: uno tras otro, se levantaban de la cama y volvían a su vida. En este libro leerás algunas de las historias de estas personas, siempre bajo seudónimo. «¿Cómo es posible? —me preguntaba—. No hago magia.» ¿Qué tenía de particular mi enfoque terapéutico que ayudó a mis pacientes a curarse?

Aquí encontrarás esas respuestas y algo más.

Mi más sincero deseo es que estas páginas te aporten algo que te ayude en tu camino, tanto si eres una persona que vive con dolor como si te dedicas a tratarlo, si te apasiona la ciencia o si tan solo quieres mucho a alguien que está sufriendo. La ciencia ofrece una sabiduría y unas perspectivas increíbles, y nos puede brindar muchos motivos de esperanza. Te invito a unirte a esta revolución contra todo lo que te han dicho y vendido sobre el dolor. Espero verte cuando lleguemos al destino.

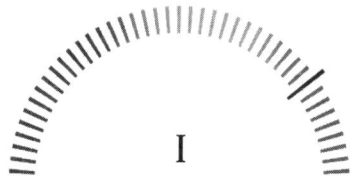

I

EL DOLOR NO ES LO QUE CREES

TODO LO QUE TE HAN DICHO SOBRE EL DOLOR ES FALSO

MIGRAÑAS, DOS BAILES DE GRADUACIÓN Y UN CORTE DE PELO

Cuando conocí a Sam, llevaba cuatro años encamado. Tenía la piel pálida y sin brillo, y el pelo largo y sucio. Caminaba encorvado, con los brazos cruzados sobre el abdomen. Sentado en mi sofá, se mecía hacia delante y hacia atrás. Una expresión de dolor le crispaba el rostro. Le habían diagnosticado dolor musculoesquelético amplificado de origen desconocido y migraña crónica, que le causaba dolores de cabeza diarios e inmovilizantes. Sam estaba tan incapacitado que había tenido que dejar el trabajo, los estudios, el ejercicio y la actividad social. Su vida activa se había reducido a la mínima expresión. Había consultado a catorce médicos y probado cuarenta medicamentos distintos. Nada había funcionado. La verdad es que eso no me sorprendió especialmente; estaba muy acostumbrada a ver casos como aquel. Lo que me sorprendió fue su edad.

Sam solo tenía dieciséis años.

Incapaz de ir a clase desde el séptimo curso (primero de ESO en España), se había quedado atrás a nivel social y escolar y había perdido todo tipo de vínculo con su entorno. No tenía amigos, ni vida, ni esperanza. Al terminar una charla sobre la ciencia del dolor en un hospital de San Francisco, la madre de Sam se me acercó. Tenía los ojos desorbitados. «Por favor —me suplicó, desesperada—. Tiene que ayudar a mi hijo.» Lo habían intentado todo, dijo; todos los tratamientos habían fracasado y se habían quedado sin alternativas. Yo quería ayudar, pero me preguntaba: «Si no han podido tratarlo en uno de los mejores hospitales, ¿podré yo...?». Pero yo era su última esperanza. ¿Cómo podía negarme?

He estudiado el dolor desde las perspectivas de la neurociencia, la biología humana y la psicología clínica. Pero a pesar de las bases científicas que he adquirido, en realidad me veo más bien como una detective. Cuando un paciente acude a mí, suele estar casi en la misma situación en la que encontré a Sam: agotado, cabizbajo y desesperado por poner fin a su padecimiento. Ha visitado a docenas de médicos y especialistas, ha tomado un sinfín de medicamentos y le han diagnosticado de todo un poco. Mi trabajo consiste en examinar todas las pistas y averiguar qué está pasando en realidad: toda la constelación de factores que desencadenan y cronifican el dolor, y lo que debo hacer para tratarlo. Le dije a Sam que podía ayudarle si estaba dispuesto a confiar en mí y a probar el medicamento que le ofrecía, aunque, ¡sorpresa!, no se trataba de una pastilla.

El primer paso fue establecer un buen entendimiento entre los dos, la llamada *alianza terapéutica*, y buscar pistas. Como cabía suponer, Sam, un adolescente tímido y reservado, se mostraba reacio a dejarme entrar en su mundo. Sus respuestas eran monosílabos, no paraba de moverse, incómodo, y miraba al suelo. Así que, en lugar de hacerle preguntas personales, le pregunté por sus aficiones. Me dijo que le gustaban dos cosas: el fútbol y leer. Le conté que yo también había sido una niña tímida a la que le encantaban los libros. A la semana siguiente, Sam me sorprendió trayéndome su libro favorito para que lo leyera, *Ready Player One*. Me lo devoré en cuestión de días. Nos pasamos la siguiente visita hablando del libro. Me explicó por qué le gustaba y cuáles eran sus personajes favoritos, todos ellos solitarios y socialmente aislados. Esto me pareció muy sintomático. Poco a poco, forjamos una relación. En un momento dado, me reveló que llevaba años luchando contra una ansiedad social que lo paralizaba, lo deprimía y lo hacía pensar en el suicidio, pero que el equipo médico la había descartado por considerar que no tenía que ver con su dolor y, por tanto, no la había tratado. Lo que le dolía era el cuerpo; ¿qué podían tener que ver las emociones?

Cuando terminé mi investigación y me hice una idea más detallada de su vida, su familia, los factores de estrés, los desencadenantcs y sus objetivos vitales, comenzamos el tratamiento. El primer paso fue darle una explicación científica sobre cómo funciona el dolor y cómo tratarlo. Para ello, tuve que llevar a cabo el delicado baile que siempre suelo hacer: ayudarlo a relacionar los síntomas físicos con la salud emocional sin pasar inadvertidamente el mensaje de que el dolor solo estaba «en su cabeza». No lo estaba. Nunca lo está. Pero esta conexión insinúa que el paciente está «fingiendo» o es un «enfermo mental», un estigma tan tóxico como extendido. Por eso es algo que siempre abordo de forma cxplícita.

Después de comentar mi enfoque terapéutico, pasamos a la acción: ayudar a Sam a levantarse de la cama y volver a la vida, paso a paso. Cada semana, le enseñaba algunas técnicas para reducir el dolor y controlar los síntomas, y le ponía deberes.

La primera semana se quedó en el porche tomando el sol. La segunda, caminó hasta el buzón de la esquina. La tercera, dio una vuelta a la manzana y le envió un mensaje de texto a un amigo. La cuarta, llevó a su perro al parque y habló con algunos desconocidos. El dolor aumentó, y luego remitió. Sam, sus padres y yo hablamos sobre el sueño y la dieta de Sam, y elaboramos un plan para ayudarlo a modificar sus hábitos. Dejó de quedarse despierto hasta las cuatro de la madrugada jugando a videojuegos, empezó a poner el despertador para levantarse por la mañana e introdujo frutas y verduras en su dieta, que hasta ese momento consistía básicamente en pan y pasta. Anotaba sus progresos en su teléfono y cada semana tenía algo prometedor que contar: un nuevo amigo en el parque para perros, el reencuentro con su antiguo entrenador de fútbol, un paseo sin dolor.

Poco a poco, la actividad física, cognitiva y social comenzó a cambiar su cerebro. Cuanto más hacía Sam, más se daba cuenta de lo que podía hacer. Empezó a correr, al principio solo unos minutos, parando para descansar cuando le dolía, y luego un kilómetro y medio al día. A medida que disminuían su ansiedad, aislamiento y depresión, también remitía su dolor. Al cabo de dos meses, Sam tenía la fuerza suficiente para contratar a un profesor particular. Abrió su libro de Matemáticas y comenzó a ponerse al día en la escuela. Fue a la peluquería y se cortó el pelo por primera vez en cuatro años. Se compró ropa nueva y unas gafas para aliviar la fatiga visual. Solo había que ver el orgullo en el rostro de Sam el día que se presentó en mi consulta con zapatillas y mochila nuevas, y una sonrisa de oreja a oreja. Parecía otro adolescente. Sam se pasó toda la sesión mostrando con entusiasmo sus libros, su estuche y su horario escolar.

Cuando Sam regresó por fin al instituto, más en forma, más fuerte y más sano, no una, sino dos chicas lo invitaron al baile de fin de curso. Les dijo que sí a ambas. El día de su graduación, Sam subió al escenario —este adolescente que antes estaba paralizado por la ansiedad, la desesperanza y el dolor— y anunció que si cuatro años antes le hubieran dicho que se graduaría en el instituto, nunca lo habría creído.

El neurólogo de Sam, un médico de reconocido prestigio que forma parte del consejo editorial de varias revistas médicas de renombre, quedó desconcertado por su asombroso progreso, y lo llamó *un milagro*. «¿Qué píldora mágica le has dado?», preguntó incrédulo. Cuando le expliqué que el tratamiento no había consistido en fármacos, sino en tratar el dolor emocional y social de Sam, además del físico, me acusó de «estigmatizar» a Sam, alegando que la ansiedad y la depresión no tenían nada que ver con la migraña. Dejó de derivarme pacientes, a pesar de haber tratado a Sam durante cuatro años con pastillas e intervenciones varias sin lograr ninguna mejoría.

I. La dolorosa verdad

El dolor en cifras

La historia de Sam es un caso extremo, pero también un ejemplo clásico de cómo seguimos mal-tratando el dolor y de la razón por la que seguimos sufriendo.

El dolor forma parte de la condición humana. Nadie se libra de él. Nos afecta a todos, tarde o temprano, en forma de lesión, dolores de parto, lumbalgia o por el simple hecho de habitar un cuerpo que envejece. En este momento, muchos de nosotros estamos lidiando con el dolor; al final, es un síntoma de casi todas las enfermedades que conocemos. Unos mil novecientos millones de personas en todo el mundo viven en la actualidad con dolor crónico, cien millones solo en Estados Unidos.[1] Si te parece demasiado, te diré que la mayoría de las fuentes sugieren que se trata de estimaciones *por debajo* de la realidad. El dolor está en todas partes, es

muy difícil de medir y, por lo general, se trata como un síntoma de otras afecciones subyacentes, como la artritis, el
cáncer o la migraña. Además, los datos no incluyen a las
personas afectadas por algún dolor agudo y de corta duración, las que están internadas en centros de cuidados por
largos periodos, los adultos en el ejército o en las cárceles. El
dolor supone una enorme carga financiera. En Estados Unidos, cuesta más de 635.000 millones de dólares al año en
gastos médicos y pérdida de productividad laboral. Y aunque se podría pensar que el dolor crónico solo afecta a los
adultos, en realidad también lo sufren los niños: en concreto, uno de cada tres padece dolor crónico pediátrico, que
incluye afecciones comunes como dolores de cabeza y de
estómago. El dolor no hace distinciones: afecta a personas
de cualquier género, raza y cultura. Nadie se libra de él.

Nuestros tratamientos no funcionan

Pese a lo común que es el dolor, es increíble lo mal que lo
tratamos. En las últimas décadas hemos visto una disparidad clamorosa entre la prevalencia del dolor y su tratamiento: en pocas palabras, nuestros tratamientos no funcionan.
En lugar de disminuir, el dolor crónico está aumentando, y
hoy por hoy afecta a más personas que el cáncer, las enfermedades cardíacas y la diabetes juntos.[2] El dolor continúa
siendo la principal razón de las visitas al médico. Mientras
tanto, miles de personas mueren cada año por sobredosis
de opioides, el analgésico más utilizado, que siguen rece-
tándose para todo, desde un dolor de muelas hasta uno
lumbar. Pero pese a que a la industria farmacéutica por fin
se la sanciona con más de 50.000 millones de dólares en
indemnizaciones y pagos por publicidad engañosa, nuestro
problema con el dolor persiste.

El problema no tiene que ver solo con los medicamentos. Los intentos de cortar, quemar, extirpar, inyectar y eliminar lo que causa el dolor también suman fracasos. Pongamos por caso el dolor de espalda. Es uno de los dolores crónicos más habituales y afecta hasta al 85 por ciento de los estadounidenses. La cirugía de espalda es una de las soluciones más recomendadas y populares, pero fracasa con tanta frecuencia que los intentos fallidos han merecido su propio diagnóstico médico formal: síndrome de cirugía fallida de espalda. La medicina reconoce hoy sin tapujos que estas cirugías no son la mejor solución para el dolor de espalda crónico. De hecho, no son mejores que las intervenciones no quirúrgicas y, por paradójico que parezca, se asocian a un aumento de la discapacidad y al uso prolongado de opioides.[3]

Dispositivos médicos como los estimuladores de la médula espinal, implantes que envían impulsos eléctricos a esta, tampoco dan mejores resultados: no son más eficaces que el placebo y conllevan riesgos significativos.[4] La cirugía como cura para otras afecciones dolorosas es asimismo cuestionable: según la revista *Journal of Pain Research*, el dolor crónico afecta hasta al 60 por ciento de los pacientes *después* de operaciones comunes.

Sin embargo, por alguna razón, entre los fiascos y la desesperación, el tratamiento del dolor aún es un misterio, aunque no tiene por qué serlo.

La mala educación de la medicina del dolor

Existe una razón primordial por la que seguimos malinterpretando y mal-tratando el dolor, y es que, en general, nunca nos han explicado cómo funciona. No es culpa nuestra, pero no nos educan para conocer el dolor. Es alarmante que este *nosotros* incluya a la mayoría de los profesionales sanitarios de todas las áreas, incluyendo medicina, enfermería, fisioterapia y terapia ocupacional. De acuerdo con una encuesta reciente, el 96 por ciento de las facultades de Medicina de Estados Unidos no imparten ninguna formación específica y troncal sobre el dolor;[5] las que preparan a los profesionales sanitarios de otras disciplinas, como enfermería y psicología, aún menos. Por no hablar de los pacientes, es decir, todos los demás. No nos enseñan absolutamente nada.

Las pocas facultades de Medicina que sí incluyen formación sobre este ámbito le dedican tan solo unas breves charlas y seminarios que ocupan menos de cinco horas en los más de cuatro años que dura la carrera.[6] El dolor suele ser un subapartado de cursos de anestesia o farmacología, en lugar de constituir un área multidisciplinar independiente, y su enseñanza se centra ante todo, por no decir solamente, en la anatomía y la fisiología, es decir, el estudio de las partes básicas del cuerpo y sus funciones.[7] No nos equivoquemos: este enfoque tan reduccionista no se limita a la medicina; también se aplica al dolor en otras disciplinas sanitarias, incluidas la fisioterapia y la quiropráctica, que suelen afirmar que «el problema está en los tejidos».

(Ojo, espóiler: no lo está.)

Yo misma lo he comprobado. Las encuestas realizadas a mis alumnos, médicos residentes y becarios de Stanford y de la Universidad de California (San Francisco) —médicos que han completado cuatro años de estudios de Medicina— muestran que recibieron poca o ninguna formación sobre el dolor.[8] Para la mayoría, la clase de ciencia del dolor que yo imparto fue la primera que tuvieron sobre el tema.

Que quede claro que esto no es culpa de nuestros profesionales sanitarios, quienes hace años que reclaman una mejor formación sobre el dolor en todas las disciplinas. De hecho, cuando se hacen encuestas formales a los médicos de atención primaria, el 82 por ciento califica la formación sobre el dolor que recibieron en las facultades de Medicina como «de una insuficiencia frustrante». Y dos tercios de nuestros médicos, personas que eligieron la medicina para ayudar y curar, afirman que su formación no los capacitó de manera adecuada para tratar el dolor crónico, lo que los hace sentir poco preparados, exhaustos y desbordados.

Si la ciencia del dolor rara vez se enseña y, por tanto, rara vez se comprende, el hecho de que, en apariencia, no sepamos cómo tratarlo resulta, de repente, mucho menos enigmático. Como persona que sufre dolor ahora o lo sufrirá algún día, esto debería preocuparte.

Bastante.

La bendición y la pesadilla de la biomedicina

Que en la sanidad falta una educación adecuada sobre el dolor no es ninguna novedad. Durante más de una década, los expertos han señalado este hecho como uno de los principales obstáculos para tratar con eficacia el dolor, al que han llegado a calificar de «crisis».[9] Esto se debe en parte a que nuestra comprensión del dolor sigue estando muy anclada en el pasado.

El modelo biomédico, obsoleto desde hace tiempo, en el que se basa la medicina moderna del dolor se remonta a antes del año 400 a. C. Es muy antiguo, muy anterior a Descartes, un filósofo que separó la mente del cuerpo como si se tratara de un carro que se desengancha del caballo. Esta antigua conceptualización de la salud humana se centra al cien por cien en la anatomía y la fisiología, con un enfoque telescópico en la parte del cuerpo que duele, y no en la persona en su conjunto. Por tanto, el dolor se atribuye en exclusiva a lesiones, malas posturas, desalineación, asimetría, esguinces y hernias discales.

Sean cuales sean tus molestias, es probable que te hayan dicho lo mismo.

A pesar de los grandes avances en materias de ciencia y medicina que revelan que el dolor es un fenómeno neurobiológico complejo en el que influyen los pensamientos, las emociones, la salud social e incluso nuestro entorno, el dolor aún se considera de forma errónea un problema estrictamente biomédico cuya solución solo puede ser biomédica: es decir, pastillas y quirófano.[10] Y cuando las tomografías y las pruebas no revelan ninguna anomalía física, enfermedad o daño, se despacha sin más a los pacientes con analgésicos y diciéndoles que descansen o, peor, que el dolor «está solo en su cabeza». Este paradigma, simplista en exceso, ignora de forma obstinada y peligrosa otros factores bien documentados, por ejemplo, los sociales, emocionales y ambientales. Al obviarlos, nuestro modelo sanitario impide en última instancia una atención adecuada, con lo que causa más daño que beneficio.

Sabemos que no es así. El dolor es multifactorial —no solo biológico—, y este es un hecho científico respaldado por muchas décadas de investigación. Dedicaré el resto del libro a demostrártelo. Sin embargo, por varios motivos, muchos de ellos relacionados con el sistema sanitario que tenemos, con claros fines lucrativos, la medicina del dolor sigue anclada en el obsoleto modelo biomédico. Nos siguen tratando como un cúmulo de partes del cuerpo desconectadas, a pesar de habitar un cuerpo hiperconectado.

Este enfoque equivocado tiene unos costes que duelen solo de leerlos. Estados Unidos ostenta en la actualidad el dudoso mérito de ser uno de los principales prescriptores de opioides del mundo. Aunque solo representa el 4,6 por ciento de la población del planeta, en términos históricos ha consumido más del 80 por ciento del suministro mundial de opioides.* Según los Centros para el Control y la Prevención de Enfermedades de Estados Unidos, las muertes relacionadas con el uso de opioides aumentaron un 4.250 por ciento entre 1979 y 2015. Estas muertes se solapan con nuestra crisis del dolor: en Estados Unidos fallecen más personas por sobredosis de opioides con receta médica que por cocaína y heroína juntas. Y aunque nuestra cultura suele estigmatizar a los consumidores de heroína como «adictos» y «enfermos mentales», el 80 por ciento admite trágicamente que el primer opioide que tomaron fue una pastilla recetada por un médico.[11] Lo que le hemos hecho a las personas que padecen dolor, personas como tú y como yo, es un auténtico crimen.

No se trata de restar importancia a la biomedicina, que ha desarrollado soluciones que salvan vidas donde antes no las había. Gracias a ella contamos con la penicilina, las vacunas y los medicamentos para combatir el cáncer, podemos fabricar prótesis y realizar trasplantes de corazón, y vivir hasta los cien años. Pero cuando se trata del dolor,

---

* Estas cifras varían según a quiénes se hagan las encuestas. Un informe de 2021 indica que «Estados Unidos cuenta con menos del 5 por ciento de la población mundial, pero en 2009 registró cerca del 30 por ciento del consumo mundial de opioides, incluyendo más del 99 por ciento de la hidrocodona y el 80 por ciento de la oxicodona». Fuentes: Duff, J., *Consumption of Prescription Opioids for Pain* [Consumo de opioides de prescripción médica para el tratamiento del dolor], Servicio de Investigación del Congreso de Estados Unidos, 2021; Manchikanti, L., y Singh, A., «Therapeutic opioids: A ten-year perspective on the complexities and complications of the escalating use, abuse, and nonmedical use of opioids», *Pain Physician*, 11 (2S) (2008), S63.

perdemos la visión de conjunto si nos centramos solo en los huesos, los moratones y las partes del cuerpo. Porque la neurociencia apunta a que nuestro cerebro también es importante, al igual que el entorno en el que crecemos, nuestros pensamientos y aquello que comemos.

Impulsada por un sistema sanitario descuartizado, la influencia de las grandes farmacéuticas y una educación deficiente sobre el dolor, el tratamiento de este sigue fallando tanto a los pacientes como a los profesionales sanitarios. Mientras tanto, se acentúa el desfase entre el problema ineludible que plantea el dolor y el tiempo que dedicamos a enseñar y abordar este asunto.

II. Pero podemos ponerle remedio

Ahora, pasemos a las buenas noticias. Y hay muchas.

Gracias a los últimos avances en materias de neurociencia y medicina, hoy comprendemos el dolor mejor que nunca. Y este conocimiento nos permite saber mejor cómo tratarlo. El verdadero tratamiento del dolor crónico no se consigue con una píldora mágica, ni tiene una solución rápida. Pero tampoco es un misterio.

Hoy sabemos que el dolor es más complejo y, al mismo tiempo, más simple e intuitivo de lo que jamás habíamos imaginado. En el fondo, hay tres verdades fundamentales que alteran por completo el panorama de la medicina del dolor. La primera es nuestra idea acerca de su origen. Por muy tentador que resulte creer que el dolor empieza solo en la parte del cuerpo que duele, eso no es cierto. Más bien, el cerebro fabrica el dolor. Esto incluye las partes del cerebro que generan emociones. De hecho, los estudios confirman que las emociones son una parte fundamental de la experiencia del dolor, ya que siempre están ajustando su intensidad. Esto significa que el dolor, cualquier dolor, es siempre físico y emocional. Es algo que sabemos todos por intuición, porque hemos constatado cómo el dolor aumenta en momentos de estrés y tensión, cómo llegamos a olvidarnos de él cuando nos zambullimos en una actividad que nos gusta, y cómo la depresión duele de verdad.

La segunda consecuencia importante de esta reubicación del dolor es que la neurociencia nos ofrece un buen chute de optimismo. La investigación neurocientífica revela que el cerebro es plástico: cambia en todo momento. A este fenómeno lo llamamos *neuroplasticidad*, y significa que las células de nuestro cerebro son capaces de modificar la forma en que se conectan y se comunican en respuesta a la información entrante. Cada vez que memorizamos un itinerario distinto para ir al trabajo, por ejemplo, o ensayamos una pieza musical, los circuitos cerebrales se reconfiguran para crear nuevas redes neuronales. Así es como la estructura y la función del cerebro cambian sin cesar con la información, el tiempo y la experiencia acumulados. De hecho, el cerebro evoluciona y cambia cada día hasta el último de nuestras vidas. Para las personas que viven con dolor, esta es una gran noticia, muy prometedora y reconfortante, porque si el cerebro puede cambiar, el dolor también. Es un refrán que merece la pena repetir.

La tercera novedad fundamental para entender el dolor implica abandonar de una vez por todas el viejo y obsoleto modelo biomédico. Resulta que el dolor nunca se debe solo a hernias discales, huesos rotos o contusiones. Al revés, las investigaciones demuestran que el dolor es biopsicosocial.[12-17] Esto significa que hay tres ámbitos igual de importantes de la salud humana que contribuyen a provocar (¡y a reducir!) el dolor: el biológico, el psicológico y el sociológico. Por muy ilógico que pueda parecer, hay literalmente miles de estudios que demuestran que el estrés, los traumas, la salud mental y social, la soledad, el estilo de vida y el entorno influyen tanto en el dolor que lo sentimos como cualquier hueso roto. Nuestro enfoque miope centrado solo en lo *bío* significa que hemos pasado por alto dos tercios del problema.

No extraña que estos ámbitos de la salud (de lo bío, la psique y lo social) estén conectados entre sí. Si se cambia un elemento, los demás se ven afectados. Es inevitable. Por ejemplo, los cambios emocionales, como el estrés y la ansiedad (psique), alteran la química cerebral, los niveles hormonales, la tensión muscular y el funcionamiento inmunológico (bío). El sueño y el ejercicio (bío) influyen en extremo sobre el estado de ánimo (psique) y la capacidad para trabajar, estar activo y socializar (social). Los factores sociológicos, como el entorno, el estilo de vida, la dieta y el apoyo de los lazos sociales producen cambios hormonales y en la química cerebral (bío), así como en los pensamientos y las emociones (psique). Lo cierto es que estos tres ámbitos de la salud se hallan en interacción permanente y se retroalimentan en un bucle infinito de influencia recíproca.

Sin quitarles importancia a las lesiones y las enfermedades, porque la tienen, y mucha, ellas no nos cuentan todo lo que hay que saber sobre este tema. La neurociencia confirma que cualquier información es importante para el cerebro a la hora de decidir si produce dolor o no, y en qué medida. Pronto veremos cómo funciona esto más en detalle, y observaremos el cerebro y el cuerpo más de cerca. Pero la conclusión resulta tan obvia como de gran calado: puesto que el dolor lo produce una combinación de factores biopsicosociales, el tratamiento debe ser biopsicosocial.

Cuando se trata de dolor crónico, no basta con tratar solo la espalda o centrarse única y exclusivamente en la

rodilla. Como profesionales sanitarios, no estamos procediendo bien si nos limitamos a recetar medicamentos o
recomendar cirugías. Y, como pacientes, nos hacemos un
flaco favor al aceptar un plan de tratamiento tan limitado
y simplista como este. Una terapia eficaz del dolor debe
centrarse también en nuestra salud emocional, social y ambiental.

Tratamientos que funcionan

He prometido buenas noticias, y aún hay más.

No solo sabemos la verdad sobre el dolor, sino que
también sabemos cómo enfocarlo.

A lo largo de la última década, hemos descubierto que
los abordajes biopsicosociales son los más eficaces y com-
pletos, mucho más que los medicamentos por sí solos.[18-20]
Resulta que también son más económicos, ya que reducen
el coste de las terapias y acortan el sufrimiento de los pacientes.[21] Estos programas interdisciplinarios contemplan
una serie de intervenciones «no farmacológicas», que resulta frustrante e inútil definir en estos términos, es decir,
por algo que no son, en lugar de por lo que sí son. (No es
de extrañar que los largos y codiciosos tentáculos de las
grandes farmacéuticas hayan manchado incluso los nombres de nuestros tratamientos.) El respaldo científico a estas estrategias es monumental, su eficacia ha sido sobrada-
mente comprobada y están ganando terreno en la medicina.

Por desgracia, se han denostado muchos de estos protocolos biopsicosociales al calificarlos de «medicina alternativa» o «complementaria», lo que los condena al estigma y
a los malentendidos. Para despejar cualquier duda que pudiera subsistir, estas intervenciones no son alternativas ni
complementarias: son pura medicina. Pero a pesar de las

pruebas, los tratamientos como los que voy a presentar en este libro todavía se pasan por alto, se omiten o se descartan, entre muchas otras razones por la creencia errónea de que solo contemplan la salud mental y no la física; la falta de profesionales cualificados y disponibles; el escaso o nulo reembolso por parte de los seguros de salud (que cubrirán sin dudarlo todas las cirugías costosas a las que estemos dispuestos a someternos, pero, salvo excepción, ni una sola sesión de psicoterapia); la reticencia de los médicos a recomendar estos tratamientos debido al escepticismo cultural generalizado, y el rechazo de los pacientes, que se sienten estigmatizados, desatendidos, ninguneados.

La ironía está en que, pese al estigma y los malentendidos que traban su uso, estos tratamientos abordan las partes de la receta que por lo general se ignoran: lo que pensamos y sentimos, la frecuencia con la que nos movemos, la calidad de nuestra dieta y de nuestro sueño, nuestro entorno humano, incluso nuestras historias traumáticas. No debe sorprender que los mismos factores que interactúan para provocar el dolor también contribuyan a su tratamiento. Centrarse en estos factores, a su vez, cambia su biología —no solo su psicología— para, en última instancia, cambiar el dolor que sentimos.

Aprobación al más alto nivel

Solo veremos cambios en la crisis del dolor y en la epidemia de opioides cuando la formación sobre el dolor y la praxis clínica se hayan actualizado y vayan al paso que marca la ciencia. Mientras los tratamientos no abarquen la salud emocional, social y ambiental, seguiremos estancados. Las pruebas que avalan este enfoque revisado son ya tan abrumadoras y reúnen tal consenso que los mismos órganos de gobierno y los responsables políticos al más alto nivel reclaman un cambio y presionan para que se adopten enfoques biopsicosociales y se abandone el recurso exclusivo a la cirugía y la medicación.* A pesar de que rara vez se aplica, la recomendación actualizada y ahora estándar para el dolor crónico es aplicar tratamientos no farmacológicos eficaces antes de recurrir a medicamentos que pueden crear adicción.[22]

Como se dice en medicina: lo primero es no hacer daño.

Pero la medicina para el dolor no está cambiando donde más importa: en nuestros hogares, hospitales, consultorios médicos y clínicas del dolor. Mientras las grandes farmacéuticas dispongan de un presupuesto multimillonario con el que aprovecharse de nuestra ignorancia y vendernos la idea de que el dolor es algo meramente físico, trataremos de remediarlo con pastillas.

Tanto si has llegado a este libro porque se te ha agotado la paciencia para tratamientos que no funcionan, porque temes que tu dolor se quede para siempre, porque trabajas en el ámbito sanitario y estás al borde del agotamiento o simplemente porque tienes un cuerpo que se va haciendo mayor, te doy la bienvenida. Estamos a punto de poner patas arriba la medicina del dolor.

No importa lo que te hayan dicho —que el dolor crónico es «incurable», que solo hay una solución y que viene en forma de pastilla, que no se sabe cuál es la causa del dolor

* En Estados Unidos, entre los muchos organismos gubernamentales que recomiendan enfoques biopsicosociales del dolor se encuentran los Institutos Nacionales de Salud, los Centros para el Control de Enfermedades, la Asociación Internacional para el Estudio del Dolor (la principal organización científica sobre el dolor y la más influyente a nivel mundial), el Instituto de Medicina, la Asociación de Facultades de Medicina y la Comisión Conjunta para hospitales.

y, por tanto, tampoco sabemos cómo curarlo—, lo que importa es que hay esperanza. La cura es posible, y este libro te proporcionará una hoja de ruta clara. *Dime dónde te duele* se basa en los últimos avances en neurociencia, pruebas e investigaciones. Aborda el dolor desde una perspectiva completamente única, al explicar desde una base científica cómo nuestras emociones, percepciones y el entorno influyen tanto como cualquier lesión en el dolor que sentimos. Describe el papel de la ansiedad, la depresión y el trauma en el dolor, y también, resumidamente, los puntos donde fallan los tratamientos actuales; abre un camino optimista hacia el futuro. Tiende un puente entre la medicina y la psicología, entre lo físico y lo emocional, para llegar al meollo de la comprensión y del tratamiento del dolor.

Porque comprender el dolor, comprenderlo de veras, cambia vidas. Cambió la de Sam y ha cambiado la mía.

Y albergo la esperanza de que también cambie la tuya.

LA VERDADERA CIENCIA DEL DOLOR

Cómo funciona el dolor y por qué lo sentimos

EL HOMBRE MÁS RÁPIDO DEL MUNDO

Es probable que hayas oído hablar de Usain Bolt, también conocido como *Lightning Bolt* (el Rayo).

Es el hombre más rápido del mundo.

Bolt, corredor de velocidad, dejó sin palabras a los espectadores de los estadios cuando batió varios récords mundiales en los Juegos Olímpicos de 2008 y 2012. Su cuerpo es una exquisita máquina de correr, perfectamente ajustada. Bolt no solo corre: vuela. Con la mandíbula apretada y sudando la gota gorda, sus pies apenas parecen tocar el suelo. Su velocidad no es una ilusión: Bolt ostenta en la actualidad la mejor marca mundial en las carreras de 100, 200 y relevo de 4 × 100 metros. Ha ganado nueve medallas de oro olímpicas. Se lo reconoce como uno de los atletas con mayor don natural del planeta y el mejor velocista de todos los tiempos.

Usain Bolt también padece una grave enfermedad llamada *escoliosis*.

La escoliosis es una afección degenerativa en la que, sin motivo aparente, la columna vertebral se curva de forma alarmante. Sabemos que provoca dificultades de movimiento, compresión de órganos, dificultad para respirar y

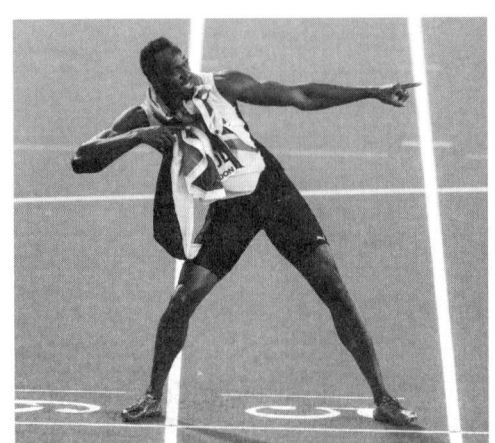
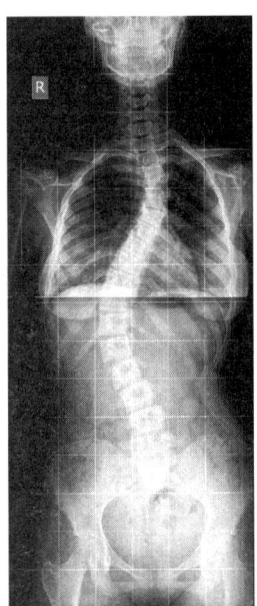

(Izquierda): Usain Bolt, el hombre más rápido del mundo.
(Derecha): Radiografía de escoliosis.

dolor crónico debilitante. En los casos más graves, puede suponer un peligro para la vida. Se suele corregir con un corsé ortopédico, cirugía o ambos, y el dolor se alivia con medicamentos. No menos asombroso es el hecho de que la columna vertebral de Bolt esté tan torcida que su cuerpo es asimétrico: su pierna derecha es 1,27 cm más corta que la izquierda. Los investigadores que han estudiado la biomecánica de Bolt, al parecer inverosímil, han observado que, a raíz de su patología espinal, su pierna izquierda permanece en el suelo un 14 por ciento más tiempo que la derecha cuando corre, y la fuerza del impacto que ejerce en él es muy dispar.

Con razón se podría pensar que, por el grado de daño estructural en la columna vertebral, la irregularidad de sus caderas y piernas, y la forma en que esto afecta a su zancada, Bolt sufre unos dolores extremos. De hecho, esa es la mentira que nos han vendido: que daño y dolor son lo mismo. Y si el joven Usain hubiera acudido a otro médico, probablemente le habría dicho que nunca volvería a caminar con normalidad... y mucho menos a correr.

No obstante, este deportista de élite asegura que su espalda «no le molesta realmente» y que no siente mucho dolor.[1] A decir verdad, los problemas de columna de Bolt lo han frenado tan poco que aún no se los han tratado.[2] Aún más increíble, los médicos están convencidos de que, en lugar de ser un freno, la marcha atípica y la asimetría de Bolt lo ayudan precisamente a correr más rápido.[3]

Es cierto, por supuesto, que los huesos se pueden romper; los músculos, torcer; las articulaciones, inflamar, y los tendones, desgarrar. Es cierto que la columna vertebral se puede deformar. Y es cierto que estos síntomas requieren atención y cuidados. Pero si es cierto que las partes del cuerpo pueden dañarse, no es allí donde está el DOLOR.

Si los mitos que nos han vendido sobre el dolor fueran ciertos, si el daño en los tejidos y las anomalías anatómicas detectadas en las radiografías de espalda fueran la única causa del dolor, Usain nunca habría surcado nuestras pantallas como un rayo fulminante. Nunca habría subido a lo más alto del podio olímpico, luciendo sus poderosos músculos, adornado con sus medallas y la bandera jamaicana, saludando orgulloso a una multitud impresionada. Más bien estaría inmovilizado, incapacitado por el dolor, relegado a una cama de hospital, viendo los juegos olímpicos por televisión, como el resto de nosotros, simples mortales.

Es hora de borrar todo lo que te han dicho, de reescribir todos los mitos que te han vendido. Porque el dolor es mucho más de lo que nos han hecho creer. Para poder tratarlo de forma eficaz, debemos quitarle las capas y estudiar sus matices.

Para ello, empecemos por el principio: con una visita a tu médico.

El mal medir

Si alguna vez has acudido a la consulta de un médico de cabecera o al hospital, es probable que conozcas el método actual para evaluar el dolor. Tiene más o menos este aspecto:

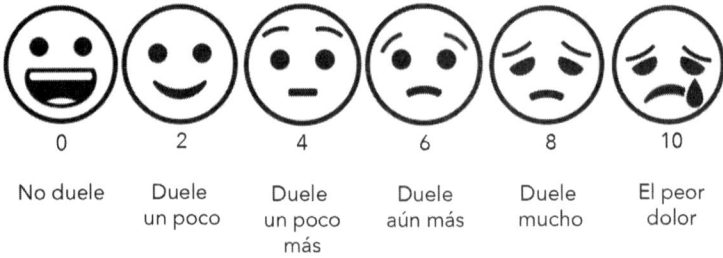

Una escala de dolor típica.

Esta ilustración suele ir acompañada de una pregunta: «En una escala de 0 a 10, ¿cuánto te duele?».

Para mucha gente, esta escala es inadecuada y no tiene validez, ya que falla estrepitosamente a la hora de plasmar el dolor que se siente. Yo, que me enfrento a ella a diario, también la veo problemática. Esta es mi interpretación de lo que en realidad parecen transmitir estas caras:[*, 4]

---

* Agradezco a la autora Allie Brosh, en cuya entrada de su blog *Hyperbole and a Half*, «Boyfriend Doesn't Have Ebola. Probably» [Mi novio no tiene ébola. Probablemente], está inspirada mi interpretación de la escala de dolor. Suelo recomendar este artículo a mis pacientes, y también te lo recomiendo a ti.

0. Ha llegado el verano ¡y estoy de vacaciones!

2. Me gusta ir al zoológico.

4. ¿Cómo que te has comido todas las palomitas?

6. No me lo puedo creer: va a llover el día de mi cumple, qué mal.

8. ¿Han cancelado mi programa favorito? Fatal.

10. ¡El final de *Titanic* es tan triste!

Aun dejando a un lado los emojis, esta escala plantea algunas preguntas básicas. Por ejemplo, ¿qué significa de veras un 10 en la escala de dolor? ¿Es como la mordida de un tiburón, la extracción de una muela del juicio, o será como dar a luz a un bebé de cuatro kilos y medio por un canal de parto de doce centímetros? Y entre el 9 y el 10, ¿cuál es la diferencia? ¿De verdad alguien lo sabe? ¿Por qué mi pierna rota es un 9 y la tuya un 5? También tienen cabida preguntas más elaboradas: ¿acaso un 4 representa de forma rigurosa mi sufrimiento si me han dolido doce partes del cuerpo durante doce años, y cómo lo comparamos con un dolor 10 pero muy breve en una sola parte del cuerpo? Si mi 8 baja a un 4 mientras me cuentas un chiste para distraerme, ¿ya no le hacemos tanto caso?

La ciencia secunda nuestro escepticismo. El dolor nunca se compone de una sola cualidad que no varía más que en intensidad. Tampoco es fijo, objetivo ni lineal. Sí, es útil recopilar estos datos en tiempo real; lo que ocurre es que el dolor depende de cada persona y de cada situación, cambia en todo momento según el estado de ánimo, el entorno y el propio cuerpo. Estas valoraciones tampoco mantienen ninguna correlación con nuestras capacidades o funcionalidad, ni siquiera permiten predecirlo. Pongamos por caso a dos personas con la misma calificación de dolor: una podría estar dispuesta a torear un novillo, y la otra postrada en el sofá. Y como el dolor es relativo, no hay una forma válida de asignar —y mucho menos de interpretar— estos números. De hecho, no existe una medida «objetiva» del dolor.

Pero no solo nos equivocamos al calibrar el dolor. Quizás la razón por la que se nos resiste una acotación exacta es porque tampoco hemos sabido definirlo de una forma precisa y que tenga sentido.

La primera pregunta que les hago a mis pacientes —personas que han sufrido dolor durante años sin alivio— es: «¿Te han explicado alguna vez qué es el dolor?».

Hasta hoy, nadie ha dicho que sí.

Esto se va a acabar ahora mismo.

LO QUE NO SABES TE HARÁ DAÑO: EL ABC DE LA CIENCIA DEL DOLOR

Pese a que el dolor es una experiencia humana omnipresente, que nos afecta a todos en algún momento de nuestras vidas, las definiciones básicas del dolor sorprenden por su inconsistencia y varían según a quién se las pidas. Es probable que tu fisioterapeuta te diga una cosa; tu médico, otra; tu psicólogo, otra más, y tu madre, otra todavía. Esto sucede incluso dentro de la medicina, lo que explica las diferentes soluciones que prescribimos: un cirujano al valorar una radiografía anómala de la espalda puede creer que el dolor se debe a una irregularidad estructural, algo que hay que extirpar con un bisturí. Un anestesista querrá mitigar tu dolor recetándote analgésicos. Es probable que un quiropráctico le eche la culpa a una desalineación y recomiende un ajuste. Y un psicoterapeuta tiende a centrarse exclusivamente en el dolor emocional. Como ocurre con casi todo, la verdad se encuentra en algún punto intermedio: todos los factores contribuyen. Por eso es tan importante adoptar una definición precisa y universal del dolor: nuestras recomendaciones terapéuticas dependen de cómo entendamos el problema en cuestión.

La definición oficial de dolor no ha evolucionado mucho en los últimos cuarenta y cinco años. Según la Asociación Internacional para el Estudio del Dolor, la principal autoridad mundial en la investigación y tratamiento del dolor, el dolor es una «experiencia sensorial y emocional desagradable asociada, o similar a la asociada, a un daño real o potencial en los tejidos».[*, 5] Esta definición es crucial porque pone de manifiesto que, aunque el dolor se define en parte por aspectos sensoriales —por ejemplo, su localización, duración, calidad o intensidad—, también es siempre emocional.

Y son muchas más cosas.

El dolor es el sistema de alerta de nuestro cuerpo, un proceso desencadenado por un peligro real o potencial. Puede causarlo una lesión, una enfermedad o, como veremos en breve, un desequilibrio en el cuerpo. Lo más importante, quizá, es que el dolor es una interpretación, la mejor estimación que nuestro cerebro puede hacer basándose en la información disponible sobre lo que está sucediendo y lo que va a ocurrir, un proceso predictivo destinado a mantener nuestras vidas a salvo. Como respuesta evolutiva a una amenaza percibida, el dolor nos protege: es una alarma que nos pone alerta, nos anima a cambiar nuestra conducta y nos da tiempo para curarnos en salud.

---

* Desde 1979, la definición de dolor solo se ha actualizado una vez, en 2018, y no mucho. Sensorial se refiere aquí a las características espaciotemporales de la experiencia del dolor, así como a su calidad (ardor, hormigueo, punzadas) y por lo general se denomina tan solo intensidad. La dimensión emocional o afectiva del dolor se refiere a lo desagradable, aversivo o «malo» que es el dolor. Hacen falta ambas para que el dolor sea dolor: ninguna de ellas es suficiente por sí sola.

El dolor también es un maestro. Enseña a nuestro cerebro a aprender de los errores del pasado y a evitar situaciones peligrosas en el futuro. El dolor es la razón por la que apartamos la mano de una estufa caliente, dejamos de correr cuando nos torcemos un tobillo y vamos al dentista para que nos quite una caries. En resumen, el dolor salva nuestras vidas. Las personas que nacen con una disfunción en este sistema y que apenas sienten que algo les duele, aunque podamos envidiarlas, no viven mucho tiempo.

Pero no todos los dolores son iguales. El pasajero, de corta duración, el llamado *dolor agudo*, es el que mejor conocemos. Por lo general se debe a una lesión o enfermedad, y se define como un dolor en cualquier parte del cuerpo que dura tres meses o menos. Son ejemplos comunes una rozadura en la rodilla, un hueso roto, el dolor del parto y el muscular de origen gripal. También hablamos de dolor agudo cuando es nuevo e inesperado, como los retortijones repentinos de estómago por haber comido alimentos en mal estado, o el de las fibras musculares tras un desgarro durante un entrenamiento, o el malestar en todo el cuerpo por una fiebre alta. La calidad o tipo de dolor agudo suele ser tan importante y brindar tanta información como su localización. Por ejemplo, un dolor abdominal intenso y lacerante puede indicar una ruptura del apéndice, mientras que uno eléctrico y punzante puede sugerir un daño nervioso, y uno ardiente y palpitante puede ser el indicio de una infección. En casos agudos y urgentes como estos, es importante prestar atención a estas señales de peligro: detener la actividad, buscar ayuda y descansar. Este instinto salvavidas le da al cuerpo la oportunidad de curarse.

Si el dolor persiste al cabo de tres meses, o más allá del tiempo previsto para la recuperación, hablamos de dolor crónico.* Este marco temporal es arbitrario; en realidad, no existe una definición consensual del dolor crónico más allá de un «dolor que perdura». Al igual que el dolor agudo, el dolor crónico puede aparecer en cualquier parte del cuerpo: cabeza, pelvis, espalda, mandíbula... A diferencia del agudo, el crónico no tiene una finalidad adaptativa. Se trata más bien de un indicador de que el sistema de señalización ha fallado, una alarma que suena en ausencia de peligro. Como cualquier otro sistema del cuerpo humano, el del dolor también puede fallar. En lugar de facilitar la supervivencia, el dolor crónico puede interferir en la vida y resultar incapacitante, ya que, como veremos, esta cronificación tiene menos que ver con la parte del cuerpo que duele y más con cambios en el cerebro y el sistema nervioso.

Pero el dolor crónico no es solo un dolor más duradero. La neurociencia sugiere que su funcionamiento es distinto y que los mecanismos biológicos que implica no son los mismos que los del dolor agudo. El dolor crónico se considera, por eso, un proceso patológico en sí mismo. Puede estar relacionado con una afección específica, como una migraña, una anemia falciforme o un cáncer, o no tener ninguna etiología o causa conocida. El dolor que no está relacionado con ningún daño estructural o enfermedad conocidos también se llama *dolor idiopático*. Curiosamente, los estudios sugieren que el dolor crónico es en gran medida idiopático.[6] He aquí otra pista más de que buscábamos el origen del dolor en los lugares equivocados.

---

* Este marco temporal concreto es un asunto muy debatido. La transición del dolor agudo al crónico no es algo que ocurre de manera automática a los tres meses, sino más bien un proceso gradual que se da con el tiempo, y que evoluciona de forma diferente en cada persona.

El dolor y el cerebro: la nueva neurociencia del dolor

Es fácil creer que el dolor se encuentra exclusivamente en la parte donde lo sentimos: la espalda, la rodilla que duele. Es lo que siempre nos han dicho.

Pero la neurociencia lo desmiente. Entre otras, con la afección llamada *dolor del miembro fantasma*, en la que alguien pierde una extremidad —un brazo o una pierna—, pero siente un dolor atroz en esa parte del cuerpo que le falta. El hecho de que podamos sentir un dolor atroz en una pierna que ya no está unida a nuestro cuerpo nos dice que el dolor no puede haber surgido solo en esa pierna. Porque si el dolor estuviera solo en el cuerpo, no habría dolor en un miembro que no existe. Así pues, el dolor tiene que surgir en otro lugar, y ese lugar, dice la neurociencia, es el cerebro.

Aunque tarde o temprano todos lo aprendemos, Mateo lo supo mejor que nadie.

La mano fantasma

Mateo, un niño de doce años, tranquilo y poco hablador, todavía estaba en el hospital cuando su equipo médico me llamó. «Nunca he visto nada igual —dijo su cirujano—. No responde a ninguna dosis de analgésico. ¿Puedes atenderlo?»

Seis semanas antes, un amigo de Mateo había encontrado un petardo en el garaje de sus padres. Lo llevó al parque, donde los compañeros de la escuela, entusiasmados, formaron un círculo. Mateo y su amigo encendieron unas cerillas. Como el petardo tenía una mecha larga, los niños dieron por sentado que tendrían tiempo suficiente para lanzarlo al aire y correr antes de que explotara, como habían visto en los dibujos animados. Sin embargo, detonó al instante. La explosión le dejó quemaduras en la piel de la cara, le perforó el tímpano y le quemó la córnea. También le destrozó la mano izquierda. Sangrando e inconsciente, trasladaron a Mateo en helicóptero al hospital más cercano. Un policía llamó a su madre para decirle que Mateo podría no salir con vida.

Pero lo hizo, gracias a un excelente equipo médico, aunque con daños irreversibles en la mano izquierda y el antebrazo, que los médicos tuvieron que amputar. Tras la cirugía, el dolor era insoportable. Ningún medicamento analgésico le hacía efecto, ni siquiera los opioides.

Mateo y sus padres acudieron a mi consulta pocos días después del alta hospitalaria. Ensimismado, Mateo era como un pajarillo al que la sudadera, demasiado grande, envolvía por completo. Respondía a mis preguntas con un gesto de cabeza, desviando la mirada y refugiándose en la manga de la sudadera, que succionaba nerviosamente. Era como si quisiera desaparecer. Apiadándose de él, su padre tomó la palabra y explicó cómo el accidente había transformado por completo a su hijo.

A aquel niño de sexto, tan alegre, al que le encantaba trepar a los árboles, jugar al fútbol y vivir aventuras, ahora le costaba adaptarse a sus lesiones. No podía bañarse ni abrir una puerta, y mucho menos subirse a un árbol. No podía dejar de pensar en el accidente o en los otros niños que también salieron heridos. Se sentía culpable y se preguntaba hasta qué punto había sido responsabilidad suya. Estaba tan traumatizado que no podía dormir solo, y había vuelto a la cama de sus padres. Tenía pesadillas horribles. Algunas noches incluso se había orinado mientras dormía, según confesó su padre en un susurro. Las pocas veces que salía de casa lo hacía enfundado en una sudadera de talla grande y manga larga para ocultar el brazo amputado.

Mateo también estaba sufriendo unos dolores muy fuertes, y muy extraños: le dolía la mano izquierda, la que le habían amputado. Cuando se le preguntó cómo era el dolor, dijo que sentía como si tuviera una «mano fantasma» unida a su cuerpo, una mano que le dolía y le daba tirones. No tenía dedos, pero a veces sentía unos calambres. Esto era insólito y preocupante: ¿cómo podía sentir dolor en una mano que ya no existía?

Le expliqué tranquilamente a Mateo que tenía razón: en realidad, no sentía dolor en la mano, pero en nuestro cerebro existe un mapa de todo nuestro cuerpo llamado *homúnculo*. Si de repente nuestro cuerpo pierde una extremidad, el homúnculo y el resto del sistema nervioso pueden tardar un tiempo en actualizar el mapa y registrar el cambio. Por eso las personas amputadas a veces siguen notando la parte del cuerpo que ya no tienen, lo que se conoce como *miembro fantasma*. Algunas personas, por ejemplo, sienten como si la mano que les falta estuviera gesticulando, señalando o incluso cogiendo algo. Se calcula que hasta cuatro de cada cinco personas con un miembro fantasma perciben dolor en esa parte ausente del cuerpo, un fenómeno conocido precisamente como *dolor fantasma*. Esto se debe, entre otros factores, a la incapacidad del cerebro para reajustarse, al daño provocado en el lugar de la lesión y al sistema nervioso, que se quedó atrapado en el modo de alarma.

Mateo lo entendió, pero la explicación cayó en saco roto. Mucha ciencia, pero ningún alivio. Pasaron semanas, Mateo se aisló, dejó los estudios y se pasaba todo el día durmiendo. Prácticamente no hablaba ni salía de casa. La pena, la tristeza y el dolor parecían a punto de consumirlo.

Necesitaba ayuda, y urgente. Llamé a un terapeuta ocupacional de la zona, un especialista que ayuda a las personas a recuperar su funcionalidad y autonomía tras una lesión. Juntos, comenzamos con Mateo un tratamiento de terapia de espejo, una técnica de neurorrehabilitación que aprovecha la neuroplasticidad para reestructurar el cerebro y reducir el dolor. Consiste en colocar un espejo entre la extremidad sana del paciente y la afectada, de manera que no pueda ver esta última. El espejo refleja la extremidad sana, creando una ilusión óptica de dos miembros fuertes y funcionales: uno real y otro reflejado. A continuación, los pacientes realizan ejercicios de movimiento y tacto mientras observan el reflejo de la extremidad sana en el espejo. Esta ilusión envía una información visual, motora y sensorial al cerebro, que percibe que la extremidad amputada se comporta con normalidad. Con el tiempo y la repetición, esta nueva información neural estimula la neuroplasticidad, que ayuda al cerebro a actualizarse y a reconocer que los mensajes de peligro ya no son necesarios.

Para Mateo, ver su mano izquierda —que en realidad era solo un reflejo de la derecha— flexionarse y coger objetos era tan satisfactorio y alentador como raro. Los «espasmos musculares» de la mano fantasma desaparecieron en cuestión de semanas. Después de tres meses de tratamiento conmigo y con su terapeuta ocupacional, el dolor también remitió de forma gradual. Que un tratamiento dirigido a su cerebro pudiera curar el dolor fue una revelación para Mateo y su familia. Nos alegramos mucho por el notable progreso que hizo.

Pero nos alegramos demasiado pronto. Algo iba mal. Mateo sentía menos dolor, pero seguía abatido y encerrado en casa. Era una sombra del niño alegre que había sido antes. Apenas comía y no quería volver a la escuela. Era evidente que necesitaba algo más que espejos. Necesitaba un antídoto contra la culpa y la vergüenza. Necesitaba saber que no estaba solo, que aún podía vivir una vida plena, que sus sueños no habían muerto. Para todo esto hacían falta grandes dosis de esperanza, ánimo y ganas de rehacerse. Era mucho pedir.

Por suerte, yo sabía a quién pedírselo.

Emmett el Explorador, un famoso arqueólogo, era un viejo amigo de la universidad que excavaba imponentes huesos de dinosaurios en cuevas olvidadas de todo el mundo. Saltó a la fama cuando una cadena de televisión local retransmitió sus aventuras. Pero hace cuatro años, tras un terrible accidente en un yacimiento, tuvieron que amputarle una pierna. Como Mateo, al principio Emmett padeció un intenso dolor fantasma. Descubrió, con la ayuda de médicos especialistas, que la clave para aliviarlo era centrarse en el cerebro, y no solo en la pierna. Emmett buscó varias terapias posibles, incluida la del espejo. Tras meses de arduo trabajo, el dolor fantasma remitió poco a poco, y en la actualidad vuelve a dedicarse a sus exploraciones y aventuras y a disfrutar de una vida plena y rica.

A Mateo le encantaban los programas de aventuras e incluso había visto episodios de la serie de Emmett grabados antes de que este sufriera el accidente. Lo que no sabía era que a Emmett también lo habían amputado. Cuando le conté que Emmett había perdido una extremidad, le hablé de su dolor fantasma y por fin el regreso a sus aventuras, Mateo se quedó impresionado. Durante los días siguientes, se empapó de todos los nuevos episodios de Emmett, observando con los ojos como platos cómo este descendía en rápel desde un helicóptero a la selva con una sola pierna; cómo trepaba, nadaba y caminaba, sin miedo, con la ayuda de una prótesis robótica, y cómo se la quitaba sin vergüenza, a la vista de la cámara y del equipo, para descubrir su muñón. En la sesión, Mateo se vino arriba contándome las aventuras de Emmett. Y yo quería aprovechar aquel impulso.

Llamé a Emmett y le pedí un favor. Aceptó reunirse con Mateo y conmigo la semana siguiente por videoconferencia. El día de la sesión, Mateo estaba visiblemente nervioso. Pero cuando el rostro familiar de Emmett apareció en la pantalla, los ojos de Mateo brillaron de alegría. Con una confianza desbordante, Emmett levantó su muñón para que lo viera Mateo, y este se subió tímidamente la manga para enseñarle el suyo. Emmett le contó a Mateo el dolor fantasma que había sentido en la pierna y que luego había desaparecido. Le mostró con orgullo su prótesis robótica y le explicó todo lo que podía hacer con ella. A Mateo le encantaría tener un brazo robótico, dijo Emmett con entusiasmo, y le explicó que podría utilizarlo para todo, desde jugar al fútbol hasta pescar. «¡Prepárate, mundo! —exclamó Emmett con una sonrisa cómplice—. ¡Llegan dos hombres biónicos!»

Después de ese día, las cosas empezaron a cambiar, y en un periquete. Tras meses de resistencia, Mateo accedió a que le tomaran las medidas para una prótesis de brazo. Le había enseñado estrategias para mitigar el dolor y recuperar el control del cuerpo, y él las estaba aplicando. Cuando le pregunté qué tal le había ido con Emmett, dijo que conocerlo, seguir su protocolo para el dolor y el tratamiento habían supuesto un giro. A medida que mejoraban su salud física, emocional y social, le dije que era muy probable que su cerebro, y su dolor, también lo hiciesen.

Unas semanas más tarde, mientras estaba trabajando en mi oficina, el padre de Mateo llamó para hablarme de lo cambiado que veía a su hijo. Después de haber perdido peso de forma vertiginosa durante meses, había recuperado el apetito. Usaba la prótesis de brazo para vestirse y abrir puertas, y le había pedido a su padre que lo ayudara a trepar a un árbol. Estaba más alegre, más feliz. Poco a poco, volvía a ser él mismo y a disfrutar de las cosas que le gustaba hacer. Incluso había pedido volver a la escuela. La voz de su padre vibraba de alegría. Mateo aún tenía un largo camino por delante, pero su mejora era obvia. «Ha habido otro gran cambio —dijo su padre—. Pero no puedo contárselo. Tendrá que verlo usted misma.»

Cuando Mateo regresó a la sesión la semana siguiente, ya no se ocultaba bajo la sudadera. Llevaba una camiseta lisa que dejaba a la vista los brazos y la mano. Lo felicité por su valentía y le pregunté qué había cambiado. Mateo se sentó en el sofá, acurrucado, callado. Pensó por un momento, luego se enderezó y dijo: «Bueno, si Emmett no tiene miedo de mostrar su pierna, yo tampoco tengo miedo de mostrar mi mano».

Un brillo de esperanza en un nuevo horizonte iluminaba su rostro. Sus padres, incrédulos, comentaron más tarde que Mateo había pasado de ser un niño que creía que no podía hacer nada... a uno que creía que podía hacer lo que quisiera.

La historia de Mateo nos presenta la fascinante neurociencia del dolor. Antes de empezar nuestro viaje, importa saber que no existe un solo «centro del dolor» en el cerebro, sino que el dolor es un proceso neurológico difuso en el que participan diferentes partes del sistema nervioso. Entre ellas están la corteza prefrontal, la parte más frontal del cerebro, que ayuda a dirigir la atención, tomar decisiones y elaborar predicciones; la corteza somatosensorial, que procesa la información sensorial del cuerpo, como el tacto, la presión y la propiocepción (la ubicación de tu cuerpo en el espacio); una zona del mesencéfalo llamada *gris periacueductal*, una estructura implicada en la regulación del estrés y el dolor situada en el núcleo profundo de nuestro cerebro, y un conjunto de zonas cerebrales que tradicionalmente se conocen como sistema límbico, clave en nuestro engranaje emocional. Las estructuras límbicas incluyen la amígdala, famosa por su función de procesamiento del miedo, las amenazas y las emociones, y el hipocampo, que archiva los recuerdos de experiencias dolorosas y los asocia a las emociones.[7, 8] La médula espinal, un importante canal de acceso, actúa como un guardián que controla y regula la información sensorial que llega desde los tejidos al cerebro —lo que se denomina procesamiento ascendente del dolor— y luego desde el cerebro hacia la periferia, lo que se llama *procesamiento descendente*.

PARTES DEL CEREBRO RESPONSABLES DE FABRICAR EL DOLOR

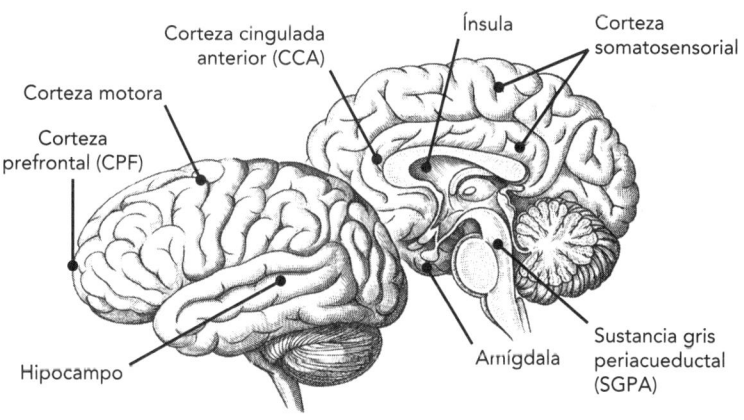

En esencia, el sistema nervioso humano consta de dos partes interconectadas: el sistema nervioso central (SNC), es decir, el cerebro y la médula espinal, y el sistema nervioso periférico (SNP), la red neuronal que recorre el resto del cuerpo y conecta todas las partes, desde los dedos de los pies hasta la nariz. Juntas, recopilan e interpretan toda la información disponible del interior del cuerpo y del entorno. El cerebro, el aparato de predicción de nuestro cuerpo, decide entonces cómo reaccionar basándose en los datos disponibles: ¿es una emergencia o una falsa alarma? Si hay peligro, ¿es significativo? ¿Qué debe cambiar en nuestro comportamiento para que estemos a salvo?

Estos datos son fundamentales para nuestro sistema del dolor, del que nuestro cuerpo dispone para detectar peligro. Si el cerebro evalúa este conjunto de datos y determina que nuestro cuerpo corre peligro, fabrica dolor para protegernos. El dolor que sentimos dependerá de cómo valore la situación, es decir, si hay peligro o no. Como merece la pena entender la biomecánica básica de cómo funciona todo esto, te lo explicaré de manera rápida e indolora (nunca mejor dicho).

Supongamos que estás en la cocina cortando verduras con un cuchillo afilado y, sin querer, te cortas en la palma de la mano. Esto activa unos receptores sensoriales llamados *nociceptores*: células especializadas que tenemos en la piel, órganos, músculos, huesos y articulaciones que recogen información de nuestro entorno y de nuestro interior. Los nociceptores detectan cambios y extremos en la presión, tacto, temperatura, sustancias químicas y tensión.* El

---

* Es un error común referirse a los nociceptores como «receptores del dolor». Esto es falso. Hasta que los datos sensoriales llegan al cerebro y este los interpreta como dolor, no hay dolor. Según los reputados expertos en dolor Ronald Melzack y Joel Katz, «los procesos del dolor no comienzan con la estimulación de los receptores. Más bien, las lesiones o enfermedades producen señales neuronales que acceden a un sistema nervioso activo que (en el organismo adulto) es el sustrato de lo vivido, la cultura y una serie de factores ambientales y personales. Estos procesos cerebrales son parte activa en la selección, abstracción y síntesis de la información oriunda de los estímulos sensoriales en su conjunto. El dolor no es solo el producto final de un sistema de trans-

nombre de estas células, que recuerda al adjetivo *nocivo*, viene justamente del latín *nocere*, 'hacer daño'.

Las advertencias que generan y comunican un peligro potencial se transmiten en forma de mensajes químicos y eléctricos desde la mano hasta la médula espinal, en coordinación con una serie de cambios inmunológicos, hormonales y de otro tipo en el cuerpo que constituyen la respuesta al daño. En la médula espinal se inicia un reflejo de alejamiento extremadamente rápido que no requiere ningún pensamiento ni decisión consciente. Esto nos ayuda a evitar y minimizar los posibles daños, por ejemplo, dejando caer el cuchillo, al instante y sin pensarlo, y apartando la mano. Este mecanismo de protección es adaptativo y ahorra tiempo en una emergencia: imagínate si nos tuviéramos que sentar a valorar todas las opciones cada vez que hay peligro inminente. Antes de que hubiéramos decidido, ya estaríamos criando malvas.

Este proceso de detección y respuesta refleja ante un daño potencial se llama *nocicepción* y está presente en casi todos los animales, incluso en los que poseen sistemas nerviosos simples, como las medusas y las moscas de la fruta. A veces, la nocicepción va acompañada de respuestas corporales automáticas y autónomas, como sudoración, taquicardia, cambio de presión arterial, mareos e incluso desmayos.

Sin embargo, no es dolor todavía. Aunque es posible sufrir daños en los tejidos sin darse cuenta, solo hay un órgano en el cuerpo humano que nos permite percibir e interpretar conscientemente las sensaciones y experiencias:

---

misión sensorial lineal, sino un proceso dinámico que implica continuas interacciones entre sistemas ascendentes y descendentes muy complejos». Fuente: Melzack, R. y Katz, J., «Pain», *Wiley Interdisciplinary Reviews: Cognitive Science*, 4 (2013), pp. 1-15.

el cerebro. Por tanto, solo cuando estos mensajes llegan al cerebro se convierten en la experiencia que llamamos dolor.[9] El cerebro evalúa los datos del entorno (cocinar en la cocina), los conocimientos previos (los cuchillos afilados son peligrosos), los recuerdos de lo vivido (histórico de lesiones causadas por objetos afilados), la información recopilada por los cinco sentidos (piel lacerada, sangre en la encimera) y las emociones (pánico), entre otros. Varias partes del cerebro trabajan ahora mano a mano para llegar a una conclusión sobre lo que sucede y cómo reaccionar. Por ejemplo, en vez de seguir cocinando, podemos buscar vendajes, pedir ayuda o ir a urgencias. El cerebro también envía información e instrucciones al cuerpo a través de la médula espinal, acompañadas de una serie de ajustes inmunológicos, musculoesqueléticos, químicos, hormonales y del sistema nervioso.

De hecho, este tipo de historias de sangre, fracturas y contusiones son un ejemplo clásico de lo que nos viene a la mente cuando pensamos en el dolor. Pero, a decir verdad, esto es solo la punta del iceberg. Si el dolor no fuera más que una cuestión de piel y sentidos, alguien con una espalda como la de Bolt nunca alcanzaría velocidades de superhombre ni lograría hazañas inverosímiles de fuerza y resistencia.

Como todas las buenas historias, esta tiene mucho más que contar.

Dolor y daño no son lo mismo

Para la mayoría de nosotros, las causas del dolor pueden ser aquella lesión que sufrimos haciendo deporte, una hernia discal o años de mala postura. Aunque estos factores pueden contribuir al dolor, en realidad no son su causa.

Eso no quiere decir que el daño no pueda causar dolor; al revés, como acabamos de ver en el ejemplo de la cocina. Simplemente no explica del todo el dolor que sentimos, y nunca es el único factor determinante.

Este hecho constituye el primero de varios que resultan cruciales para entender la auténtica ciencia del dolor. Otra de las más importantes es que el dolor (percibido) y el daño (físico) no son lo mismo.[10] Suelen coincidir, pero no siempre. Podemos sentir dolor sin que haya daño, y puede producirse un daño sin que sintamos dolor.

No hace falta un atleta olímpico para demostrárnoslo, aunque el caso de Bolt es muy ilustrativo. Nosotros mismos lo hemos vivido muchas veces. ¿Esos moratones que descubrimos en la ducha y que no tenemos idea de dónde habrán salido? Son una evidencia de capilares y vasos sanguíneos aplastados, sin dolor asociado. ¿Y aquella vez que nos lucimos jugando a la pelota, solo para descubrir después que teníamos la pierna llena de sangre...? Un claro ejemplo de daño, o lesión, indoloro. Esto les pasa a los atletas muy a menudo: se suelen fijar en magulladuras y moratones una vez que el partido ha terminado, aunque la lesión se haya producido horas antes. Factores cognitivos, emocionales y contextuales como la emoción, la distracción y la falta de conciencia o disminución del estado de alerta pueden retrasar o contener el dolor. Y también puede ocurrir lo contrario, como veremos enseguida: dolor sin daño. ¿Por qué esta extraña desconexión?

EL SENTIDO DE CADA COSA: LA IMPORTANCIA DEL CONTEXTO

En todas las culturas existen experiencias dolorosas que se consideran normales, incluso placenteras. Piensa en aquellas que has buscado intencionadamente a lo largo de tu vida: tatuajes o *piercings*; comida tan picante o caliente que te arde la boca y te saltan las lágrimas; dar a luz, algo que las mujeres hacemos una y otra vez, por muy doloroso que sea; entrenamientos agotadores a los que siguen días de agujetas; deportes de contacto como el boxeo y las artes marciales; maratones, y prácticas violentas en un contexto sexual, como azotes o mordiscos. El elemento picante de bestsellers como *Cincuenta sombras de Grey*, el BDSM —siglas de *bondage*, dominación/disciplina, sadismo/sumisión y masoquismo—, no es técnicamente «friqui» ni poco habitual. De hecho, se ha constatado que uno de cada tres estadounidenses lo disfrutan de una forma u otra.[11]

También buscamos el dolor emocional: el miedo en las películas de terror, el pánico en montañas rusas que desafían la gravedad, por no recordar aquella vez que viste *El diario de Noa* solo porque necesitabas «llorar a gusto». No hay que olvidar a las personas que se autolesionan —por ejemplo, cortándose— por el alivio físico y emocional que eso les proporciona.

¿Las personas que disfrutan de las agujetas, la comida picante y el sexo picante son anormales o tienen una tara genética? La respuesta es que no, en absoluto. El dolor puede ser biológico, pero también es contextual. Por eso, una experiencia que para ti es dolorosa y nefasta puede ser muy gratificante para otra persona, incluso cuando la información sensorial —y el daño tisular, el de los tejidos— es exactamente la misma. Además, una vivencia puede parecer desagradable en un contexto y agradable en otro, incluso para la misma persona, e incluso en el mismo día. Por ejemplo, un masaje fuerte que lleve a cabo un terapeuta cualificado en un ambiente tranquilo puede ser muy agradable, pero esas mismas sensaciones, en un contexto de acoso sexual, resultarían de lo más angustiosas. Y un apretón en el cuello, que durante el sexo con una pareja de confianza puede ser excitante y erótico, en el contexto de un atraco es un acto violento y humillante.

Dado que el dolor es una aproximación —la mejor evaluación que hace nuestro cerebro sobre si el cuerpo necesita protección—, el contexto es crucial.[12, 13] *Contexto* se refiere a la suma total de la información disponible de nuestro entorno interno y externo, con la que el cerebro construye un sentido y hace unas predicciones en un momento dado. Las señales contextuales externas incluyen el lugar donde nos encontramos, en compañía de quién estamos y qué sucede a nuestro alrededor. Los datos contextuales internos de nuestro cuerpo incluyen las expectativas y creencias, el sentido que damos a las sensaciones, nuestro estado de ánimo y nuestros conocimientos previos. A su vez, estos datos internos influyen en cómo percibimos y reaccionamos ante el mundo exterior, lo que moldea aún más nuestras experiencias.

Podemos observar a nuestro alrededor la influencia del contexto en el dolor que sentimos si lo relacionamos con aspectos de nuestro día a día. Por ejemplo, si te golpeas un dedo del pie el día en que te despiden del trabajo, te dolerá mucho más que si te lesionaras el mismo dedo un domingo en la playa entre amigos. Los recuerdos de una conmoción cerebral debilitante en el pasado pueden exacerbar el dolor de una lesión cerebral nueva. Las personas y los lugares también influyen: duele más el brazo por un pinchazo de una aguja con unas dimensiones escalofriantes que si un amigo te estruja con un efusivo achuchón. El dolor es más intenso si estamos solos y tristes que si estamos felices y rodeados de personas a las que queremos. Los colores agradables y los entornos seguros y relajantes pueden reducir la intensidad del dolor; por eso los hospitales pediátricos están decorados con murales y peluches. Se ha demostrado que el color rojo, conocido por indicar peligro en la naturaleza, contribuye a aumentar la intensidad del dolor percibido, mientras que los tonos suaves pueden tener el efecto contrario. Las interpretaciones también influyen: un dolor de pecho inesperado parece más intenso si creemos que se debe a un ataque cardíaco que a un simple resfriado. Si sientes que tu médico es profesional e inteligente, y que puedes confiar en él, es probable que tu dolor sea menos lacerante que con un facultativo que no te cause tan buena impresión. Los diagnósticos negativos y los pronósticos desfavorables pueden empeorar los síntomas y amplificar el dolor. Y si tomas una pastilla de azúcar, un placebo, creyendo que es un analgésico eficaz, tu dolor puede remitir por el simple hecho de que es el efecto que esperas obtener.

La información sensorial no existe en el vacío: los contextos sociales y ambientales cambian el sentido del mensaje. Este mecanismo nos ayuda a interpretar el flujo de información que bombardea nuestro cerebro para distinguir las sensaciones seguras —que no requieren mucha atención ni recursos— de aquellas peligrosas en potencia, que requieren una respuesta de alarma. Por eso, aunque el daño sea el mismo, podemos sentir el dolor en diferentes grados: el sentido que le damos al mensaje importa. Para ilustrarlo, te voy a contar una historia de dos clavos.

Una historia de dos clavos

En 1996, la revista *British Medical Journal* informó de que un albañil de veintinueve años estaba trabajando en una obra cuando accidentalmente saltó de una tabla y cayó sobre un clavo de ciento ochenta milímetros.[14] Para su horror, le atravesó la bota de un lado a otro.

Trasladaron al hombre a urgencias con un dolor terrible. «El más mínimo movimiento del clavo le dolía», escribieron sus médicos, por lo que «se le sedó con fentanilo y midazolam», un potente analgésico opioide y un sedante.[15] Cuando sus médicos le quitaron la bota, vieron algo extraordinario: el clavo había atravesado el espacio entre los dedos. No había ninguna herida punzante, ni sangre, ni daño en los tejidos, ni siquiera un rasponazo. Pero, a pesar de no haber lesión, su dolor era real. ¿Cómo era posible?

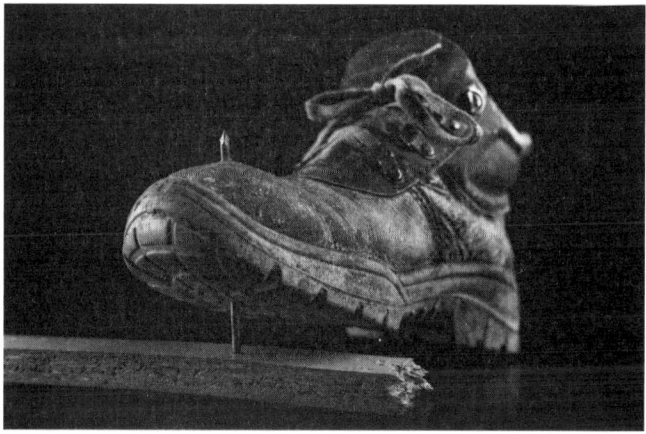

Tal y como está concebido nuestro cerebro, el suyo recabó toda la información disponible para dar sentido al mensaje, para valorar si estaba en peligro y hasta qué punto: el conocimiento de los riesgos de su actividad laboral; recuerdos de experiencias dolorosas; creencias y predicciones; detalles captados por sus cinco sentidos, incluida la imagen de un clavo gigante sobresaliendo de su bota; la expresión de horror en los rostros de sus compañeros de trabajo; emociones, incluido el miedo, y otros datos. Luego, su cerebro hizo una estimación aproximada de lo que había sucedido y de cómo responder. Como percibió un peligro potencial, fabricó dolor para protegerlo.

La segunda historia transcurre diez años después en la estación de esquí de Breckenridge (Colorado). Patrick, también albañil, estaba trabajando en una obra cuando su pistola de clavos falló. Dio un culatazo que lo golpeó en la mandíbula. Patrick vio un clavo salir disparado por la habitación e incrustarse en la pared de enfrente. Aparte de un ligero dolor de muelas, un leve dolor de cabeza y algo de hinchazón, dio por hecho que había salido ileso. Tras seis días en los que comió, durmió y trabajó con normalidad, Patrick decidió ir al dentista para que le miraran la muela. El médico le hizo una radiografía de la mandíbula. Para sorpresa de ambos, descubrieron un clavo de diez centímetros incrustado en la cara de Patrick. Se había clavado tres centímetros y medio en su cerebro, y pasado muy cerca de su ojo derecho. Extraer el clavo le costó una operación de cuatro horas. El cirujano dijo después: «Este es el tipo más afortunado que conozco».[16] En este caso, hubo un daño significativo, pero dolor, muy poco. ¿Cómo es posible?

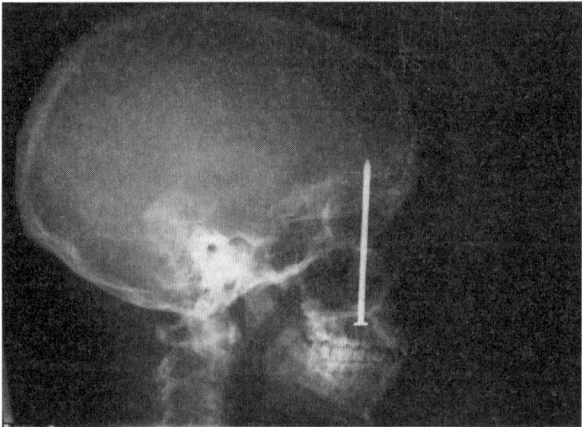

Al igual que nuestro otro albañil, el cerebro de Patrick también recabó toda la información disponible para evaluar el peligro y dar sentido al mensaje. Pero Patrick vio el clavo desplazarse en dirección opuesta a su cuerpo, una información contextual que convenció a su cerebro de que el peligro era ínfimo. Dado que las señales físicas, emocionales y ambientales disponibles no activaron su alarma, el sistema de dolor de Patrick permaneció relativamente tranquilo, a pesar de las importantes lesiones corporales que sufrió.

Estas historias nos recuerdan un hecho importante que solemos olvidar cuando nos duele algo: el dolor no es un buen indicador del daño tisular. La intensidad del dolor que sentimos no refleja el grado de daño que el cuerpo ha sufrido. Podemos sentir un dolor intenso sin que haya ningún daño (como el clavo que perfora la bota, pero no el pie) y muy poco dolor, aunque el daño sea grave (como que un clavo de diez centímetros te atraviese la cara).

CUANDO EL DAÑO NO DUELE: ARRUGAS EN EL INTERIOR

Esta sorprendente desconexión entre el dolor y el daño no se limita a historias de clavos. Se hace patente incluso en las afecciones más comunes, como el dolor lumbar, que nos afecta a más del 80 por ciento de la población a lo largo de la vida. Aunque es un tipo de dolor que se suele atribuir a hernias discales, protrusiones y otros problemas estructurales detectados en las exploraciones de la espalda, los estudios sorprenden al mostrar poca o ninguna correlación entre estas «anomalías» y el dolor, ni siquiera que estas puedan predecirlo.[*, 17, 18] Cuando un grupo de científicos hicie-

---

* Por si esto pudiera parecer algo poco habitual, las investigaciones demuestran que el 85 por ciento de los dolores lumbares no tienen una causa estructural o biológica conocida, lo que corrobora, una vez

ron tacs de espalda a más de tres mil personas sanas sin dolor en esa zona, encontraron estas mismas características.
Casi todas las personas analizadas —el 90 por ciento de los
sujetos de entre sesenta y sesenta y nueve años, y el 80 por
ciento de los sujetos de entre cincuenta y cincuenta y nueve
años— tenían discos protuberantes, degeneración discal y
otras deformidades anatómicas, pero sin dolor asociado.[19]

**PERSONAS CON COLUMNAS VERTEBRALES
«ANÓMALAS» Y SIN DOLOR**

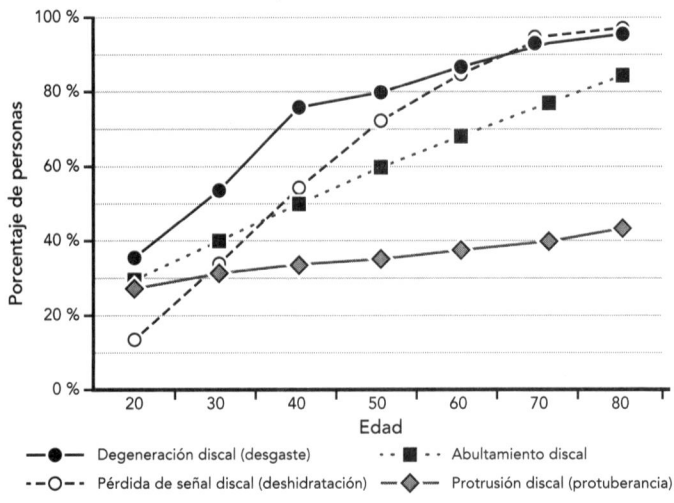

El daño físico no siempre indica dolor, y el dolor no siempre
indica daño.

En otro estudio realizado con más de mil doscientos sujetos sanos que no sentían dolor, resultó que casi el 90 por
ciento de ellos presentaban hernias discales.[20] Dolor cero;

más, que el daño y el dolor de espalda no son lo mismo. Fuente: Koch,
C., y Hansel, F., «Nonspecific low back pain and postural control during quiet standing—A systematic review», *Frontiers in Psychology*, 10
(2019), p. 586.

daño cuantificable. Si el dolor y el daño fueran lo mismo, las personas con tomografías anómalas deberían sentir bastante dolor, y cuanto más anómala la tomografía, más dolor. Pero eso no es lo que los científicos han podido constatar.

Si esto te sorprende, es solo porque no se dice la verdad. Hace años que se sabe a ciencia cierta que los problemas estructurales rara vez son la causa del dolor lumbar —menos del 5 por ciento de los casos, para más señas— y, por tanto, que la cirugía, los estimuladores de la médula espinal y las inyecciones rara vez son la cura.[21]

Para no caer en la tentación de creer que estos resultados están equivocados, que reflejan un caso excepcional o algo que solo tiene que ver con la biología de la espalda, este mismo hallazgo se ha observado también en otras partes del cuerpo, como la cadera, el hombro, la mandíbula, la pelvis, el útero, la muñeca, la rodilla y el cuello.[22] De hecho, las pruebas de que la patología tisular no supone una explicación satisfactoria para el dolor son abrumadoras. Los científicos han llegado a la conclusión razonable de que la mayoría de las hernias y protrusiones observadas tiene su causa más probable no en un factor siniestro o patológico, sino en procesos normales relacionados con la edad. La aparición de «arrugas» en la columna vertebral, al igual que en el rostro, es tan solo parte del curso normal del envejecimiento. Un dermatólogo no te diría que la piel de tu rostro es «degenerativa». Entonces, ¿a santo de qué lo afirmaríamos de tu espalda?

Esto no significa que vayamos a hacer caso omiso de fracturas o tumores, ni que estos no contribuyan al dolor. No debemos hacerlo, y sí contribuyen, en particular las afecciones agudas y de corta duración. Pero un estudio sí y otro también revelan que las lesiones, anomalías y degeneraciones se encuentran tanto en personas aquejadas de dolor como en aquellas que no lo padecen. Se cuentan por millones las que viven felices e ignorantes, con sus hernias discales, partes del cuerpo torcidas o desalineadas y mucho más; no lo saben, o no les importa, porque no sienten dolor.

Son datos que no se pueden negar: el daño no siempre es la causa del dolor y nunca es el único culpable.

Pues va a ser que el dolor es mucho más interesante de lo que parece.

LOS TRES PILARES DEL DOLOR: BIOPSICOSOCIAL

Esto es lo que realmente sabemos: la ciencia revela que el dolor es biopsicosocial. Es el producto de un conjunto de factores biológicos, psicológicos (emocionales, cognitivos y conductuales) y sociológicos (sociales, ambientales y contextuales) que se combinan para fabricar el dolor que sentimos. El dolor vive en el glorioso y caótico centro de todas las cosas que lo hacen ser quien es.

Aunque la medicina holística y la medicina psicosomática llevan décadas intentando cambiar el discurso, también se les escapa el panorama general cuando se trata del dolor. Porque para entender el dolor no basta con dejar de separar mente y cuerpo. Lo que cambia el dolor es lo que sucede dentro de nosotros, pero también a nuestro alrededor.

Por tanto, para abordar el dolor, debemos dejar de centrarnos exclusivamente en la parte que duele para pasar a tratarnos como un todo.

El dolor es biológico

El primer pilar, el ámbito biológico del dolor, incluye los aspectos de los que más oímos hablar: genética, daño tisular, disfunción sistémica, inflamación, desgaste por envejecimiento, neurotransmisores, hormonas, dieta, sueño y ejercicio. He aquí todo lo que puede fallar en el cuerpo humano: plagas y enfermedades, afecciones e infecciones, partes que se rompen, se desgarran, se hinchan y se tensan. En el caso de Sam, el adolescente con un dolor incapacitante que lo mantuvo encamado durante cuatro años, también desempeñaron un papel notable los antecedentes familiares de migraña, mala calidad del sueño, nutrición inadecuada, cambios hormonales, cambios químicos a nivel cerebral, fatiga ocular e inflamación. En el caso de Mateo, se sumaron, entre otros factores biológicos, una lesión debilitante, un mapa cerebral confuso y un sistema de dolor atrapado en modo de peligro.

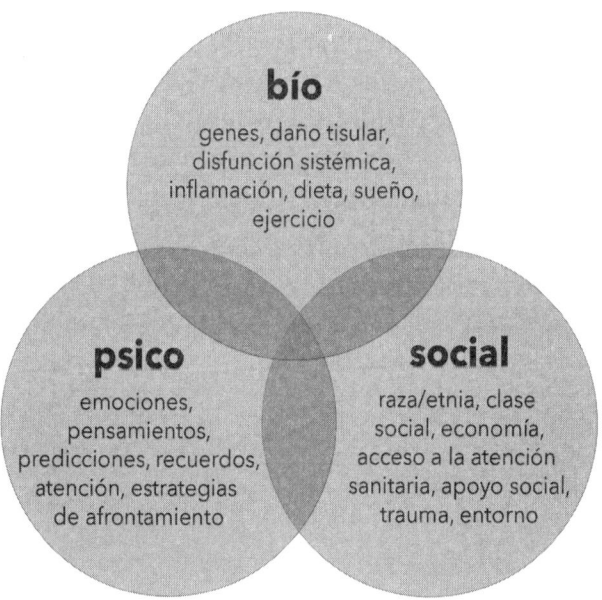

El dolor es siempre biopsicosocial.

Los factores biológicos son sumamente importantes cuando hablamos de dolor y no se pueden pasar por alto.

Suelen tratarse con intervenciones médicas, como medicamentos y cirugías, que resultan muy útiles en casos de dolor agudo y llegan a salvar miembros y vidas, pero que son mucho menos idóneos en situaciones de dolor crónico.

Conviene resaltar que el hecho de tener un componente biológico no significa que el dolor sea una fatalidad genética o que se determine al nacer; es decir, que tu padre tuviera ciática no garantiza que tú también la vayas a sufrir. Es más, no existe un «gen del dolor» que se transmita de padres a hijos. Más bien, los científicos creen que hay cientos de genes que contribuyen a la experiencia del dolor. Algunos de ellos ayudan a determinar el «umbral del dolor» de cada uno, es decir, la cantidad de estímulos que podemos tolerar hasta que los percibimos como «dolor».

Pero incluso si la genética nos va en contra, los seres humanos nunca somos solo producto de los genes, sino una combinación de nuestros genes y de nuestro entorno o, si se prefiere, de naturaleza y cultura. Así que, aunque algunas dolencias son parcialmente heredadas, todas ellas, desde la artritis hasta la anemia falciforme, están profundamente influenciadas por factores sociales y ambientales como la dieta, la cultura, el estatus socioeconómico, los traumas y el estrés. Esto nos lleva al siguiente pilar del dolor, y el más desconocido o malinterpretado: el psicológico.

El dolor es psicológico

La razón por la que no se suele atender tanto al ámbito psicológico es el estigma generalizado y comprensible, como hemos visto con Sam. La constante desconexión cultural entre el dolor emocional y el físico no hace más que alimentar ese estigma. La medicina occidental dice, por ejemplo, que o bien tu dolor es físico, y entonces debes ir

al médico, o bien es emocional, en cuyo caso se te recomienda acudir a un psicoterapeuta. Pero la neurociencia
nos muestra que el dolor nunca es solo una cosa u otra:
siempre son las dos.

Las influencias psicológicas, muchas veces rechazadas e
ignoradas, abarcan factores que ya hemos visto en acción,
como las percepciones, las expectativas y el sentido que se
da a las sensaciones. Este ámbito también engloba algunos
aspectos que aún no hemos explorado, como los pensamientos, la atención y la distracción, y las emociones. Por
ejemplo, entre los factores emocionales que contribuían al
dolor crónico de Sam estaban la depresión y la tristeza, que
hacían que su cuerpo le doliera más, y el estrés y la ansiedad no tratados, que mantenían su sistema nervioso en estado de alerta. En el caso del dolor fantasma de Mateo eran
emociones como el dolor, la vergüenza y la desesperanza
ante su futuro las que empeoraban su dolor. Por otro lado,
para ambos, la esperanza y la mejora del estado de ánimo
contribuyeron de forma decisiva a aliviar su dolor.

Las conductas o estrategias de afrontamiento, o cómo
lidiamos con el dolor, también forman parte del ámbito
psicológico. Nos referimos a las conductas que decidimos
(¡o no!) llevar a cabo cuando nos levantamos cada mañana,
como si salimos a caminar o qué cantidad de alcohol y
otras sustancias consumimos. Sam afrontaba el dolor rehu-
yendo el movimiento y la actividad, y reemplazando el fútbol por los videojuegos. Este sedentarismo, aunque normal
y natural cuando se sufre dolor, debilitó su cuerpo, agarro-
tó sus articulaciones, tensó sus músculos y sensibilizó su
sistema del dolor. La reanudación gradual del movimiento
y de sus aficiones favoritas fue una parte importante del
protocolo de curación.

Verás que todos estos factores *psico* se solapan con los
factores *bío*, y esto es fundamental porque estas divisiones

son meras líneas trazadas en la arena. Cuando se trata del dolor, no podemos separarlos.

El dolor es sociológico

El tercer pilar del dolor es el ámbito social o sociológico del dolor. Lo denomino el ámbito «todo lo demás» debido a su amplitud. Este pilar incluye cualquier factor social, económico y cultural que afecta a la salud y el bienestar. Esto abarca el sexo, el género, la raza y la etnia; el estatus socioeconómico y el acceso a la atención médica; variables sociales como el aislamiento, el apoyo social, el trauma y el abuso, que desempeñan un papel más profundo en el dolor de lo que jamás imaginamos; situaciones estresantes ambientales como la pobreza y el racismo, y contextos más amplios, incluidas las normas y expectativas sociales.

En el caso de Sam, su aislamiento, el absentismo escolar y el consiguiente retraso social y académico eran los factores sociales que estaban repercutiendo en su salud. Tras cuatro largos años de confinamiento, se entiende que su primer objetivo terapéutico fuera volver a pasar tiempo con sus amigos y reincorporarse a su equipo de fútbol. Para Mateo, la faceta social del dolor tuvo un rol asimismo importante. Solo empezó a recuperarse de verdad cuando por fin encontró apoyo social, orientación y modelos a seguir.

Juntos, todos estos factores se combinan para crear el dolor que sentimos. Aquí no hay recetas de un solo ingrediente; todos son importantes, en todo momento. El dolor nunca, jamás, se debe a una sola causa. Ser conscientes de ello es muy esperanzador, porque significa que, más allá de las pastillas, hay muchos elementos capaces de ajustar el volumen del dolor y que el poder que tenemos sobre él es muy superior al que hubiésemos podido imaginar.

De hecho, hablando de volumen, a continuación vamos a poner las manos directamente en el dial.

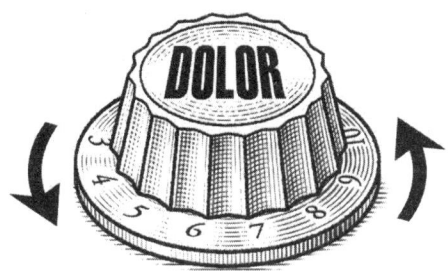

Un dial del dolor en tu sistema nervioso central (cerebro + médula espinal) ajusta constantemente el volumen del dolor.

UNA INTRODUCCIÓN A TU DIAL DEL DOLOR

Vamos a imaginar que, en el sistema nervioso central, tenemos un dial del dolor que funciona casi como la radio de tu coche: el volumen del dolor se puede subir y bajar. Este dial sirve como mecanismo que controla nuestra alarma física de peligro. A lo largo de una hora, un día o una vida, en el caso de una enfermedad crónica, el volumen del dolor varía sin cesar.

Estas variaciones responden a muchos factores. Uno de ellos, como todos hemos podido probar con alivio, son los analgésicos. Pero hay muchos otros aspectos que también ajustan el volumen del dolor, incluidas nuestras emociones.[*, 23] Por ejemplo, cuando sentimos estrés y ansiedad —tensión y rigidez muscular, preocupaciones o temor a

* En 1965, los padres fundadores de la ciencia moderna del dolor, los doctores Ron Melzack y Patrick Wall, desarrollaron la teoría de la compuerta (o teoría de control de la puerta del dolor). Esta innovadora propuesta incorporó factores emocionales, cognitivos y sociológicos a los neurobiológicos, lo que revolucionó para siempre la ciencia del dolor tal y como hoy la conocemos.

que pase lo peor—, la amígdala y otras partes del sistema nervioso le envían un mensaje al «dial del dolor» que sube el volumen. Esto también ocurre con otras emociones negativas: tristeza, desesperanza, ira, frustración.

Los factores cognitivos, como los pensamientos y la atención, también son poderosos reguladores del volumen del dolor. Por ejemplo, cuando nos centramos en la parte del cuerpo que nos duele, la red de atención de nuestro cerebro envía un mensaje al «dial del dolor» que aumenta el volumen. Si alguna vez has tenido la sensación de que el dolor se agudiza cuando te concentras en él, o si no apartas la mirada cuando te clavan una aguja en el brazo mientras esperas con ansiedad a que empiece el dolor, o cuando alguien te pregunta por tu hombro dolorido, entonces lo habrás vivido en tus carnes.

Sin embargo, lo contrario también es cierto.

Cuando los niveles de estrés y ansiedad son bajos, nuestros músculos están relajados, nuestros pensamientos tranquilos, y creemos que nuestro cuerpo está a salvo: la amígdala y otras partes del cerebro apagan la alarma de peligro. No es casualidad que las estrategias de atención plena y relajación suelan ser muy eficaces para controlar el dolor (por mucho que pongamos los ojos en blanco, como es mi caso). Esto también ayuda a explicar la ciencia de la respiración Lamaze, que ha demostrado reducir el dolor de las contracciones durante el parto.

Asimismo, cuando nos sentimos bien a nivel emocional y estamos animados —alegres y felices, o al participar en actividades placenteras con amigos—, el cerebro y el sistema nervioso bajan el volumen del dolor. Como veremos enseguida, las emociones tienen un vínculo biológico con los mecanismos de control del dolor que hay en el cerebro, de modo que ajustar las emociones implica necesariamente ajustar el dolor.

Por último, cuando estamos distraídos, inmersos en la vida y en las cosas que nos gustan, o tan solo concentrados en otras cosas, el SNC disminuye el volumen del dolor y apaga la alarma de peligro. El dolor sigue ahí, no se ha esfumado por arte de magia, pero lo sentimos como apaciguado. Si alguna vez has estado tan absorto en alguna actividad que por unos instantes te has olvidado del dolor, eso no es magia: es solo tu «dial del dolor». Por esta y otras razones, distraer a un niño puede hacer que una inyección duela menos, y que los deportistas, mientras dura un partido, no se fijen en si van sangrando o se han hecho moratones.

¿Por qué es esto tan importante?

Porque el dolor nos imposibilita. Eso es lo que hace. El dolor puede hacernos sentir que no tenemos control sobre nuestro cuerpo y nuestra vida. Puede robarnos la capacidad de trabajar, hacer ejercicio o deporte, tener relaciones sexuales, disfrutar de nuestras aficiones, jugar con los nietos, pasar tiempo con los amigos e incluso salir a caminar al aire libre. El dial del dolor nos recuerda que tenemos más control sobre el dolor de lo que creíamos, porque hay muchos aspectos sobre los que podemos actuar para reducirlo. Al igual que son muchos los elementos responsables de fabricar el dolor, también hay muchos capaces de mitigarlo. Tener una sensación de control sobre nuestro propio cuerpo es crucial para la curación, por eso es prioritario devolver ese poder a las personas que viven con dolor.

HACIA UNA MEJOR DEFINICIÓN DEL DOLOR

Ampliar nuestra definición para que abarque todos los factores que conforman el dolor nos da una imagen más clara de él: el dolor es la valoración que hace nuestro cerebro, basada en los datos de que dispone, sobre el peligro que corremos. Hoy sabemos que no es un indicador objetivo de daño físico, sino un proceso predictivo elaborado en función de lo que ocurre dentro y fuera de nosotros en cada momento. Con esto puedo proponer una definición actualizada del dolor: el dolor es una experiencia biopsicosocial y subjetiva fabricada por el cerebro, con aportaciones de nuestro cuerpo y nuestro entorno, para dar sentido a los mensajes que recibe, predecir lo que puede suceder y determinar la mejor respuesta para garantizar nuestra supervivencia.

A lo largo de este libro, aprenderás todos los detalles de esto y mucho más: la ciencia y la complejidad de esta fascinante experiencia, y cómo, hurgando en la historia del dolor, podemos por fin empezar a sanar.

3

SI EL CEREBRO PUEDE CAMBIAR, EL DOLOR TAMBIÉN

LO QUE SUBE SE QUEDA ARRIBA

Alex Honnold, temerario alpinista de élite, se aferraba a una pequeña grieta en el granito. A casi mil metros de altura y siempre ascendiendo, con los dedos de los pies apoyados en la cornisa, los árboles, muy abajo, eran diminutos y borrosos tocones. Ya había escalado muchas paredes escarpadas, pero esta vez había un problema. Si resbalaba, como le había sucedido en alguna ocasión, nada detendría su caída.

Porque estaba escalando sin cuerda. Y caer al vacío solo podía significar una cosa: la muerte segura.

El Capitán, un famoso monolito del parque de Yosemite (California), es muy apreciado por los amantes de la naturaleza y los escaladores de todo el mundo. Los más experimentados suelen tardar de tres a seis días en llegar a la cima de este enorme acantilado. Utilizan complejos sistemas de cuerdas para pasar varias noches durmiendo en salientes portátiles en su camino hacia la cima, suspendidos a miles de metros de altura. Pero Alex, sin cuerdas y confiado en su entrenamiento, su experiencia y sus zapatillas de escalada, trepó por ese acantilado imposible en menos de cuatro horas, en las que dejó sin aliento a los espectadores, sorprendió al mundo de la escalada y batió el récord mundial.

¿Cómo lo hizo?

A lo largo de un año, metódico, Alex entrenó en una cara del Capitán, amarrado a cuerdas que lo sujetarían si se cayera. Abordaba un pequeño tramo cada vez, mientras memorizaba cada saliente y cada grieta. Al final de cada día, se retiraba a su furgoneta aparcada al pie del acantilado, en la que comía, dormía y vivía, para visualizar y ensayar en su pensamiento y de manera pormenorizada el entrenamiento del día. Anotaba en su cuaderno cada detalle, cada punto de apoyo de manos y pies: pie izquierdo aquí, pulgar derecho allá, gran movimiento en este capítulo. Incluso recordaba a conciencia las emociones que sentía mientras estaba en la roca, sobre todo en las partes más peligrosas y temibles, para adentrarse en el corazón del miedo y acostumbrarse a él. Soñaba con la ruta por la noche, hasta que pudo recorrerla mientras dormía.

Cuando se dispuso a escalar en solitario, sin protección ni ayuda, cada uno de sus movimientos estaba coreografiado y memorizado hasta el más mínimo detalle. Con la tinta del ensayo, Alex se había tatuado toda la ruta en su cerebro, creando un mapa mental de esa pared de granito sincronizado con sus movimientos. Había preparado su cerebro y su cuerpo de una forma singular y exquisita para la tarea que tenía entre manos.

Todos hemos vivido alguna versión de esta experiencia, en la que la práctica y el tiempo parecen cambiar hasta la trama de nuestro cerebro: nuestro modo de actuar, de pensar, incluso de percibir el mundo. Esto tiene una implicación de gran calado para el dolor ya que, en última instancia, lo fabrica el cerebro. Y es que el dolor nunca es estático y no tiene que ser permanente, ni puede serlo porque el cerebro tampoco lo es.

Si el cerebro puede cambiar, el dolor también puede hacerlo.

NUESTRO BLANDO CEREBRO: EL SISTEMA DEL DOLOR ES PLÁSTICO

Más allá de lo que te hayan dicho —que el dolor crónico es «incurable», que no hay esperanza, que vivir es sufrir y ya no queda otra—, la neurociencia muestra que el cerebro no está programado de forma rígida. No es fijo ni permanente ni depende solo de los genes o la biología. Más bien nuestro cerebro y el resto de nuestro sistema nervioso —y, por tanto, nuestro sistema del dolor— son «plásticos» o cambiantes.[1,2] A esto se llama *neuroplasticidad*: que el cerebro (*neuro*) sea «plástico» significa que es flexible y maleable. La neuroplasticidad es la capacidad de la arquitectura neural para adaptarse y cambiar en función de lo que aprende, de la experiencia y del tiempo.

De hecho, nuestro cerebro, maravillosamente plástico, no para de cambiar para adaptarse a nuestras necesidades y a nuestro entorno. Cada vez que aprendemos algo —un nuevo idioma, escalar o la receta de albóndigas de la abuela—, el cerebro se adapta y cambia. Y cuanto más practicamos una habilidad concreta, más se expanden y se refuerzan las redes cerebrales dedicadas a esa habilidad. Este fenómeno se conoce por el principio «neuronas que se encienden juntas, se entienden juntas».*

* Esto se conoce como el principio de Hebb, en honor a Donald Hebb, quien ayudó a desarrollar una teoría de la neuroplasticidad en la década de 1940, antes de que tuviera ese nombre. Quienes acuñaron la expresión fueron las neurocientíficas doctora Siegrid Lowel, que escribió que «las neuronas se conectan (*wire*) entre sí si se activan (*fire*) entre sí» en un artículo publicado en 1992 en la revista *Science*, y la

Así, siempre que olvidamos algo —el nombre de un compañero de trabajo, los decimales de pi después del 3,14, el año en que Colón cruzó el Atlántico—, el cerebro también cambia. El olvido es la consecuencia de eliminar circuitos neuronales prescindibles, como quien poda las ramas muertas de un árbol. En neurociencia, este fenómeno se denomina *poda sináptica*, también conocido como «úsalo o tíralo». Juntos, estos conceptos forman los fundamentos de la neuroplasticidad.

Las modificaciones en el cerebro se producen a muchos niveles. Se dan cambios microscópicos en las células cerebrales individuales, llamadas *neuronas*, capaces de crecer, menguar, moverse y formar redes completamente nuevas en función de los estímulos y las experiencias. La neuroplasticidad también puede producir cambios a gran escala en el mapa general del cerebro. El tamaño y el volumen de determinadas estructuras cerebrales, como el hipocampo, sede principal del aprendizaje y la memoria, aumentan y disminuyen con el tiempo y la experiencia, creando nuevas vías y suprimiendo las que no se utilizan. Las conexiones entre las células cerebrales, llamadas *sinapsis*, también cambian para reforzarse o debilitarse según la frecuencia con la que se utilizan. El cerebro tiene así la capacidad de adaptarse y ajustarse a cada instante.

Esta flexibilidad forma parte de nuestra estructura. El mito de que el cerebro es un cúmulo de partes bien diferenciadas, cada una de ellas asignada a una sola función —por ejemplo, que el sistema límbico solo procesa las emociones, o que la corteza motora solo coordina el movimiento—, es del todo falso. El cerebro es más bien un ór-

---

doctora Carla Shatz, que resumió el trabajo de Hebb en un artículo publicado en 1992 en *Scientific American*, en el que escribió que «las células que se activan juntas se conectan entre sí».

gano dinámico y muy interconectado que depende justo de estas interconexiones, o circuitos neuronales, para hacer su trabajo, y estas redes se configuran y reconfiguran de manera constante gracias a nuevos estímulos.

Esto tiene consecuencias asombrosas. Si sufrimos una lesión grave en la mano dominante durante la infancia y ya no podemos usarla, el cerebro puede reconfigurarse y asignar la dominancia neural a la otra mano. Si perdemos la vista, el cerebro puede reasignar las redes que tradicionalmente procesan la visión a otros sentidos, como el oído, el olfato y el tacto, reforzándolos para compensar la pérdida. Y si un derrame cerebral daña los circuitos y las zonas del cerebro responsables del movimiento, y provoca su parálisis parcial, el cerebro puede crear nuevas vías motoras para que podamos aprender a caminar de nuevo.

Mejor aún, no solo el cerebro es plástico: nuestros otros sistemas biológicos también se adaptan con el tiempo y la experiencia. Por ejemplo, nuestros músculos crecen y se reducen con el uso; nuestros corazones se vuelven más fuertes y eficientes si hacemos más ejercicio físico, y los buceadores de aguas profundas que baten récords pueden aumentar la capacidad pulmonar hasta poder aguantar la respiración durante veinte minutos, mientras que el resto de los mortales, marineros de agua dulce, solo podemos dejar de respirar durante unos treinta segundos.* El hecho

---

* El doctor Lorimer Moseley, investigador y científico especializado en el dolor, se refiere a esto como *bioplasticidad*. Los numerosos sistemas biológicos que intervienen en la producción y reducción del dolor, incluidos el SNC, el sistema inmunitario, el endocrino, el autónomo y otros, son claramente plásticos. Fuente: Moseley, L., «It's not just the brain that changes itself—time to embrace bioplasticity?», *IASP*, disponible en: <https://www.iasp-pain.org/publications/relief -news/article/time-to-embrace-bioplasticity>.

de que sus cerebros y cuerpos sean plásticos significa que *el sistema del dolor también lo es*.

Esta neuroplasticidad es algo que subyace a la prodigiosa capacidad de nuestro cerebro para transformarse, y lo hace cada día.

Y la vaca saltó sobre la luna

Tres años después de que aparecieran sus síntomas, Fallon, de cincuenta y cuatro años, no mejoraba. Al revés, empeoraba.

Demacrada, pálida, bella y reservada, Fallon llegó a mi consulta descalza. Dijo que los calcetines le quemaban la piel y que ni hablar de obligarla a ponerse zapatos. Caminaba despacio, haciendo muecas de dolor a cada paso. La piel de las pantorrillas parecía fina y frágil, casi translúcida, y estaba plagada de llagas abiertas. A pesar de las gélidas temperaturas de diciembre, llevaba pantalones cortos para evitar que la tela tocara sus piernas sensibles, que estaban sucias. Nada podía rozarlas, dijo, ni siquiera el agua. Más tarde me enteré de que no se las había lavado en meses y que se bañaba sumergiendo solo el torso, colgando las piernas sobre el borde de la bañera para evitar salpicarse.

El dolor en la pierna derecha de Fallon había comenzado tres años antes, mientras corría, con una lesión que parecía inocua. Se extendía por toda la pierna y volvía a subir, y su médico lo atribuyó a un posible daño o pinzamiento nervioso. Sin embargo, hacía poco, y sin explicación evidente, el dolor se había extendido a la pierna izquierda. En ese momento, ambas piernas estaban ahora rojas, ahora azules, ahora frías, ahora calientes, plagadas de un dolor como de descarga eléctrica. Lo más alarmante era que las pantorrillas presentaban a menudo lesiones sangrantes de veinte centímetros. Los facultativos se la habían pasado de unos a otros como si fuera una patata caliente, y ahora se encontraba con un equipo de nueve médicos, cada cual de su departamento: atención primaria, dermatología, inmunología, reumatología, neurología, anestesiología, cardiología, gastroenterología y medicina del dolor. A pesar de la barahúnda de opiniones, seguía sin diagnosticar.

Hasta que su noveno médico me la envió.

Fallon se sentó con cuidado en mi sofá, con las manos cruzadas en el regazo. El rostro dibujaba una grata sonrisa, en marcado contraste con lo que parecía expresar el cuerpo. Las piernas permanecían en una extraña inmovilidad; durante una sesión de una hora, la mayoría de las personas a las que atiendo mueven los pies, cruzan las piernas, se agitan de forma espontánea. Pero Fallon no. Desde el principio hasta el final de nuestra cita, no movió las piernas, ni siquiera las miró. De hecho, parecía no prestarles la menor atención, como si le resultaran tan odiosas, tan desleales, que su cerebro intentara olvidarlas.

Durante el último año, Fallon se había sometido a infiltraciones de varios días que requerían pernoctar en el hospital para tratar la supuesta causa de su dolor, descrita vagamente por su neurólogo como un «trastorno autoinmune» amorfo. Este trataba la afección sin nombre con varios medicamentos, entre ellos la ketamina, un anestésico disociativo con propiedades alucinógenas que también se utiliza como tranquilizante para caballos. Es disociativo, le explicó el médico, porque hace que las personas se sientan separadas de sus cuerpos y de su entorno. A veces, le administraba goteros de morfina. A veces, según Fallon, le aplicaba ambos. El cóctel aliviaba durante un tiempo su dolor, pero este siempre atacaba de nuevo. Los medicamentos también tenían algunos efectos

secundarios notables que ella temía. Después del tratamiento más reciente con ketamina, le dijo a su esposo
que era un pez. Este corrió a llamar al médico, quien le
aseguró que, a pesar de la confusión mental de Fallon, la
ketamina era un tratamiento seguro y muy utilizado
para combatir el dolor. Pero ninguno de los medicamentos e infiltraciones funcionaban a largo plazo.

Fallon siguió decayendo.

Durante la terapia, se mostraba reservada y distante,
hablaba de sus aficiones y poco más. Después de varias
visitas, solo había averiguado que era artista, le encantaban los animales y había sido una talentosa arquera
olímpica. Según me contó, había dejado el arco y las fle-
chas debido al dolor, pero lo echaba mucho de menos.
Eso era todo lo que yo sabía de ella. Sin alianza terapéutica, yo apenas podía avanzar: estaba fracasando como
detective del dolor. Así que, en un intento de conocerla
mejor, le pregunté si estaría dispuesta a mostrarme su
arte, confiada en conseguir alguna pista. Nada más ver la
primera obra que me enseñó, sentí un escalofrío.

El lienzo plasmaba un cielo nocturno, negro como la
pez, y una mancha pálida donde debería estar la luna.
Una vaca intentaba saltar sobre un desfiladero, de un
precipicio a otro. Estaba representada en pleno salto,
suspendida sobre un oscuro abismo, con la luz de la luna
enmarcando su silueta mientras flotaba en el aire. Una
frase de un cuento infantil bailaba en mi cabeza como
una canción: «Y la vaca saltó sobre la luna, y el plato se
fugó con la cuchara». Pero algo estaba terriblemente
mal.

La vaca parecía sangrar a borbotones por el pecho. Es-
pesa y roja, la sangre manaba hacia el precipicio. En la esquina inferior, casi invisible, una figura oscura y sin rostro
con una boina negra levantaba hacia el cielo un arma car-

gada. Desesperada, la vaca bregaba por llegar a su destino, al otro lado..., pero no lo iba a conseguir.

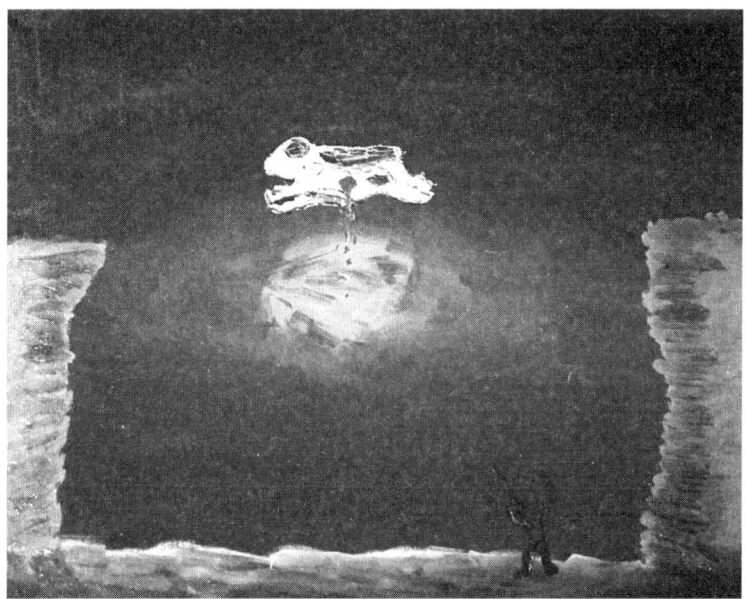

No era un cuento infantil. A pesar de su rostro calmo e impasible, Fallon estaba comunicando, con enorme aflicción, que no se encontraba bien.

Cuando le dije lo que veía, sus ojos empezaron a llenarse de lágrimas, de un modo tan sutil que apenas lo noté. Pero fue un gran salto adelante. Durante las semanas siguientes, por fin, empezó a abrirse. Descubrí que muchos factores, que hasta entonces nadie conocía, habían contribuido a su padecimiento, pirateado su sistema de dolor y puesto su cuerpo en modo de emergencia. Por un lado, poco antes la habían despedido del trabajo a raíz de sus repetidas y prolongadas bajas médicas. No podrían haberlo hecho en peor momento: el elevado coste de la atención médica había drenado la cuenta bancaria familiar y el dinero escaseaba. Su casa estaba ahora en proceso de ejecución hipotecaria. Sentía que era una carga y que había dejado de estar a la altura de sus aspiraciones como madre y esposa, sin fuerzas para acompañar a su hijo al colegio o animarlo desde la grada del campo de fútbol, ni poder mantener relaciones sexuales con su marido durante casi un año. Rara vez salía de casa, y ni se molestaba en quitarse el pijama. Su vida había perdido todo el color.

Lo único que encajaba con los síntomas de Fallon era un síndrome de dolor crónico, una enfermedad rara que todo su equipo había pasado por alto: el síndrome de dolor regional complejo, o SDRC, también conocido como la *enfermedad del suicidio*. Tenía sentido que se le hubiera escapado al equipo médico. También resultaba evidente que sus miembros habían interpretado los síntomas según sus especialidades por separado, al centrarse en sistemas y partes del cuerpo específicos. El dermatólogo, por ejemplo, creía que se trataba de un problema cutáneo; el neurólogo, de un problema nervioso, y el inmunólogo, de un problema autoinmune. Pero el SDRC afecta a toda la persona. Suele manifestarse en las extremidades (brazos, piernas, manos o pies) con ciertos signos reveladores: cambios en la temperatura cutánea, ya que la temperatura de la extremidad puede bajar o subir a niveles anómalos; cambios en el color de la piel, por lo general azulada, morada, rojiza o blanquecina, y cambios en su espesor, al poder volverse más gruesa o, por el contrario, frágil, seca y propensa a agrietarse. El SDRC también tiene la característica bastante singular y exasperante de «saltar» en ocasiones de un lado del cuerpo al otro.

Fallon presentaba otros síntomas típicos del SDRC: hinchazón, debilidad muscular, neuropatía periférica (un dolor punzante, agudo, por las piernas y los pies) y cambios alarmantes en la sensibilidad de la piel. Había desarrollado alodinia, un tipo de hipersensibilidad al tacto y a

otros estímulos no dolorosos, que le impedía ponerse calcetines e incluso lavarse las piernas, e hiperalgesia, o una
sensibilidad anormal a los estímulos dolorosos, como el
pinchazo de una aguja. Pero el síntoma que más me llamó
la atención fue su «negligencia selectiva», una tendencia
de algunos pacientes con SDRC a hacer caso omiso, sin
darse cuenta, a la parte del cuerpo afectada, por lo que
prescinden y se desconectan de ella. En efecto, Fallon no
podía mover las piernas ni los pies durante la sesión, ni
siquiera después de muchas horas. No lo hacía a propósito; ni siquiera era consciente de hacerlo. A veces, estos pacientes dicen sentir que la extremidad afectada ni siquiera
forma parte de su cuerpo, por lo que en casos extremos
llegan a tomar la trágica decisión de someterse a una am-
putación quirúrgica.

A pesar de su nombre aterrador, el hecho de que el
síndrome fuera conocido y pudiera tratarse fue para Fallon un motivo de gran alegría. Ya no era un misterio clínico, y el hecho de que la «vieran» resultaba sanador en sí
mismo. Además, la noticia fue reveladora: aunque se trataba de un problema en las piernas, también era un problema cerebral. Fallon asimiló rápidamente y con gran inte-
rés toda la información científica, así como la teoría de
que el SDRC se desarrolla cuando el cerebro y el sistema
nervioso se vuelven hipersensibles a los mensajes sensoriales del cuerpo y comienzan a malinterpretar como peligrosos los estímulos que no lo son.

Estos mensajes amplificados en los sistemas nerviosos
periférico y central generan una respuesta de alarma masiva, acompañada de cambios en los sistemas inmunológico, circulatorio, musculoesquelético, endocrino y otros.
Aprendió que sus brotes de dolor, y su reiterada aparición,
respondían a varios factores, no solo a su antigua lesión
por correr, sino también a variables de estrés ambiental,

inactividad, aislamiento, depresión y trauma. Conocer la ciencia le ayudó a ver un camino a seguir.

El fisioterapeuta de Fallon y yo decidimos unir fuerzas para ayudarla a identificar todas las circunstancias que disparaban su dolor y lo sostenían, y pensar en cómo cambiar la situación. Con miras a aumentar la conectividad entre su cerebro y sus piernas doloridas y descuidadas, y que fuera capaz de desensibilizarse ante los estímulos sensoriales, le pedí a Fallon que se tocara con suavidad las piernas y se diera golpecitos en los pies cada pocos minutos durante la sesión. Con el objetivo de atenuar su miedo al movimiento, Fallon empezó a realizar a diario ejercicios de fisioterapia para recuperar de forma progresiva su fuerza, equilibrio y rango de movimiento. Cada día salía a dar breves paseos y tomar el sol, y cumplía a rajatabla con la prescripción de aplicarse crema en las llagas. Poco a poco fue exponiendo sus piernas y, por consiguiente, su cerebro a distintas sensaciones utilizando diferentes texturas y temperaturas durante unos segundos cada vez: una toalla de algodón suave, agua tibia y, más tarde, una máquina de estimulación nerviosa eléctrica transcutánea (TENS), un pequeño dispositivo que le proporcionaba un suave hormigueo y cuya intensidad podía regular a su antojo.

Dentro del cerebro maleable de Fallon, su sistema de dolor se estaba calmando y regulando el exceso de sensibilidad, al aprender poco a poco que no había ninguna emergencia, que el tacto y el movimiento no constituían ninguna amenaza, que la alarma amplificada no era necesaria. Al cabo de un mes, Fallon era capaz de aguantar un tacto ligero y, más tarde, pudo tolerarlo por periodos más prolongados. La exposición gradual al agua le permitió llegar a sumergir las piernas en la bañera durante unos segundos, luego un minuto y, por último, un cuarto de hora. Pasados dos meses, Fallon recuperó algo de movilidad, fuerza y confianza en sus piernas. El resto del cuerpo también respondía: la inflamación se calmó poco a poco, mejoró la circulación y las lesiones se curaron. Su piel tenía un aspecto más sano y menos translúcido.

Tras doce semanas, sus piernas dejaron de alternar entre frío y calor extremos y de cambiar de color, y recuperaron al poco un aspecto saludable. Durante todo ese tiempo, pintó, salió a caminar con su esposo e invitó a sus amigos a noches de cine en casa. El apoyo de los demás fue curativo. A medida que ponía en práctica las estrategias para mitigar el dolor que había aprendido durante el tratamiento, empezó a recuperar el bienestar físico y emocional. La esperanza regresó como la luna llena en una noche oscura. Fallon aún tenía brotes ocasionales, pero se sentía lo bastante bien como para reanudar su trabajo a tiempo parcial. La depresión se despidió y la ansiedad se apaciguó. Mejoró su sueño. Según me iba indicando, el volumen del dolor fue disminuyendo, hasta pasar días enteros sin dolor. Volvió al tiro con arco: al principio, solo para estar con sus amigos y verlos practicar; luego, para sostener un arco, y, al final, cuando se sintió capaz, para participar en las prácticas de fin de semana.

Y entonces, de forma tan inesperada como había llegado, Fallon dejó de necesitarme.

CÓMO EL DOLOR SE CRONIFICA

La historia de Fallon es un claro ejemplo de cómo el cerebro puede causar estragos en el cuerpo y nos ayuda a entender cómo se hace crónico el dolor. De hecho, esa es una pregunta que me hacen con frecuencia: «Si los tejidos tardan de tres a seis meses en curarse, ¿por qué me sigue doliendo?».

Es una buena pregunta y una objeción válida: a veces el dolor persiste mucho más allá de la curación. Esto es un buen recordatorio del origen del dolor, en última instancia; al fin y al cabo, percibimos con el cerebro, no con la piel.

Aunque el dolor puede volverse crónico de muchas maneras, uno de los mecanismos más estudiados y conocidos es la *sensibilización central*, así llamada por el aumento de la sensibilidad y la reactividad del sistema nervioso central (SNC) con la experiencia y el tiempo y por el protagonismo de este. Este proceso se ha demostrado en afecciones de dolor crónico tales como la enfermedad que sufría Fallon, el síndrome de dolor regional complejo (SDRC), y en muchas más: cáncer, dolor de espalda, dolor de cabeza, artritis, anemia falciforme, dolor neuropático, dolor posquirúrgico, enfermedades autoinmunes, síndromes de hipermovilidad, dolor pélvico, dolor de muelas, dolor orofacial, fibromialgia y síndrome del intestino irritable.[3, 4] De hecho, se cree que la sensibilización central interviene en cierta medida en la cronicidad de todos los tipos de dolor.[*, 5, 6]

Aunque complejo, este fenómeno tiene sus raíces en la neuroplasticidad. Los circuitos neuronales de nuestro cerebro son como los músculos de nuestro cuerpo: cuanto más los usamos, más se extienden y refuerzan. Por ejemplo, cuanto más practicaba Alex la escalada en el Capi-

---

[*] «De hecho, se ha aprendido tanto sobre la ubicuidad de la sensibilización central (SC) en poblaciones de pacientes con dolor crónico que existe actualmente un consenso generalizado en el campo del dolor de que la SC podría ser un mecanismo central del dolor, más allá de los mecanismos de dolor nociceptivo y neuropático que se conocen desde hace tiempo.» Fuente: Harte, S., Harris, R., y Clauw, D. (2018), «The neurobiology of central sensitization», *Journal of Applied Biobehavioral Research*, 23 (2), e12137.

tán, más usaba la «ruta de escalada» en su cerebro. Y cuanto más la usaba, más grande y firme se volvía, hasta que creó un supermapa dinámico de ese acantilado. En mi caso fue el piano. Cuanto más practicaba los valses de Chopin y el Canon de Pachelbel, más grande y sólida se hacía mi «ruta del piano», hasta que ya no me hacía falta la partitura: mis dedos sabían lo que tenían que hacer.

Si el cerebro puede llegar a dominar mapas de montaña y partituras, también puede llegar a dominar el dolor.[7, 8] Cuando sentimos dolor durante semanas, meses y años, nuestro cerebro y nuestra médula espinal «practican» el dolor sin darnos cuenta. Cuanto más tiempo practica el dolor nuestro sistema nervioso central, más grandes y fuertes se vuelven nuestros circuitos del dolor.* Cuanto más se refuerzan, más sensible se vuelve nuestro sistema de dolor.

¿Qué significa esto? Un instrumento altamente sensible capta pequeñas señales que pasan desapercibidas a máquinas no tan sensibles. Por ejemplo, un detector de movimientos sísmicos, llamado *sismógrafo*, se considera superior porque puede detectar leves temblores bajo tierra mucho antes y con mayor precisión que máquinas menos sensibles. Algunos animales, como los zorros y los perros, tienen un oído muy sensible: sus orejas captan sonidos que resultan imperceptibles para el oído humano, amplificando la información auditiva y percibiéndola con mayor intensidad. Esto significa que los sonidos que nos parecen fuertes resultan ensordecedores para los perros, que se esconden debajo de las camas cuando escuchan fuegos artificiales.

---

* Dada la complejidad de la ciencia del dolor, simplifico los conceptos refiriéndome a «sistema» y «circuito del dolor», que en realidad son un conjunto de redes cerebrales y sistemas corporales que conjuntamente fabrican la experiencia del dolor. No existe un «circuito del dolor» único y universal en el cuerpo humano.

Asimismo, nuestro cerebro puede convertirse en un instrumento altamente sensible de formas que nos ayudan, pero también de otras que no, como es el caso del dolor crónico. Los científicos han descubierto que el dolor es capaz de alterar nuestro sistema nervioso, convirtiendo el cerebro y la médula espinal en detectores sensoriales de alta precisión.[9-11] Las células y los circuitos de nuestro sistema de transmisión del dolor mejoran con el tiempo, según los estudios. Esta sensibilización puede producirse en todos los niveles del sistema del dolor, desde la señalización y la sensibilidad de nuestros nociceptores, detectores de «peligro potencial» en nuestros tejidos, hasta las células y circuitos de la médula espinal, pasando por el cerebro, lo que ilustra a perfección la plasticidad de todo el cuerpo. Cuando los nociceptores de los tejidos, huesos, articulaciones y órganos se vuelven sensibles e hiperreactivos, hablamos de «sensibilización periférica». En definitiva, un sistema de transmisión del dolor sensible es más receptivo y reactivo, tiene un umbral de dolor más bajo y requiere menos estímulos para activar la alarma de peligro.

En resumidas cuentas: cuanto más tiempo tenemos dolor, mejor se nos da fabricarlo.

Los mensajes de alerta se interpretan entonces como señales de peligro, incluso cuando nuestro cuerpo está a salvo. Así, las pequeñas señales sensoriales se amplifican, lo que hace que, incluso con menos estímulos, sintamos más dolor.

Pero no nos enfademos con nuestros cuerpos por jugárnosla de esta manera: en general, la sensibilización no es algo malo; es simplemente un proceso de aprendizaje, la forma que tiene nuestro cuerpo de dar respuesta de forma más eficiente a estímulos potencialmente peligrosos y de adaptarse a un entorno en constante mutación, tal y como está diseñado para hacerlo. Por ejemplo, las vacunas enseñan al sistema inmunológico a ser más «sensible», o más eficiente y reactivo, en presencia de patógenos peligrosos, de cara a poder combatir futuras invasiones antes y mejor. Lo mismo ocurre con el dolor: nuestras vivencias entrenan al sistema nervioso central para que responda antes y con apremio a estímulos similares y potencialmente peligrosos.[12] Aunque a corto plazo esto pueda ser una adaptación salvavidas, a lo largo plazo no es especialmente útil. De hecho, puede llegar a jugar en nuestra contra.

Cuando el dolor se cronifica, el sistema de transmisión del dolor se queda atrapado en un estado sensible en lugar de volver a su estado normal.[13] Esto hace que nuestro sistema del dolor empiece a fabricar dolor sin haber recibido por parte de los tejidos ningún mensaje de peligro.[14, 15] Por tanto, estas señales de advertencia ya no son útiles ni nos protegen. Recordemos, por ejemplo, el dolor que Fallon sentía cuando intentaba bañarse: el agua no es peligrosa para una persona con SDRC, pero su alarma de dolor se activó de todos modos. Por eso, el dolor crónico se considera inadaptado, ya que no refleja un daño en los tejidos, sino un sistema de alarma averiado.[16-18] Esto se aplica tanto al dolor crónico de cabeza como al de hombros, rodillas o dedos de los pies.

Puntualizo que la sensibilización no es aquí el único proceso que interviene. Cuando el dolor se vuelve crónico, se ven afectados sistemas de todo el cerebro y el cuerpo: desde las diminutas células del sistema inmunitario hasta el sistema endocrino, pasando por el tamaño y el funcionamiento de las estructuras cerebrales.[19]

La persona altamente sensible

Dada la importancia de la sensibilidad al procesamiento del dolor, importa señalar que la sensibilidad, aunque el

entorno y las vivencias influyan en ella, también es genética, al menos en parte. Si bien no existe un «gen de la sensibilidad», este rasgo parece ser hereditario, transmitido de
padres a hijos, con un amplio abanico de niveles de sensibilidad en la población humana. Los estudios apuntan a
que un 20 por ciento de los seres humanos son altamente
sensibles, con cerebros que no procesan los datos físicos,
emocionales, sociales y ambientales de la misma forma
que otras personas menos sensibles. Las personas altamente sensibles (PAS) pueden percibir todo tipo de estímulos
sensoriales de un modo diferente, incluidos los sonidos,
los sabores y el tacto, y a menudo pueden percibir, y a veces incluso sentir, las emociones de todas las personas que
se encuentran en una misma habitación. Esto tiene graves
implicaciones para el dolor, habiéndose observado en estas personas unos umbrales de dolor más bajos y menor
tolerancia al dolor.[20, 21] Esto sugiere que, en condiciones
normales, pueden tener un sistema de dolor especialmente sensible y reactivo. Además, en ciertas circunstancias,
pueden ser más propensas a desarrollar sensibilización
central y dolor crónico.[22]

EL PODER DE LA NEUROPLASTICIDAD

Pero la gran noticia es que la neuroplasticidad, que nos
metió en este aprieto, también puede sacarnos de él. El
mismo sistema del dolor que se puede volver más sensible
y receptivo, también puede volverse menos sensible. De
hecho, como nuestro cerebro y nuestro cuerpo son plásticos, pueden reeducar el sistema del dolor. Es posible crear
nuevos circuitos cerebrales, y muchos: circuitos que reducen la alarma del dolor, circuitos que cambian el sentido
del mensaje, que reducen nuestra sensibilidad e incluso

que nos devuelven una vida más funcional, lo que les permite retomar nuestra rutina y las actividades que nos gustan. Pero ¿cómo?

Una forma muy buena de poner en marcha el proceso, como Fallon y Sam pudieron comprobar de primera mano, es ayudar al sistema del dolor a desensibilizarse, por ejemplo, exponiéndolo gradualmente a pequeños estímulos potencialmente desencadenantes, como el movimiento, el tacto y la actividad.[23] Con el tiempo, la desensibilización puede disminuir la sensibilidad al dolor, aumentar la tolerancia y reducir el miedo relacionado con el dolor. Aunque este proceso puede parecer largo y complicado, en realidad, nuestros cerebros se sensibilizan y desensibilizan a los estímulos constantemente. Por ejemplo, cuando estamos sentados en una sala de cine a oscuras, los ojos y el cerebro se sensibilizan a la luz a medida que se adaptan a la oscuridad. Esto les permite captar y maximizar cada punto luminoso. Cuando vemos una película en casa, al terminar, la mejor manera (y la menos dolorosa) de volver a adaptarnos a la luz del sol es subir gradualmente las persianas, para que no entre toda la luz de golpe. Poco a poco, los ojos y el cerebro se acostumbran y se desensibilizan, hasta que vuelven a encontrarse en una habitación llena de luz. Esta es la belleza de la plasticidad y la ciencia que permitió a Fallon recuperarse.

Por desgracia, lo contrario también es cierto: no moverse, quedarse en casa y sobreproteger la parte del cuerpo que duele mantiene el cerebro y el cuerpo en un estado de «oscuridad»: confusión, miedo e hipersensibilidad. Aunque es útil para el dolor agudo, la inactividad y el aislamiento durante largos periodos mantiene el sistema nervioso sensibilizado y centrado en el dolor crónico, empeorándolo. El sistema de falsa alarma sigue gritando sin que nada le baje el volumen. Cuanto más tiempo evitamos la actividad, más tiempo permanece el cerebro en este estado protector, y más tiempo durará el dolor.

En definitiva, existen muchas formas de reeducar al cerebro y domar el dolor.[24] He aquí algunas de las más básicas:

1. Reestablecer el sistema nervioso cambiando nuestra forma de movernos, comer, dormir, pensar y socializar.
2. Cambiar el sentido del mensaje al replantear el dolor crónico como una alarma que se ha quedado encendida pero que probablemente ya no indica peligro.
3. Exponer gradualmente el cerebro y el cuerpo a pequeños estímulos sensoriales, ayudando a crear nuevas conexiones neuronales que relacionen la actividad y el movimiento con la seguridad en lugar de con el peligro.

Esto crea un «botón de apagado» para la alarma de dolor del cerebro que, cuando se pulsa repetidamente, debilita la asociación entre «dolor crónico» y «peligro», podando esa vía neuronal defectuosa y bajando el volumen del dolor. Aprenderás una serie de estrategias para ello en la parte III: «El protocolo del dolor».

Son muchas las historias de esperanza y recuperación, no solo del dolor asociado a enfermedades raras como la de Fallon, o de dolor crónico como el de Sam, sino también de alivio del dolor producido por lesiones y accidentes, dolencias de espalda y fracturas óseas. Una de esas historias es la de Todd.

Cuando su camión quedó completamente siniestrado tras una colisión frontal, Todd, de cincuenta y siete años, sufrió un rosario de lesiones graves, entre ellas dos fracturas en el cuello, una pierna rota, los huesos del talón destrozados y una lesión cerebral traumática que le provocó una hemorragia cerebral.[25] Antes del accidente, Todd corría maratones. Después, quedó postrado en cama, con un dolor incapacitante, y le dijeron que lo más probable era que ya no volviese a correr. Pero Todd y su esposa decidieron que ese pronóstico no iba con ellos. Así que, después de dedicar casi un año a recuperarse, Todd volvió poco a poco a entrenar, fijándose pequeñas metas cada vez. Al principio, el dolor era tan insoportable que solo podía moverse durante unos minutos antes de tener que parar. Pero cada día hacía un esfuerzo, dándole la vuelta a su cerebro y a su cuerpo, fortaleciéndolos hasta que pudo volver a caminar, luego hacer marcha rápida y por fin correr. Se centró en su dieta, en ejercicios de fortalecimiento y en rutinas diarias saludables, y buscó el apoyo de un entrenador de *running*.

En fechas recientes, Todd pudo por fin volver a correr largas distancias. Animados por su progreso, Todd y su esposa se inscribieron en su siguiente carrera. Solo que esta vez no era una maratón.

En menos de nueve días, y digo días, no horas, Todd y su esposa completaron una ultramaratón, unos 50 km, a pie. ¿Te parece un milagro?

Pues que sepas que a Todd ya no le duele cuando corre.

4

LA RECETA DEL DOLOR

Para entender por qué sentimos dolor cuando lo sentimos, e incluso tener cierto control sobre él, primero debemos identificar sus ingredientes.

Al igual que existe una receta para hacer brownies —unos ingredientes en particular, añadidos en un determinado orden, horneados a una temperatura concreta y durante un tiempo específico—, también hay una receta para el dolor.

Puede que lo intuyeras. Es posible que sepas qué es lo que provoca un día de dolor intenso. Mi cuerpo, por ejemplo, inevitablemente se siente peor cuando me quedo mucho tiempo sentada sin moverme, duermo mal, como lo que no debería y me enfrento a plazos poco realistas y responsabilidades abrumadoras. Algunos factores que contribuían a las migrañas incapacitantes de Sam eran su deficiente nutrición, estrés escolar, fatiga visual y estado de ánimo depresivo. En el caso de Mateo, su aislamiento y desesperanza y un mapa cerebral confuso contribuían a que su dolor no remitiese. Los desencadenantes y amplificadores del dolor de Fallon se debían, entre otros, a factores estresantes como el que la hubieran despedido y se encontrara en una angustiosa situación económica, a su inmovilidad y a un sistema de dolor atrapado en modo de emergencia.

A esto llamo nuestra «receta rica en dolor», y todos tenemos una. Eso sí, no hay dos recetas iguales, pero cuando se junta esta mezcla única de ingredientes, o desencadenantes, lo hace para crear, cronificar y exacerbar el dolor.

Para elaborar una receta rica en dolor, solo tenemos que hacernos una serie de preguntas básicas. Cuando tenemos un día de dolor intenso y nos sentimos fatal, ¿qué es lo que lo empeora? ¿A qué creemos que se deben los brotes y que suba el volumen de dolor? Para resolver este rompecabezas, apuntamos todos los ingredientes posibles en nuestro Menú Dolor (¡menudo es!, véase la tabla). Este menú biopsicosocial incluye todo lo que alguna vez ha contribuido a que nos duela algo, sabiendo que el dolor de cada persona es diferente: daño tisular o enfermedad; genética, como antecedentes familiares de migraña; actividad física (o falta de ella); problemas de sueño; dieta; traumas o abusos; emociones y salud mental; relaciones poco saludables o tóxicas, y factores estresantes ambientales como el trabajo, las finanzas, el racismo o una pandemia.

MENÚ DOLOR

Bío	Psico	Social
Genética, hormonas, química cerebral	Emociones	Cultura
Edad y sexo	Estrategias de afrontamiento	Género
Daño tisular	Predicciones y expectativas	Acceso a la atención médica
Inflamación	Pensamientos	Raza/etnia
Tensión muscular	Sentido que damos a las sensaciones	Estatus socioeconómico

.../...

.../...

Bío	Psico	Social
Dieta, nutrición	Salud mental	Factores estresantes del entorno
Ejercicio	Recuerdos	Apoyo social y relaciones
Sueño	Creencias	Trauma

Lo que en realidad salva nuestra receta rica en dolor es que nos permite naturalmente obtener la contraria: nuestra receta baja en dolor. Estos son los ingredientes necesarios para crear un día con menos dolor. Estas recetas ofrecen una hoja de ruta para la curación, ya que, como sucede con cualquier buena receta, los ingredientes se pueden sustituir y ajustar. Aunque hay algunos que no podemos cambiar, como la dura realidad del envejecimiento o el entorno en el que se fabricaron, hay docenas que sí podemos controlar: cuánto nos movemos, qué comemos, nuestros hábitos de sueño e incluso nuestras expectativas, pensamientos y estado de ánimo. Todo ello afecta sin duda a cómo nos sentimos físicamente.

Cada ingrediente rico en dolor se convierte así en una oportunidad para intervenir. Si el estrés contribuye a los brotes, podemos incorporar en nuestro plan de tratamiento estrategias para reducirlo. El aumento del dolor tras una noche de mal sueño tiene remedio: una estrategia llamada *higiene del sueño*, que aprenderás en la parte III. Si el aislamiento te resulta doloroso, podemos encontrar formas de crear más conexiones sociales. La inflamación y la hinchazón pueden requerir hielo, reposo y medicación. Cuantos más factores ricos en dolor sustituyamos por otros bajos en dolor, más probabilidades tendremos de encontrarnos mejor.

Entender que el dolor es biopsicosocial nos da un increíble control sobre nuestros cuerpos: la capacidad de tomar nuevas decisiones, actuar y cambiar el dolor que sentimos. Resulta que la verdadera medicina para el dolor es muchas cosas, y hemos llevado estas soluciones dentro de nosotros todo este tiempo.

Bienvenido al método de tratamiento Menú Dolor.

SI HAY UNA RECETA DE LOS BROWNIES, HAY UNA RECETA DEL DOLOR

Joyce, de sesenta y ocho años, madre de cinco hijos y abuela de nueve nietos, era una ávida lectora de memorias, coleccionista compulsiva de regaderas amarillas y antigua bailarina de salón. Chef, como su madre, tenía su propio negocio de *catering*. No se había hecho rica, pero estaba muy orgullosa de la vida que ella misma se había labrado.

Su dolor crónico de espalda comenzó tras lo que sus hijos llamaron «el incidente de la salsa» hace veinte años. Había bailado salsa toda la tarde con su entonces guapísimo marido, también bailarín. Las cosas estaban tensas entre ellos: él se mostraba distante y Joyce sospechaba que él estaba con otra persona. Recuerda que ese día estaba agotada física y emocionalmente, con un cansancio físico extremo, extenuada, pero quería seguir el ritmo, para no parecer tan vieja o exhausta como de repente se sentía. En un instante, un solo instante que había revivido innumerables veces desde entonces, su espalda sufrió un espasmo inexplicable y se vino abajo. Con la rueda de la falda y las pulseras brillantes, se desplomó en el suelo, incapaz de levantarse. Desde entonces, su espalda no había vuelto a ser la misma.

El traumatólogo de Joyce le había diagnosticado una discopatía degenerativa. En la resonancia magnética había marcado en rojo sus discos comprimidos y herniados. Le dijo que se habían deteriorado con el tiempo, y que ahora tenía las vértebras tan juntas que se rozaban y «erosionaban» unas a otras. Además, le había informado de que «tenía la columna vertebral de una persona de ochenta años» y advertido que, si no se operaba, acabaría paralizada. Por aquel entonces, ella solo tenía cuarenta y ocho años.

Sin pensárselo dos veces, Joyce se sometió a la cirugía. Su entonces marido había aceptado a regañadientes ocuparse de las tareas mientras ella se recuperaba. Pero al segundo día, se despertó aturdida y lo encontró saliendo a toda prisa del dormitorio con una maleta y un brazado de fotos que revoloteaban por el suelo detrás de él como hojas muertas. Ni siquiera había tenido las narices de decirle que se marchaba.

Gran bailarín, comentó ella más tarde; y cobarde a más no poder.

La separación desconcertó a sus hijos y a la larga cambió la dinámica familiar. Mientras ella seguía viendo a sus hijas, su hijo se distanció hasta cortar toda comunicación. Su inexplicable distanciamiento le partió el alma, sobre todo porque no podía hacer nada al respecto. El dolor de perder a su hijo, sumado al de perder a su marido, a veces le parecía demasiado para ella sola.

Mientras todo esto sucedía, su cuerpo luchaba por curarse. Los médicos le dijeron que todo «parecía bien» estructuralmente y que el dolor debería disminuir a las pocas semanas de la operación. Pero no hizo más que empeorar. Después de la operación, a Joyce le costaba bailar, caminar, trabajar e incluso estar de pie. Sus brotes parecían aleatorios, iban y venían sin avisar, y la condenaban a pasar semanas encamada. Entonces hizo lo que creyó que debía hacer: dejar de bailar. Empezó a salir menos y se mantuvo aletargada y lejos de la cocina. Pasaron los meses. Su cuerpo se hizo más pesado: un trasto. Apenas podía mantener su negocio a flote y le preocupaba que se hundiera.

Su vida se encogió. Su mundo se hizo más pequeño.

En las dos décadas siguientes, se sometió a nuevas cirugías, invirtió en fisioterapia durante años y se dispuso a recibir inyecciones regulares de esteroides y ajustes quiroprácticos. Le implantaron un estimulador de la médula espinal. Le recetaron un sinfín de analgésicos y probó varias dietas para reducir la carga de un cuerpo de repente más pesado sobre una complexión de repente endeble. Además, Joyce se hacía mayor, y su cuerpo no se lo ocultaba. Reunió todos los consejos habidos y por haber de profesionales, amigos e internet, que anotó sumisamente en una libreta amarilla encuadernada en espiral. Vio los cuidadores que quiso y otros tantos que no le hacían falta. Pero a pesar de tantas intervenciones, el dolor persistía.

Se sentía frustrada, pues ya lo había intentado todo. Al final, cuando ya no pudieron hacer nada más, los médicos le dieron un nuevo diagnóstico: síndrome de cirugía de espalda fallida. Estaba desconcertada; ¿acaso era ella la que le había fallado a la cirugía, y no al revés? No obstante, los médicos le sugirieron que dejara de intentar remediar la situación y optara por una silla de ruedas. Fue entonces cuando Joyce dio conmigo.

Cuando conoció la receta del dolor, la idea le cambió la vida. Cocinera por vocación, la alegoría no pudo gustarle más: ningún ingrediente es más importante que otro en ninguna receta. No hay ninguna estrella en este equipo, no hay ningún jugador mejor. Como toda chef sabe, el conjunto de todos los ingredientes es lo que crea la alquimia que da lugar al producto final deseado. Un gran brownie de dulce de leche, explicó Joyce en una sesión de terapia, no depende solo de un buen chocolate; si no le echas la harina, el azúcar y los huevos, solo tendrás cacao en polvo.

Si no le echas el cacao, se rio, te pierdes el «marrón» (*brown*) del brownie. El lugar en el que los haces, los utensilios que usas y la temperatura del horneado también cuentan: si los horneas en un molde demasiado grande, los brownies quedan duros como ladrillos, y si los horneas a una temperatura demasiado baja quedan crudos. Los elementos clave de una receta no son solo los utensilios, sino también el contexto y el entorno.

Después de eso, Joyce pasó meses haciendo un seguimiento de todos los ingredientes de su dolor en los ámbitos físico, emocional, social y ambiental de la vida. Se dio cuenta de que no había nada que le permitiera prever su dolor. Lo tuvo muy claro en cuanto empezó a hacer el seguimiento. Siempre había fluctuaciones, incluso a lo largo del mismo día, aunque sus discos dañados eran los mismos. Por tanto, razonó, algo más debía de tener las manos puestas en el dial del dolor. La causa no era solo la vieja lesión, ni la edad, ni el insomnio, ni su tendencia a quedarse sentada en el sofá durante seis horas viendo *Ley y orden*. Todo sumaba: lo que le pasaba por dentro, junto con lo que pasaba a su alrededor. No menos importantes eran su soledad, el distanciamiento del hijo al que tanto quería, el terror informativo de los telediarios, las facturas sin pagar que se acumulaban..., toda una serie de factores estresantes que creaban un zumbido de fondo que ella no podía acallar.

Nada más aprender a reconocer los ingredientes, apareció su receta rica en dolor, y su receta baja en dolor resultó ser justo lo contrario. En cuanto Joyce fue capaz de identificar los ingredientes, pudo empezar a cambiar su dolor. No fue una solución rápida, pero al igual que con cualquier otra receta fácil —la de magdalenas de plátano y nueces, la de quiche de queso cheddar, de su madre—, la del dolor era una hoja de ruta y una guía que le decía exactamente lo que tenía que hacer para conseguir los resultados que deseaba.

En la sesión, Joyce se mostraba implicada y motivada. Cuanto más tiempo trabajaba en ello, más encontraba formas nuevas y creativas de reducir el volumen de su dolor rectificando este o aquel ingrediente. Para mejorar su sueño, le propuse un protocolo de higiene del sueño, que ella aplicaba cumplidamente cada noche. Tras revisar juntas su dieta, Joyce se comprometió a cambiarla y empezó a comer sano tres veces al día en lugar de picar comida rápida y patatas fritas. Establecimos un plan de ritmo para ayudarla a fortalecer gradualmente los músculos y recuperar la movilidad: cada hora en punto, salía a dar un paseo de cinco minutos al aire libre. Empezó a delegar responsabilidades laborales en sus hijas para reducir el estrés y el sobreesfuerzo. Dejó de ver las noticias y se apuntó a *aquagym* en la piscina municipal. Hacer ejercicio en el agua fue todo un descubrimiento y una alegría: era de bajo impacto, sentía poco dolor e incluso hizo algunos amigos.

Como parte de su cometido de priorizar la salud emocional, Joyce hizo tres meses de terapia, lo máximo que le cubría su irritante compañía de seguros. Nunca imaginó que la terapia pudiera ayudarla con el dolor. De hecho, la había evitado durante años, pensando que era algo inútil y absurdo, dado que ella no era una «enferma mental». Pero, una vez que empezó, el impacto que tuvo fue evidente. Incluso probó la atención plena, que la ayudó a escuchar a su cuerpo y reconocer cuándo contraía los músculos del cuello, los hombros y la espalda, hábitos que solo aumentaban su dolor. Para ella, procesar las emociones mientras aprendía habilidades para lidiar con el estrés, el dolor y la pérdida eran algunos de los ingredientes mágicos que le faltaban.

Cada semana, Joyce escribía tres recetas en la pizarra de la cocina como recordatorio y guía:

1. La receta del postre que pensaba cocinar ese fin de semana para sus deliciosos nietos.
2. Su receta rica en dolor.
3. Su receta baja en dolor.

Mientras lo hacía, visualizaba los pasos que tendría que dar para asegurarse de llenar su día al máximo de ingredientes bajos en dolor y de quitarle el mayor número posible de aquellos muy ricos en dolor. Cuanto más dirigía su atención a estos ingredientes diarios, mejor le salía la receta. Esa mañana, podía leerse en la pizarra:

LA RECETA DEL DOLOR DE JOYCE

Receta de brownie de caramelo	Receta rica en dolor	Receta baja en dolor
1,5 tazas de harina	Inactividad/ sobreesfuerzo	Estiramientos cada hora, *aquagym*, paseos cortos diarios con descansos
2 tazas de azúcar	Asumir demasiadas responsabilidades	Establecer límites, delegar tareas
4 huevos	Saltarse comidas, comer alimentos procesados	Tres comidas saludables al día
1 taza de mantequilla	Dormir mal	Higiene del sueño
½ cucharadita de sal	Cosas que me estresan	Técnicas de relajación, no mirar tanto las noticias y redes sociales, proteger mi tiempo para cuidarme a mí misma

.../...

.../...

Receta de brownie de caramelo	Receta rica en dolor	Receta baja en dolor
¾ cucharadita de bicarbonato sódico	Dolor y tristeza por el divorcio y el alejamiento de mi hijo	Terapia, escribir un diario
½ taza de cacao en polvo	Soledad	Planes de salir o invitar a amigos dos veces a la semana
1 cucharada de vainilla	Creer que dolor = daño	Nueva creencia: el dolor crónico no siempre significa daño; puede indicar un cuerpo desequilibrado y un sistema del dolor demasiado protector y en alerta máxima

Cuanto más seguía su receta, más funcional era, y más bajaba su volumen de dolor. El movimiento lubricaba sus articulaciones doloridas e hinchadas. Sus músculos se volvieron cada vez más fuertes y ágiles, y mejoró su circulación sanguínea. La mejora en la nutrición y en el sueño le brindaron material de calidad para construir su recuperación. A medida que establecía más lazos sociales y pasaba más tiempo al aire libre, aumentaban los niveles cerebrales de neurotransmisores del bienestar como la dopamina, la serotonina, la oxitocina y otros de efecto similar a los opioides. Su cuerpo pasó a producir menos hormonas del estrés y la inflamación se calmó. Poco a poco, su sistema del dolor se insensibilizó. De vez en cuando tenía un mal día, a veces sin explicación aparente. Eran días en los que las estrategias habituales no funcionaban, y necesitaba volver a rectificar algún ingrediente o tan solo descansar. Pero a pesar de todos los obstáculos y contratiempos, Joyce había retomado las riendas de su vida. Volvía a sentirse viva.

Lo mejor, aparte de bailar de nuevo, fue hornear otra vez en su cálida y perfumada cocina con sus preciosos nietos. Tras veinte años abatida por sus dolores de espalda, Joyce pudo por fin sentir cierto alivio.

TU RECETA PARA EL DOLOR: CÓMO UTILIZAR ESTE LIBRO

Esta idea pone a tu alcance una forma completamente nueva de ver el dolor, que ya no es solo el resultado de una lesión o una enfermedad. Ahora, el dolor es complejo, porque lo es..., y también más sencillo y menos misterioso, porque puedes identificar tus ingredientes. Te ayudaré a encontrarlos.

El método de la receta para tratar el dolor nos ayuda a descubrir cuatro aspectos fundamentales para mitigar el dolor:

1. Detonantes y potenciadores del dolor
2. Ingredientes ricos en dolor que está en nuestra mano cambiar
3. Oportunidades para hacer algo al respecto
4. Una hoja de ruta para crear una nueva receta baja en dolor

En este libro, aprenderás a identificar los ingredientes de tu receta única del dolor y estrategias para modificarlos. Conocerás mejor las razones científicas que explican cómo estos factores biológicos, emocionales, cognitivos, sociales y ambientales afectan drásticamente a nuestro cuerpo y a nuestro cerebro, y cómo utilizar este conocimiento en su beneficio. A lo largo de la parte II, estate atento a todos los ingredientes que te puedas aplicar. Algunos, al principio, ni los verás, como el bicarbonato de sodio en la galleta: insípidos, pero importantes. El trauma suele ser uno de estos factores, como pronto veremos. Pero a medida que utilices este libro como recurso y guía, irá surgiendo tu receta, así como las pautas para un tratamiento eficaz.

Porque solo si conocemos nuestras recetas del dolor podremos aprovechar la neuroplasticidad a nuestro favor, modificar los ingredientes y empezar a curarnos.

II

LOS PILARES DEL DOLOR

Resulta que la herramienta más importante para tratar el dolor es comprenderlo. Sin esta lente más amplia, cada vez que nos duele, buscamos el daño, y nuestra búsqueda de la curación rara vez va más allá de consultar al médico. Pero una nueva forma de entender los componentes básicos del dolor inspira por fin nuevas intervenciones. Un enfoque biopsicosocial, aunque quizá resulte poco familiar, justifica un gran optimismo porque significa que tenemos a nuestro alcance más formas de tratar el dolor de las que creíamos, y estas vías sin explotar son una increíble fuente de esperanza.

En la parte I presenté los tres pilares del dolor: los ingredientes biológicos, psicológicos y sociológicos que interactúan para aumentar o disminuir el dolor. Hemos dedicado un tiempo a explorar el primer pilar, el biológico, sin olvidar la neurobiología básica del funcionamiento del dolor. Estos ingredientes fisiológicos, anatómicos y químicos, desde el daño tisular hasta los mecanismos celulares, son fundamentales. También son los más conocidos y los que se tratan más a menudo.

En la parte II seguiremos profundizando, examinando las partes que componen los dos pilares restantes del dolor, el psicológico y el sociológico. El ámbito psicológico se divide en ingredientes emocionales y cognitivos en los capítulos 5 y 6. Conoceremos las variadas formas en que las emociones, como la alegría y la tristeza, y los factores cognitivos, como los pensamientos y la atención, ajustan nuestro dial del dolor. Daré respuesta a las preguntas más frecuentes que me hacen, como: ¿Puede un corazón roto doler tanto como una piedra en el riñón? ¿Por qué sentimos «mariposas» en el estómago cuando estamos nerviosos? ¿Por qué el dolor empeora con el miedo con el que lo esperamos, mientras que distraernos hace que nos duela menos? ¿Puede ocurrir que el dolor solo esté en nuestra cabeza?

Los capítulos 7 y 8 se centran en el pilar sociológico del dolor, dividido en ingredientes sociales y ambientales. Hablaremos de las razones fascinantes por las que nos frotamos la rodilla sin pensarlo después de darnos un golpe, o por qué el tacto humano calma el sistema del dolor y, en cambio, aislarnos de los demás puede enfermarnos. Nos sorprenderán las formas en que los factores ambientales como el trauma amplifican la alarma del dolor, por qué los griegos y los romanos adoraban a los dioses del dolor y cómo nuestra vida sexual afecta al dolor que sentimos. El capítulo 9, «La farmacia del cuerpo», enlaza todos estos conocimientos, ejemplificando cómo estos tres pilares interactúan constantemente para ajustar el dolor. Al desgranar los argumentos científicos, verás por ti mismo lo que ocurre en realidad cuando el cuerpo fabrica dolor, y también los procesos que nos ayudan a curarnos. Las historias de los pacientes seguirán guiando el camino.

Aprenderás cómo todos estos ingredientes —desde cuánto dormimos hasta nuestras emociones, pasando por las personas que vemos— se recombinan y disponen constantemente para alterar la experiencia del dolor. De hecho, estas combinaciones variables son la razón misma por la que el dolor no siempre es igual a lo largo de una semana, un día, incluso una hora, y por la que diez personas con exactamente la misma lesión nos cuentan diez experiencias de dolor por completo diferentes y únicas. Por supuesto, esto es una paradoja: los factores biológicos, emocionales, cognitivos, sociales y ambientales que vas a descubrir están íntimamente ligados entre sí, pero debemos separarlos y desmenuzarlos para entender realmente cómo funcionan.

Al final de la parte II comprenderás mejor los ingredientes ocultos de tu receta para el dolor, lo que te proporcionará algo que no habías tenido hasta ahora:

una hoja de ruta para curarte.

5

EL DOLOR ES EMOCIONAL

Dejar de separar cuerpo y cerebro

LA BIOLOGÍA DE LOS CORAZONES ROTOS

James era un niño de seis años muy creativo. Le encantaban los cómics, contar historias y jugar a los piratas con sus amigos. Poco después de cumplir seis años, su hermano mayor —el favorito de su madre — murió en un terrible accidente. Su madre estaba desconsolada. Se puso enferma y quedó postrada en cama. Una mañana, cuando James entró en su habitación medio a oscuras en busca de consuelo, ella lo confundió con su hermano fallecido y lo llamó por el nombre equivocado. Con la esperanza de curarla, James empezó a llevar la ropa de su hermano muerto, e incluso adoptó su silbato. Pero a pesar de sus esfuerzos, no pudo curarla. Más tarde escribió que a su madre le consolaba saber que su hijo perdido seguiría siendo un niño para siempre, y que nunca se haría mayor. Estresado y triste por la muerte de su hermano, la precaria salud de su madre y su propio dolor, James sufrió graves efectos fisiológicos. A pesar de no padecer ninguna enfermedad ni dolencia, el crecimiento de James se detuvo misteriosamente, algo que se conoce como enanismo psicógeno o enanismo por estrés. Los científicos llegaron a la conclusión de que el estrés extremo y la privación emocional habían pirateado la biología de James, ralentizando la producción de hormonas del crecimiento y atrofiando su desarrollo.

Puede que parezca ciencia ficción, pero es un caso real. Quizá te suene si te digo que este Jamie es nada menos que J. M. Barrie, el aclamado autor de *Peter Pan*, el mítico cuento infantil sobre un niño que vive en la tierra de Nunca Jamás, lucha contra piratas y nunca se hace mayor.

El enanismo por estrés es raro; no se puede decir lo mismo del impacto de las emociones en la salud humana. El riesgo de sufrir un infarto, por ejemplo, se multiplica por veintiuno el día después de la muerte de un ser querido. Esta afección, conocida como «síndrome del corazón roto» o «cardiomiopatía inducida por estrés», la provocan la angustia y el dolor repentinos, y puede ocurrirle a cualquiera, incluso a quienes tienen un corazón por lo demás sano como un roble. Otras emociones, como la agitación y la excitación, también afectan a nuestro corazón y a nuestra salud. Los días en que nuestros equipos favoritos compiten en acontecimientos deportivos tenemos hasta tres veces más probabilidades de sufrir problemas cardíacos, como infartos y muerte, en comparación con los días en que no juegan.

Quizás te sorprenda que las emociones nos puedan afectar tanto desde un punto de vista físico. Pero este capítulo demostrará por qué la salud emocional es indispensable para la ciencia del dolor. De hecho, si no cuidamos nuestras emociones, no tratamos el dolor.

LAS EMOCIONES SON FÍSICAS

La pregunta que me hacen más a menudo es: «¿Trata el dolor físico o el emocional?». Mi respuesta, sin dudarlo, es siempre: «Sí». El motivo es bien sencillo: las emociones no están solo en nuestras cabezas. También viven en nuestros *cuerpos*. Todos los hemos vivido miles de veces: los nervios antes de dar una charla o hacer un examen pueden manifestarse en sudoración en las palmas de las manos, una sensación de nudo en el estómago o náuseas. Cuando vemos películas de miedo, el temor puede traducirse en una aceleración del ritmo cardíaco o que se nos ponga «piel de gallina». Cuando estamos tristes, se nos humedecen los ojos. La depresión nos ralentiza, consume nuestra energía y convierte nuestro cuerpo en un lastre. El estrés puede provocar espasmos, urticaria, dolor en el pecho, palpitaciones y que se nos caiga el pelo. En casos más agudos, altera el ciclo menstrual y puede inducir un parto prematuro o un aborto espontáneo.

Las emociones tienen un impacto constante y profundo en nuestro cuerpo, nos demos cuenta o no. En medicina lo llamamos el aspecto somático, o corporal, de las emociones, y ningún cuerpo humano está libre de él. La lista de manifestaciones físicas de las emociones es interminable. Este hecho casi olvidado me parece fascinante, y me ha llevado en la última década a entrevistar a pacientes sobre las formas en que sus emociones se manifiestan en su cuerpo. Juntos, hemos hecho una lista de más de ochenta. He aquí algunas, para que veas si coinciden con las tuyas:

EMOCIONES EN EL CUERPO

- Morderse las uñas, excoriarse los dedos
- Mareo, vértigo
- Sequedad de boca
- Fatiga, agotamiento
- «Mariposas» en el estómago
- Mandíbula tensa, bruxismo, disfunción de la articulación temporomandibular
- Tartamudeo, anomia (dificultad para encontrar las palabras)

- Variaciones de apetito, aumento o reducción de la ingesta de alimentos
- Hemorragia nasal
- Irregularidad del ciclo menstrual, ausencia de la regla
- Urgencia de ir al baño
- Nerviosismo, intranquilidad: rebote de piernas, golpeteo de pies
- Dolores de cabeza
- Sudoración
- Aceleración del ritmo cardíaco, palpitaciones, ardor de estómago
- Dolores de estómago, náuseas, vómitos, diarrea, estreñimiento
- Erupciones cutáneas, urticaria, eczema
- Cambios en la velocidad
- del habla (p. ej., taquilalia o disartria)
- Herpes labial (brotes)
- Dolor corporal
- Encanecimiento o caída capilar
- Disfunción eréctil, impotencia, reducción o pérdida de libido
- Respiración superficial o rápida
- Dolor en el pecho
- Tensión muscular
- Cambios de presión arterial o circulatorios
- Manos o pies fríos
- Rubor, enrojecimiento
- Insomnio, pesadillas
- Temblores, espasmos
- Llanto
- Pérdida de motivación
- Dolor pélvico, vulvodinia

Pero pese a que la expresión física de nuestras emociones es algo normal, por alguna razón el término *somático* ha adquirido una connotación negativa en medicina. A las mujeres y a las minorías étnicas en particular se les suele decir que su dolor es psicosomático, un eufemismo para «está todo en tu cabeza» o «estás loca». Pero cuidado: las emociones son somáticas por definición. Todos somatizamos de un modo u otro cada vez que sentimos algo. Es un proceso involuntario; simplemente ocurre porque así estamos hechos. Cada emoción desencadena un torrente biológico en el cuerpo humano que acarrea cambios neuroquímicos, hormonales, cardiovasculares, respiratorios, digestivos, musculoesqueléticos, circulatorios, inmunológicos y otros cambios fisiológicos. Esto puede provocar todo tipo de síntomas y sensaciones, incluido el dolor.

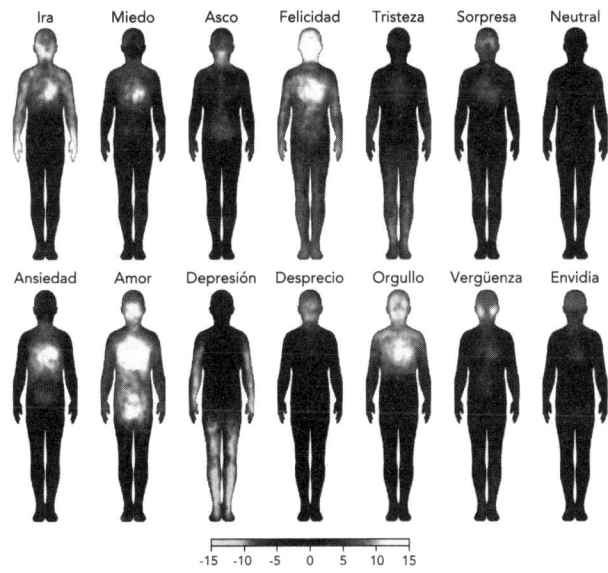

Ira Miedo Asco Felicidad Tristeza Sorpresa Neutral

Ansiedad Amor Depresión Desprecio Orgullo Vergüenza Envidia

-15 -10 -5 0 5 10 15

Mapa topográfico de dónde se sitúan las diferentes emociones en el cuerpo humano.

Que esto sea anormal o motivo de vergüenza es un mensaje muy desafortunado que solo contribuye a un desconocimiento generalizado, al estigma social y a la discriminación de millones de personas. Ha condenado tratamientos eficaces y no farmacológicos dirigidos a la salud emocional al basurero de la medicina «alternativa» o «complementaria». Así que, de una vez por todas, seamos claros: la salud emocional no puede separarse de la salud física bajo ningún concepto. Como las emociones son somáticas (es decir, están en el cuerpo), salen en todas las recetas del dolor, nos guste o no. Por tanto, centrarse en la salud emocional como parte del tratamiento del dolor crónico no

tiene nada de alternativo o complementario: es medicina.
Y punto.

Emociones suprimidas y reprimidas: la ciencia de la ocultación

Que las emociones sean físicas tiene serias implicaciones
para nuestra salud. Como las emociones negativas viven en
nuestro cuerpo, necesitan un sitio al que ir. Si una tetera
no tuviera un orificio por donde sale el vapor, explotaría
por la presión. A nosotros nos pasa algo parecido. Por eso
nos sienta tan bien desahogarnos con amigos, llorar «a gusto» o hablar las cosas. Pero muchos de nosotros suprimi-
mos deliberadamente o reprimimos inconscientemente
nuestras emociones. Esto también es habitual, pero puede
perjudicar nuestro bienestar. Porque si no les damos una
válvula de escape saludable, las emociones saldrán de cualquier manera.

Tomemos el caso de Scott, por ejemplo, un exatleta de
hombros anchos, de apenas unos veinte años. Scott se había perdido la mayor parte de la universidad debido a dolores de cabeza punzantes que describía como «picos de
hielo atravesando la cabeza». Ningún medicamento surtió
efecto. Lo consideraron un misterio médico. Me lo deriva-
ron. Mientras relataba su larga lucha, las lágrimas rodaban
en silencio por sus mejillas. Cuando comenté que el dolor
parecía haberle quitado mucho, asintió. Pero a pesar de sus
lágrimas, Scott siempre describía su estado de ánimo como
«bien». Las siguientes sesiones fueron muy parecidas: Scott
entraba en mi despacho, se sentaba en el sofá y, de inmediato y en silencio, empezaba a llorar. Cuando por fin le
pregunté por su tristeza, abrió los ojos azules de par en par
con sorpresa. «¿Te refieres a esto?», preguntó mientras se

secaba las lágrimas con incredulidad y fastidio. «No, no —dijo Scott con tono tranquilizador, su cara se resquebrajó en una amplia sonrisa mientras las lágrimas seguían cayendo—. No estoy llorando. Ni siquiera estoy triste. Esto es algo que mi cara hace sola.»

No siempre reprimimos las emociones adrede; podemos hacerlo como Scott, inadvertidamente, repitiendo un gesto cultural inconsciente, por comodidad o educación. En muchas culturas se afea a los hombres que muestren sus emociones y se les dice desde pequeños que «los chicos no lloran». Nuestra infancia también forja la expresión de las emociones. Si nunca nos educaron para expresar nuestros sentimientos, si nunca hemos tenido ese espacio porque nuestra cultura no lo permitía o porque otros miembros de la familia copaban todo el espacio emocional, es posible que nos hayamos acostumbrado a rechazarlos. Si el hogar donde crecimos no era un espacio seguro para expresarnos, puede que nos hayamos adaptado a ocultar nuestras emociones o a quedárnoslas solo para nosotros mismos.

Suprimir las propias emociones, por el motivo que sea, es algo de lo más común. Todos hemos visto a alguien «explotar» con emociones no expresadas: estallar de rabia, romper cosas en un ataque de ira, hacer daño a la gente, incluso enfermar por una pena no expresada. Pero estas emociones negativas reprimidas también salen a la luz de muchas otras formas: tensión muscular, vómitos, enfermedad... y dolor.

Hoy sabemos que las emociones suprimidas y reprimidas pueden acarrear síntomas físicos, exacerbar la enfermedad y amplificar el dolor.[1, 2] Suprimir emociones puede incluso aumentar el riesgo de muerte prematura. Por tanto, identificar las emociones y expresarlas de forma saludable es una parte fundamental del proceso de curación.

Campo neuronal compartido

Así que crees que las emociones son físicas. Pero ¿eso prueba que el dolor es emocional?

Hay una buena razón para describir el dolor como «miserable» y «angustioso». Evolutivamente, cuanto más desagradable era el dolor, más motivados estaban nuestros antepasados para evitar el peligro, buscar refugio y obtener ayuda, luego, más probabilidades tenían de sobrevivir. Eso es todavía cierto: lo desagradable del dolor es precisamente lo que nos salva la vida. El componente emocional del dolor es tan importante para la experiencia del dolor que incluso tiene nombre: en neurociencia se llama dimensión afectiva, o emocional, del dolor.

Un vistazo al interior del cerebro nos brinda una explicación concreta de por qué el dolor emocional y el dolor físico están tan íntimamente ligados, por qué el estrés y el dolor afectaron tanto la salud de J. M. Barrie, y por qué un amor no correspondido nos puede romper el corazón. El primero, como ya hemos visto, es el hecho de que las emociones se expresan físicamente. El segundo dato crucial es que las partes del cerebro que procesan la emoción también procesan el dolor.[3-6]

Asomándose al interior del cráneo humano con imágenes de resonancia magnética funcional (IRMf), los neurocientíficos han podido determinar que el dolor y las emociones ocupan zonas comunes en el cerebro y se procesan a través de redes y estructuras cerebrales que se solapan. De hecho, el solapamiento es tan significativo que muchos científicos consideran que la línea que separa el «dolor físico» del «dolor emocional» es extremadamente difusa.*

---

* La idea de que el dolor consta de dos dimensiones claramente diferenciadas —sensorial y afectiva— que de algún modo podemos se-

Estas zonas comunes de solapamiento cerebral incluyen las mismas estructuras y circuitos que vimos en el
capítulo 2, por ejemplo, la amígdala, una estructura cerebral de forma almendrada, conocida por su papel en el
procesamiento de emociones como la amenaza, el miedo
y la ansiedad. Si el estímulo remite a algo potencialmente
peligroso y amenazador —una mordedura de serpiente,
por ejemplo—, la amígdala sube el volumen del dolor;
pero si no es significativo ni amenazante, como un arañazo inofensivo, lo baja. Un lugar de solapamiento menos
conocido es la corteza cingulada anterior (CCA), que ayuda a procesar lo desagradable del dolor, o cuánto sufrimiento y angustia causa. Y luego está la ínsula, palabra
latina que significa 'isla', implicada en el control emocional del dolor, el dolor empático (sentir el dolor ajeno) y
la conciencia interoceptiva, es decir, nuestra capacidad de
saber cómo está nuestro cuerpo y cómo se siente a cada
momento.

Estos datos que la ciencia nos aporta tienen una implicación revolucionaria: significan que todos y cada
uno de los mensajes sensoriales del cuerpo, tanto si pro-
ceden del dedo del pie o del cóccix, deben filtrarse a través de la maquinaria de las emociones del cerebro antes
de que puedan convertirse en eso que llamamos dolor.
De hecho, el dolor no podría serlo —al menos, no de la
forma en que lo sentimos— sin la influencia de las emociones.

Sarah me lo demostró de primera mano.

---

parar es controvertida. Cuando sentimos dolor, lo percibimos como
una sola cosa, y estos dos ingredientes solo fabrican dolor cuando se
juntan. A pesar de las controversias, los expertos coinciden en que el
dolor físico y el emocional están íntima y fundamentalmente ligados.

Dolores de estómago, serotonina y estigma

Sarah, con sus gafas de pasta y corte de pelo *pixie*, no parecía tener cuarenta y nueve años. Bióloga especializada en fauna salvaje en una universidad local y madre soltera de dos niñas, tenía una voz grave y profunda y siempre me enseñaba alguna palabra nueva (*lagomorfo* era mi favorita: mamíferos herbívoros con dos pares de dientes incisivos, como los conejos y las liebres). Pero no era por eso por lo que venía a verme.

Sarah había tenido dolores de estómago muy fuertes durante toda su vida. Venían acompañados de bochornosos síntomas gastrointestinales de todo tipo: diarrea, náuseas, gases, hinchazón y, en ocasiones, vómitos. No se sentía cómoda a menos que estuviera cerca de un baño, lo que le impedía viajar en transporte público y hacía prohibitivos los viajes largos en coche. Con los años, su enfermedad también le impidió ir a trabajar, asistir a actos sociales y, a veces, salir de casa. Los médicos y demás habían echado la culpa al gluten, a la lactosa, a su biota intestinal, a los retortijones e incluso a una «alergia a las grasas». Por último, le diagnosticaron síndrome del intestino irritable, una enfermedad crónica que afecta al tracto gastrointestinal y que deriva de una alteración de las interacciones intestino-cerebro. Pero ni las docenas de citas con el médico, ni las dietas de eliminación, ni los tratamientos la ayudaron. Sarah se sentía abatida, convencida de que su problema era incurable, y avergonzada. Con toda su formación en biología, ¿cómo no era capaz de entender su cuerpo? Tras agotar todas las opciones, llegó a mi consulta.

Sarah me contó que, de niña, se escondía detrás de las faldas de su madre cuando había más gente alrededor, faltaba al colegio por dolores de estómago, tenía náuseas antes de los exámenes y una vez se había desmayado en clase de español mientras hacía una presentación. Al crecer, se hicieron más frecuentes los brotes de dolor antes de las fiestas, las citas y los domingos por la noche antes del trabajo. En fechas más recientes, hablar en público, las multitudes y el transporte público accionaban los síntomas. Había un patrón en su dolor. Pero los exámenes médicos nunca habían evaluado su salud emocional, y ninguno de sus proveedores se lo había preguntado. Nunca había ido a terapia, ni tampoco sus padres.

Cuando le pregunté a Sarah si sufría algún tipo de fobia social, me pidió que le enumerara una serie de síntomas, y analizó cada uno de ellos detenidamente mientras los leía en voz alta. ¿Miedo persistente e intenso a las situaciones sociales que perturba su funcionamiento? Sí. ¿Palpitaciones y sudoración excesiva? «Hiperhidrosis», dijo, haciendo una mueca y asintiendo con la cabeza. Impulso de escapar o evadirse, sí, también. Entre otras cosas, Sarah evitaba a toda costa los encuentros con antiguos compañeros de colegio, las obras de teatro de sus hijas y los recitales de piano por la ansiedad que le provocaba conocer a gente nueva y sentirse atrapada en una habitación. También había empezado a tener miedo de viajar en transporte público a raíz de sus síntomas gastrointestinales. Sarah cumplía los criterios diagnósticos. Pero, se preguntó en voz alta, ¿qué tenía que ver su salud mental con su dolor abdominal? Se mostró dolida. ¿Significaba esto que su dolor era solo psicológico?

Desde luego que no. Le expliqué que el estrés y la ansiedad afectan al funcionamiento de nuestro tracto gastrointestinal, lo que provoca dolores de estómago, náuseas y otros síntomas. ¿Por qué? Bueno, muchos de nosotros hemos oído hablar de la serotonina: una sustancia química cerebral asociada al estado de ánimo, y el objetivo al que suelen apuntar muchos psicofármacos para la ansiedad y la depresión. Pero la serotonina no la encontramos solo en el cerebro. El 90 por ciento de la serotonina que tenemos está en el intestino, en concreto en nuestro sistema nervioso entérico (SNE), un haz de nervios que conecta el cerebro al intestino. Este SNE, también conocido como nuestro segundo cerebro, ayuda a explicar el porqué del «instinto visceral», de las «mariposas» en el estómago, del «puñetazo en las tripas» que supone escuchar una palabra poco amable, y las «náuseas» que nos provocan ciertas noticias.

A pesar de ello, rara vez se explica a los profesionales sanitarios y a los pacientes que el intestino es una parte importante del sistema emocional del organismo. Se desregula con facilidad en momentos de estrés, por ejemplo, durante una discusión, al recibir noticias desagradables o cuando hay que cumplir plazos ajustados. No extraña que una de las señales más comunes de estrés y ansiedad, en niños y en adultos, sea el dolor de estómago. Pero hasta que Sarah llegó a mi consulta, no sabía que sus síntomas estaban relacionados con el estrés y la ansiedad, ni que las emociones podían provocar y exacerbar los brotes de dolor.

Para aliviar su estrés, su ansiedad y su dolor —a la vez— empezamos un protocolo contra el dolor con varios frentes que incluía la exposición graduada. Esta consistía en exponer de manera gradual a Sarah a los estímulos temidos, en muy pequeñas dosis. Por ejemplo, la simple idea de subirse a un autobús le causaba dolor de estómago y sudores. El paso 1 de nuestro plan de exposición consistía en caminar hasta la parada del autobús, esperar a que llegara y salir. El paso 2 consistía en subir al autobús, permanecer solo hasta la siguiente parada y bajarse. Tras unas semanas, el miedo empezó a remitir y el estómago de Sarah tuvo a bien dejar de dar bandazos.

En la sesión, Sarah también aprendió estrategias para calmar su sistema nervioso y relajar su intestino, como la respiración diafragmática, las imágenes guiadas y la atención plena, y empezó a utilizar aplicaciones de relajación antes de acostarse. Todo esto la ayudó a reorientar los cir-

cuitos neuronales que permitían a su cerebro —y a su intestino— acceder a estados de mayor sosiego. A medida
que probábamos distintas estrategias, Sarah descubrió que
el tacto y el calor también parecían ayudar; gracias a las
almohadillas térmicas y las bolsas de agua caliente pudo
reducir el dolor abdominal y la hinchazón, al igual que los
masajes que se aplicaba en el vientre.

También hicimos una lista de los factores estresantes
que contribuían a su receta de dolor y empezamos a resolver problemas. Por ejemplo, como el enganche digital nocturno dificultaba el sueño, le recomendé a Sarah que em-
pezara una «dieta de redes sociales» que consistía en borrar
temporalmente todas las aplicaciones «sociales» de su teléfono. Limitó el consumo de noticias a diez minutos por la
mañana y dejó de verlas por la noche. Aprendió estrategias
de higiene del sueño, como levantarse de la cama cuando
no tenía sueño en lugar de quedarse tumbada cada vez más
ansiosa por funcionar al día siguiente. Dejó de comer frutos secos, bebidas gaseosas y otros alimentos que parecían
provocar brotes. Empezó a hacer ejercicio en el gimnasio
más cercano y a levantar pesas con un entrenador. Cada fin
de semana, conducía hasta el bosque para dar un largo paseo por la naturaleza con sus dos hijas.

Sarah también aprendió estrategias cognitivas para alejar los pensamientos ansiógenos sobre la posibilidad de
volver a tener una crisis, preguntándose a sí misma: «¿Podría soportarlo si se diera el peor escenario y me encontrara mal en público?». De manera inesperada, ese escenario
se dio cuando vomitó en una parada de autobús. Sarah se
quedó en pánico y le resultó humillante. Pero cuando dos
buenas almas la vieron y se comportaron como si nada, la
vergüenza vino y se fue, y con ella su miedo. Había pasado
lo peor y ella estaba bien. Al darse cuenta de que sus augu-
rios no coincidían con los hechos, su miedo a viajar en

transporte público se atenuó considerablemente. Empezó a llevar una bolsa de plástico en el bolso por si se encontrara mal. Saber que estaba ahí era reconfortante: si pasara lo peor, al menos iba preparada.

Hoy, dos años después, Sarah mantiene el contacto. Muchas cosas siguen igual: con ella aprendo biología de la fauna. Y para mi deleite, también envía de vez en cuando palabras zoológicas del día. (La de hoy: *crepuscular*, dicho de un animal que está más activo cuando sale o se pone el sol.) Pero otras experimentaron un cambio radical. Sarah se pone enferma con menos frecuencia, falta menos al trabajo y tiene menos dolores. Está de mejor humor y menos ansiosa. Tiene la confianza suficiente para controlar los brotes. No se pierde ni un solo recital, actuación o evento escolar de sus hijas. Algunos factores estresantes, como los vuelos largos y las presentaciones en el trabajo, siguen provocando crisis. Pero aprender a no separar la salud emocional de la física —reconociendo que cada una forma parte esencial de la otra— ha permitido que Sarah y sus hijas vuelvan a disfrutar de su vida.

Teléfono inteligente, sistema inteligente para el dolor

¿Recuerdas el dial del volumen con el que nuestro sistema nervioso central ajusta el volumen del dolor en todo momento? En este dial, la relación entre el dolor y las emociones cobra protagonismo. A través de un complejo sistema de señalización, las emociones negativas como el estrés y la tristeza magnifican los mensajes de peligro que el cuerpo les envía, amplificando el volumen del dolor en el cerebro y la médula espinal.[7-9] El resultado es una alarma de dolor estridente y sobreprotectora. Esto es justo lo que vimos en el caso de Sam: su salud física empeoraba cuanto mayor era su estrés, tristeza y aislamiento. Del mismo modo, el dolor de espalda de Joyce arreciaba a medida que se retraía socialmente y abandonaba sus aficiones.

Un sistema del dolor «inteligente» al que las emociones mantienen informado y van ajustando tiene sus ventajas. Las emociones negativas, como el pánico y el miedo, suelen surgir cuando algo peligroso o malo está ocurriendo. Para garantizar que nuestro cuerpo está preparado para esta amenaza potencial, las emociones amplifican el dolor para llamarnos la atención y que nos pongamos a salvo, ya sea evitando esa amenaza, protegiéndonos, descansando o buscando ayuda.

Sin embargo, las distintas emociones afectan al dial del dolor de manera *diferente*. Las emociones positivas como la alegría, la gratitud y la relajación sugieren a nuestro sistema inteligente del dolor que baje el volumen. ¿Por qué? Porque estas emociones suelen producirse cuando estamos seguros y a salvo: si no hay ninguna amenaza, ¡no hace falta malgastar preciosos recursos en activar una alarma! De este modo, las emociones positivas y los estados de ánimo reducen y hasta pueden inhibir los mensajes de peligro entre el cuerpo y el cerebro, reduciendo la alarma del dolor. Esto puede significar menos dolor, e incluso mayor capacidad para tolerarlo.[10-12] Un equipo de investigadores suizos ha demostrado que las personas son capaces de mantener la mano en un cubo de agua helada durante más tiempo si están viendo programas que les hacen reír, como *South Park* o *Friends*.[13] Se han obtenido los mismos resultados una y otra vez con diferentes pacientes y grupos de edad, desde hospitales pediátricos hasta residencias de ancianos.[14, 15] Este fenómeno se conoce como analgesia por afecto positivo, que se traduce como «alivio del dolor inducido por emociones positivas».

Las emociones positivas también cambian nuestro cuerpo de otras formas provechosas. La alegría, la felicidad y la gratitud aumentan los niveles cerebrales de sustancias químicas que nos hacen sentir bien, como la serotonina, la dopamina y las endorfinas, nuestros analgésicos caseros. Reducen la tensión muscular, aumentan nuestra energía e incluso refuerzan la función inmunológica. Por eso tendemos a sentirnos mejor —tanto en el plano emocional como en el físico— cuando llevamos a cabo actividades placenteras con amigos, o si estamos de vacaciones en la playa o simplemente de buen humor. La verdad es que, en lo que la salud humana se refiere, la risa puede ser una buena medicina.[16-18]

Así fue para Sam, cuyo cerebro empezó a responder de otro modo cuando su depresión empezó a remitir, y también para Joyce, que empezó a encontrarse mejor cuando volvió a cocinar, a nadar y a sentir más placer y alegría. De hecho, también serás testigo de ello con cada historia individual que cuento en este libro, y sin duda ya lo has vivido tú mismo.

De este modo, nuestro magnífico cerebro nunca deja de ajustar el volumen del dolor en función de nuestro estado emocional: al moderarlo y reducirlo cuando estamos seguros, relajados y felices, y al amplificar la alarma cuando somos presa del miedo o la angustia, del enfado o la tristeza. Esto no quiere decir que las emociones positivas «curen» el dolor (no lo hacen), que las personas felices no sientan dolor (lo sienten), o que el dolor sea tan solo el producto de la depresión o el estrés (no lo es). Desde luego, no basta con «relajarnos» o «ser más positivos». Este tipo de positividad gratuita y tóxica no es cierta y no nos ayuda. Lo que sí contribuye a aliviar el dolor es reconocer que este es físico y emocional, nunca solo una cosa u otra, sino siempre ambas. Por esa razón, las intervenciones y los tratamientos que modifican nuestras emociones también pueden cambiar el dolor que sentimos.

Para entender cómo funciona, solo tenemos que elegir una emoción y examinar cómo afecta a nuestro sistema del dolor. Y quizá el mejor ejemplo de cómo una emoción ajusta el dial del dolor es el estrés.

El estrés y el superhéroe

Como un zumbido de fondo, constante y sordo, los factores estresantes se nos presentan en formas al parecer infinitas: el trabajo, llegar a fin de mes, los conflictos familiares, los padres que se hacen mayores, una enfermedad. Dado que el estrés es aditivo, estas formas se nos pueden amontonar en una pila que vete tú a ordenarla y, si no actuamos, causar estragos en nuestro cuerpo.

Nuestro sistema de estrés está diseñado para responder a amenazas inmediatas y a corto plazo, como un león al acecho en la sabana. Pero la sociedad moderna se ha adelantado a la evolución, brindándonos factores estresantes continuos —adicción a las pantallas, pagos de hipotecas, políticos extremistas, océanos sobrecalentados— que mantienen nuestro sistema nervioso rehén de una constante hiperactivación. Si añadimos un dolor crónico a esta mezcla, obtenemos un cóctel explosivo. Porque al igual que mudarse a otro país, divorciarse o que se muera un familiar querido son factores estresantes, el dolor crónico también es un factor estresante, uno de los más importantes que puede soportar un ser humano.[19]

Como supondrás, el estrés crónico tiene consecuencias tanto para nuestra salud emocional como para nuestra salud física: es un claro desencadenante y amplificador del dolor.[20-23] Esto se debe a que el estrés crónico afecta a todos los sistemas del cuerpo humano: produce inflamación, tensa los músculos, destroza el sistema inmunológico, sensibiliza y agudiza el sistema del dolor. (¡Por eso los relajantes musculares, los masajes y las técnicas antiestrés como la atención plena son buenas estrategias para combatir el dolor!)

Sin embargo, en ciertas situaciones que suponen peligro de vida, el estrés puede hacer lo contrario y silenciar el dolor. Hasta puede darnos superpoderes. Esto se debe a la constante interacción del entorno y del contexto social con las emociones y la biología, un ejemplo más de cuán interconectados se encuentran los tres dominios del dolor. Esta adaptación puede aumentar nuestras posibilidades de supervivencia. De hecho, para Mario, la vida dependía de ello.

Mario, de tres años, salió de su casa y deambuló por la calle, sin que lo vieran sus padres.[24] El conductor del viejo Honda que estaba parado junto a la acera tampoco se fijó en él. De repente, el coche entró en punto muerto, rodó hacia atrás y aplastó a Mario. El vecino del niño, Michael, lo vio desde su jardín y se dio cuenta de que Mario estaba atrapado. Se levantó de un salto y corrió hacia el vehículo parado. Sin tiempo a calzarse unos guantes, Michael levantó el coche de más de una tonelada unos diez centímetros, lo suficiente para que el niño pudiera ponerse a salvo. Aunque lo hizo con las manos desnudas y sin ayuda de nadie, Michael no sintió dolor. Más tarde describió la impresionante fuerza que de repente había sentido ante las cámaras de los telediarios, que lo acompañaron de vuelta al coche para repetir la actuación. Pero cuando Michael intentó levantar el coche por segunda vez, le resultó físicamente imposible repetir la hazaña: ni siquiera pudo levantar los neumáticos del suelo.

Ante un factor estresante agudo y urgente, nuestro cuerpo suprime de manera temporal la alarma del dolor para que podamos luchar, darnos a la fuga y sobrevivir. Este estado de lucha o huida desencadenado por el estrés nos prepara para correr lejos del peligro, luchar contra la amenaza o congelarnos y fingirnos muertos. El cerebro libera entonces neuroquímicos que reducen temporalmente el volumen del dolor, como nuestros opioides naturales, mientras que hormonas como la adrenalina y la noradrenalina liberan energía y poder para darnos una fuerza sobrehumana.[25] Este es un fenómeno adaptativo, porque si durante esa emergencia resultamos heridos —por el león que intenta comernos, el extraño que nos ataca o el coche que atrapa a nuestro hijo—, el dolor no nos impedirá correr, levantarnos o luchar para seguir con vida. Esto se conoce como analgesia inducida por el estrés y es un superpoder que todos poseemos gracias a la forma en que las emociones modifican el dolor.

La salud mental ES salud física: ansiedad, depresión y dolor

Teniendo en cuenta estas poderosas formas de interacción entre el estrés y el dolor, no debería sorprendernos el hecho de poder encontrarlas también en la ansiedad y la depresión. Los síntomas de ansiedad y depresión son cinco veces más frecuentes en las personas que padecen dolor crónico que en las que no.[26] La ansiedad, que desencadena una respuesta de lucha o huida intensificada y crónica, viene acompañada de su propia serie de síntomas físicos, que posiblemente ya conoces: nerviosismo, inquietud, corazón acelerado, tensión muscular, dolores de cabeza y de estómago, náuseas, respiración superficial o rápida, ganas de huir o desaparecer e insomnio. De hecho, dos de las señales más comunes de ansiedad en los niños son los dolores de cabeza y de estómago. Al igual que el estrés, la ansiedad también pone a nuestro cerebro en modo amenaza, lo que sube el dial del dolor.[27-29] Y cuanto más ansiosos nos ponemos, más se tensan nuestros músculos, más reactivo se vuelve nuestro sistema del dolor y más nos duele.

Por si hiciera falta alguna prueba más de que la salud mental es inseparable de la salud física, también se ha encontrado una relación entre la depresión y el dolor. Cualquiera que viva con depresión te dirá que esta duele de veras. El motivo son las redes neuronales compartidas entre la depresión y el dolor, que aumentan la sensibilidad al dolor a la vez que reducen la tolerancia a él.[30] La depresión puede estar clasificada como un problema de «salud mental», pero también es física. Prueba de ello es que suele ir acompañada de cambios corporales. Quienes viven con ella pueden sentir una fatiga atroz, padecer trastornos del sueño y del apetito, perder la libido, sentir dolores articulares y corporales y una pesadez que puede convertir algo tan sencillo como levantarse del sofá en una misión imposible.

EL CICLO ESTRÉS-ESTADO DE ÁNIMO-DOLOR

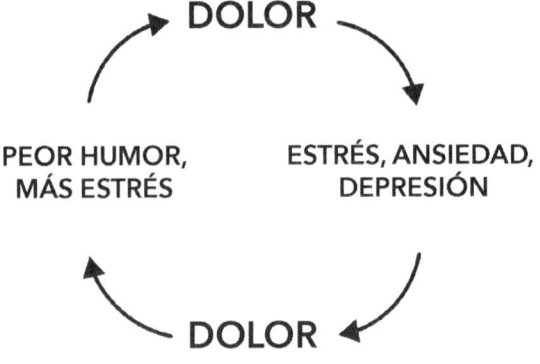

Esto crea una situación que ya hemos visto: según aumenta el sufrimiento emocional, también lo hace el dolor. Y cuanto peor el dolor, más deprimidos, estresados y ansiosos es probable que estemos. No hacemos más que dar vueltas: el dolor físico y el emocional se antagonizan mutuamente en un círculo brutal y vicioso.

Como era de esperar, lo contrario también es cierto: cuando nos sentimos mejor en el plano emocional, tendemos a sentirnos mejor también en el físico. En última instancia, poco importa si el dolor desencadena la depresión o viceversa: lo que importa es que nuestras emociones tienen el poder de provocar, aumentar y también reducir el dolor en todos los niveles de la experiencia del dolor.

Una respuesta normal a una situación anormal

Importa señalar que cierto grado de ansiedad y depresión cuando tenemos dolor crónico es perfectamente normal, e incluso es de esperar que así sea. ¿Por qué? Porque, como sucedió en los casos de Sarah, Sam, Fallon y Joyce, el dolor crónico es un ladrón que nos roba la capacidad de trabajar, jugar y dedicarnos a lo que nos gusta. Puede reducir nuestra vida a una sombra de lo que era antes. Con el tiempo, esto desencadena naturalmente pena, depresión y miedo: una enorme tristeza por el presente y una inmensa ansiedad por el futuro. Se trata de una respuesta normal a una situación anormal. El cuerpo humano no está pensado para sufrir día tras día durante años. Los estudios lo confirman: cuanto más dolor, más ansiedad, depresión y desesperanza. En ciertos casos, esta desesperanza puede ser letal. Las personas que viven con dolor crónico tienen entre dos y tres veces más probabilidades de intentar suicidarse que las que no lo padecen.[31]

Sin embargo, como esta información no es muy conocida, nuestra respuesta básica al sufrimiento físico suele
etiquetarse como «enfermedad mental» y tratarse con pastillas. A cerca del 85 por ciento de las personas que viven
con dolor crónico —es decir, casi todas— se les ha diagnosticado depresión clínica, mientras que al menos a la mitad
se les ha diagnosticado trastorno de ansiedad.[32, 33]

Ante estas estadísticas, una se pregunta si aquí no habrá
gato encerrado. Porque, aunque las personas que viven
con dolor puedan desarrollar trastornos mentales, estas cifras también incluyen a quienes presentan respuestas normales, no patológicas, al dolor crónico. Existe la tendencia
a atribuir la depresión y la ansiedad tan solo a una causa
física —un «desequilibrio químico»— sin dar la debida
importancia a las circunstancias que las rodean. Pero el entorno también desempeña un papel importante. A pesar
de lo que nos intentan colar las campañas de publicidad de
las farmacéuticas, la ansiedad y la depresión nunca son
solo químicas: al igual que el dolor, la salud mental también es biopsicosocial. Cuando el dolor es el principal im-
pulsor, estos estados de ánimo se consideran situacionales:
ansiedad situacional y depresión situacional. De hecho,
para la gran mayoría de mis pacientes, cuando el dolor se
resuelve, la ansiedad y la depresión desaparecen.

Esta es una noticia muy esperanzadora porque significa
que se pueden tratar la ansiedad y la depresión, y controlar
el estrés. Hay miles de maneras de cultivar las emociones
positivas y disminuir las negativas, métodos que cambian
tanto nuestra psicología como nuestra biología. En la parte
III de este libro aprenderás a acceder a este ciclo curativo
de emociones positivas y reducción del dolor.

Si el estrés puede ralentizar nuestro crecimiento y la
ansiedad puede enfermar nuestros estómagos —si las emociones pueden ajustar nuestro dial del dolor, actuando

como amplificadores y reductores—, la historia del dolor debe ser más compleja de lo que nos han vendido. Resulta que el dolor es un iceberg: los síntomas físicos están por encima del agua, visibles para todos, y otros incontables factores, como las emociones, ocultos debajo. Y si las emociones son inseparables de cómo se produce el dolor, entonces también son inseparables de cómo se cura.

El siguiente pilar del dolor es aún más invisible. La ciencia demuestra que el dolor también es cognitivo, moldeado e influido por pensamientos, predicciones y creencias, y por el lugar en el que ponemos nuestra atención. Pero como estos acontecimientos ocurren dentro de los confines de nuestro cráneo, lo normal es que no podamos observar qué hacen en nuestro cuerpo.

Bueno, era lo normal.

EL DOLOR ES COGNITIVO

La mente, el cerebro y el dolor

PIENSO, LUEGO CAMBIO EL DOLOR

En un diminuto pueblo del Himalaya, en lo alto de una montaña nevada, hay un grupo de monjes budistas tibetanos sentados, en silencio, en una habitación fría. La temperatura, de no más de 4 °C, se acerca al punto de congelación. Con los hombros cubiertos por unas simples sábanas frías y húmedas, lo normal sería entrar en hipotermia. Cierran los ojos y comienzan la práctica meditativa tummo, conocida como el «yoga del calor interior». Mientras meditan, visualizan el aire entrando en sus pulmones y transformándose en energía y calor. Se concentran en imágenes de fuego irradiando desde su pecho hacia todo su cuerpo, calentando su centro y sus extremidades. Los monjes no tiemblan. De hecho, comienza a salir vapor de las sábanas. Unos sensores previamente colocados en su piel confirman que están generando suficiente calor no solo para calentarse a sí mismos, sino también para secar en menos de una hora las sábanas frías y húmedas que llevan sobre sus espaldas. El tummo se practica en entornos aún más rigurosos durante los periodos de entrenamiento: al aire libre, bajo la nieve, con temperaturas de hasta treinta y cuatro grados bajo cero. Los monjes, que solo llevan finos ropajes rituales, meditan durante toda la noche hasta que sale el sol, mientras el hielo se derrite a su alrededor.

¿Será esto una especie de poder ancestral?

Tal vez, en parte. Pero también tiene una explicación científica muy sencilla.

El poder del pensamiento y de las imágenes mentales para cambiar nuestro cuerpo se conoce desde hace siglos, y se ha observado en todas las religiones y culturas. Los astronautas lo utilizan para prepararse para un viaje espacial; los atletas olímpicos, para visualizar y lograr una forma perfecta en competiciones de alto riesgo, y Alex Honnold, escalador plusmarquista, recurrió a la ayuda de la visualización para escalar el Capitán. Pero ¿cómo ejercen nuestros pensamientos estos efectos sobre nuestro cuerpo?

Nos han hecho creer que los pensamientos son algo que solo ocurre en el espacio entre nuestras orejas. Pero los pensamientos no son solo burbujas que aparecen sobre nuestras cabezas como en los dibujos animados; son más bien físicos: sucesos eléctricos, neuroquímicos, que desatan otros tantos sucesos biológicos en todo el cuerpo. Si alguna vez te has despertado de una pesadilla empapado en sudor y con el corazón a mil, si se te han saltado las lágrimas al recordar a un ser querido que ha fallecido, si has salivado pensando en tu comida favorita o si una fantasía erótica te ha excitado físicamente, entonces el poder extraordinario de los pensamientos sobre el cuerpo ya no es ninguna novedad para ti.*

---

* No caigas en la trampa de pensar que la impotencia, el dolor pélvico, la vulvodinia y otras formas de «disfunción sexual» son exclusivamente biológicas. Tú no eres disfuncional. Como todo lo relacionado con la salud humana, los problemas sexuales son biopsicosociales, y dependen tanto de los pensamientos, las emociones y el entorno como de las hormonas, el flujo sanguíneo y la bioquímica.

En las últimas décadas, hemos asistido a un bombardeo informativo sobre cómo la mente y el cerebro interactúan con el cuerpo. Existen en la ciencia actual ramas enteras dedicadas a estos estudios, como la psiconeuroinmunología, que estudia cómo las cogniciones y las emociones interactúan con nuestros sistemas biológicos para influir en la salud y el sistema inmune.[1] No debería sorprendernos, pues, que los pensamientos puedan hacer cosas como ajustar nuestra temperatura corporal. Pero a mí sí me sorprendió.

Hace muchos años, cuando abrí mi consulta privada para personas que viven con dolor, esta conexión entre los pensamientos y el cuerpo se me hizo muy familiar. «¿Utilizas la biorretroalimentación?», me preguntó un colega. Sí, había oído hablar de ella, pero nunca la había estudiado, así que busqué inmediatamente a un especialista para formarme. Encontré al doctor Erik Peper, un reconocido experto en biorretroalimentación y profesor de la Universidad del Estado de California en San Francisco. A los pocos minutos de conocernos, me preguntó si quería aprender a calentarme las manos a treinta y tres grados.

Me lo quedé mirando incrédula. La neurocientífica que había en mí se preguntaba si aquel señor era un charlatán. «Con el debido respeto, doctor —le dije escéptica—. No creo en la magia.» Yo, que siempre había sido friolera, no sabía que el frío que sentía en mis extremidades eran un signo de estrés. (Nunca se me había ocurrido que «tener los pies fríos» antes de una boda pudiera ser literal, y mucho menos que tuviera una explicación neurocientífica.) El doctor Peper —que un médico se llame igual que un refresco me parece lo más— me explicó el principio científico mientras me conectaba a su enrevesada máquina de biorretroalimentación. Los pensamientos e imágenes negativos, dijo, activan el sistema simpático de estrés en el cuerpo, lo que provoca tensión muscular y reducción del flujo sanguíneo hacia las extremidades, lo que, en última instancia, hace que manos y pies se queden fríos. Los pensamientos e imágenes positivos y reconfortantes, dijo, harían lo contrario, o sea, reducir la tensión muscular, mejorar la circulación hacia las extremidades y aumentar la temperatura de la piel.

En mis más de treinta años de investigación y formación, nunca había escuchado nada parecido. Así que esto estaba por ver.

El doctor Peper me colocó sensores en las puntas de los dedos, el abdomen, las muñecas y la caja torácica, y me explicó que los sensores proporcionarían información instantánea sobre varios procesos biológicos, como frecuencia cardíaca, respuesta galvánica de la piel, respiración y temperatura de la piel. (Los «detectores de mentiras» son en realidad máquinas de biorretroalimentación que detectan cambios fisiológicos asociados al estrés de estar mintiendo.) A continuación, me pidió que pensara en algo estresante. No necesité ninguna indicación: proyecté mentalmente imágenes de interminables listas de tareas pendientes, facturas sin pagar, obligaciones familiares y rostros de pacientes angustiados. Mi ritmo cardíaco aumentó al instante, se me tensionaron los músculos y la temperatura de mi piel cayó en picado. Las cifras aparecían, bien visibles, en la pantalla que tenía delante. Cuanto más me estresaba, más se me enfriaban las manos. Aunque yo no podía detectar estos pequeños cambios, la máquina sí. Los procesos cognitivos, explicó el doctor Peper, siempre cambian el cuerpo, y mucho, aunque no nos demos cuenta.

A continuación, me presentó algunas prácticas que pronto te resultarán familiares: respiración diafragmática, relajación e imaginación guiada. Para mi sorpresa, pronto mis manos empezaron a calentarse. Al principio, pensé que eran imaginaciones mías. Pero cuando abrí los ojos para echar un vistazo a la pantalla, los números no paraban de subir. Y cuando me miré las manos, las palmas se me estaban poniendo rojas. En pocas sesiones, aprendí a calentarme las manos a unos 33 °C. Con el tiempo y la práctica, se ha vuelto más fácil y rápido. Hace poco, en una excursión por la nieve, lo probé para ver si podía hacerlo bajo presión. Tras unos minutos de profunda concentración, era la única persona que no llevaba guantes.

Tenía las manos calientes.

EL CICLO DEL DOLOR

Con las pruebas que hemos visto hasta ahora, parece lógico que los pensamientos también tengan un profundo impacto en el dolor.[2-4] De hecho, son ellos los que crean y perpetúan algo a que llamo el ciclo del dolor.

Este ciclo es quizá el más importante que conocerás en este libro, porque su papel es clave en la manera en que el dolor se fabrica, pero también en cómo se cura. El ciclo del dolor consta de cuatro elementos principales: pensamientos, emociones, sensaciones físicas y comportamientos. Estos cuatro componentes inseparables siempre se afectan recíprocamente: aquello en que pensamos repercute en cómo nos sentimos física y emocionalmente, y en cómo finalmente decidimos comportarnos. Este ciclo también funciona en sentido inverso.

El ciclo del dolor comienza con un simple pensamiento, como este que tan bien conocemos: *Estoy fatal, ya no hay remedio*. Esta creencia de fatalidad provoca sentimientos de tristeza, miedo y desesperanza. Estas emociones negativas, a su vez, conllevan a nivel biológico una serie de cambios en todos los sistemas corporales: neuroquímico, musculoesquelético, inmunológico, digestivo, cardíaco, circulatorio, respiratorio y endocrino. *Estoy fatal, ya no hay remedio*: se disparan las hormonas del estrés, el sistema entra en inmunodepresión. El cerebro produce menos analgésicos naturales y neuroquímicos del bienestar. Aumenta la tensión muscular y el sueño se deteriora. *Estoy fatal, ya no hay remedio*: el sistema nervioso central se sensibiliza y se amplifica la alarma cerebral del dolor. Nuestro cuerpo se siente peor aún que antes.

Esta combinación de pensamientos, emociones y sensaciones físicas nos lleva entonces a actuar, o comportarnos, de ciertas maneras para intentar contrarrestar el dolor y la enfermedad. Un comportamiento de afrontamiento puede ser tanto algo que hacemos, por ejemplo, ir al médico, como algo que dejamos de hacer. En el caso del dolor, normalmente esto se refiere a abandonar ciertas actividades, alejarse tanto del trabajo como del ocio, y evitar el movimiento. Pero, paradójicamente, este alejamiento solo empeora la situación, al provocar atrofia muscular, rigidez en las articulaciones y los músculos, pérdida de fuerza y de movilidad. En última instancia, estas conductas de afrontamiento acentúan las limitaciones que sentimos y vuelven el sistema de dolor más sensible; en definitiva, aumentan el dolor.[5]

Pero hay más. Nuestros comportamientos y elecciones diarias se vuelven contra nosotros afectando a nuestro estado de ánimo y a nuestra actitud. Cuanto más nos retraemos, rehuimos y nos quedamos inactivos, más sombríos se vuelven nuestros pensamientos, más negativas nuestras emociones y, en general, peor nos sentimos. A medida que perdemos el contacto social, que dejamos de estar al día profesionalmente, y que nos aislamos de manera paulatina, se disparan el estrés y la ansiedad, y el estado de ánimo se desploma; en consecuencia, sube el dial del dolor, que aumenta aún más. Así, el ciclo del dolor se repite porque no hay casi nada que le pare los pies.

Lo hemos visto en el caso de Fallon, la pintora encamada con síndrome de dolor regional complejo (SDRC), conocido como la «enfermedad del suicidio». Después de perder la cuenta de los tratamientos fallidos, creyó que nadie podía ayudarla, lo que le generó miedo y desesperanza. Estas emociones negativas provocaron cambios neuroquímicos y físicos que aumentaron el dolor y deterioraron su funcionamiento, lo que llevó a Fallon a quedarse en casa y a reducir el movimiento a su mínima expresión. Dejó de ir a trabajar, dejó de ver a sus amigos y abandonó el tiro con arco. Sin nadie que la arropara, sin actividades placenteras ni su rutina normal, el dolor de Fallon empeoró, y el pesimismo se adueñó de sus pensamientos y emociones.

Este ciclo mantuvo a Fallon en cama durante tres largos años, hasta el día en que lo rompió y por fin empezó a curarse. Aumentar su autonomía y esperanza, salir y moverse, cortar con los pensamientos autodestructivos, pasar tiempo con amigos, cuidar la salud emocional, reducir los factores estresantes, mejorar el sueño y otras intervenciones cambiaron el cuerpo de Fallon, su cerebro... y su dolor.

Esto no quiere decir que basta con pensar en «salir del dolor», porque no es tan sencillo. Tampoco es un consejo para solo «tener pensamientos felices». Estas no son soluciones realistas, y en medicina esa positividad tóxica es simplemente inadmisible. Ahora bien, el dolor es aversivo y aterrador por definición, lo que inspira pensamientos y predicciones falsos y plagados de temores. Además, nuestros cerebros están programados para imaginar lo peor, una estrategia de supervivencia que nos prepara para afrontar situaciones de emergencia. Pero eso mismo que puede ser útil en esas situaciones, es claramente perjudicial para el dolor. Luego es fundamental romper el ciclo del dolor sustituyendo los pensamientos y predicciones negativos por otros más acordes a la realidad e incluso esperanzadores.

Por suerte, en este mundo hay una persona que puede hacerlo:

Tú.

EL CICLO DEL DOLOR

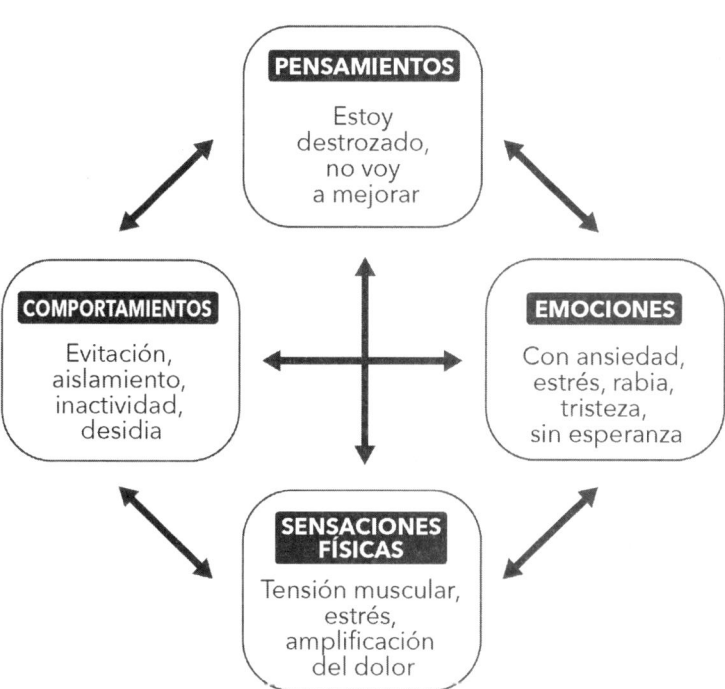

Los pensamientos, las emociones, las sensaciones físicas
y los comportamientos interactúan constantemente para cambiar
el dolor que sentimos.

Cómo el cáncer curó un cálculo renal

Entre las experiencias más dolorosas que puede soportar un ser humano, según *U.S. News and World Report*, están ser mordido por una hormiga bala, el parto y el herpes zóster. Kiran, de cincuenta y dos años, contable y madre de tres hijos, convivió con otra de las afecciones más dolorosas de la lista: los cálculos renales.

Los cálculos renales son «piedras» o cristales orgánicos solidificados compuestos de sales y minerales que se forman en los riñones. Se desplazan por el tracto urinario hasta la vejiga por un estrecho conducto llamado *uréter* y son expulsados con la orina. Los médicos comparan este doloroso proceso con hacer pasar un guijarro por una pajita.

Cuando la conocí, Kiran me dijo que en general era una persona sana, pero que en los últimos años su familia se había visto aquejada de varios problemas de salud. A principios de ese año, a su todavía joven y querido padre le habían diagnosticado un cáncer de estómago que se intentó frenar, en vano. Su fallecimiento, solo unos meses antes, había conmocionado a toda la familia, sobre todo a Kiran, su íntima confidente.

Los cálculos renales de Kiran parecían benignos, en comparación con el cáncer de su padre; ella misma decía tener una gran tolerancia al dolor, y rara vez se quejaba. Cuando tenía una piedra en el riñón, siempre lo notaba por los síntomas típicos que aparecían algunas veces al año: dolor lumbar, dolor abdominal, náuseas y ganas de orinar a menudo. Desde que aparecían los síntomas, los cálculos siempre tardaban unas dos semanas en desaparecer, a veces menos, pero no más. Casi siempre le dolía con la misma intensidad: un 6 sobre 10 en la escala de dolor. El médico de cabecera le recomendó a Kiran que controlara el dolor tomando los medicamentos que le habían recetado, bebiendo mucha agua y buscando distraer la mente todo lo posible. Con la ayuda de algunas lecturas, Kiran también cambió su dieta, redujo la ingesta de sal y evitó los suplementos de calcio. Incluso se hizo vegetariana. El esfuerzo fue una ayuda, eso era obvio. Aun así, las piedras seguían apareciendo.

Una mañana de primavera, Kiran sentía el dolor abdominal que solía acompañar a sus cálculos renales, un 6 sobre 10 en la escala de dolor. Había tomado el analgésico y seguido su rutina para aplacar el dolor, pero este seguía igual. Al ver cómo se retorcía, su marido levantó la vista de su escritorio, alarmado. «¿Te está doliendo más? —preguntó, enarcando las cejas, preocupado—. Llevas un mes entero con estos síntomas. ¿Seguro que es una piedra y no... otra cosa?»

Kiran se quedó helada. ¿Un mes? Eso ya no era normal. El pánico afloró a su pecho. Se le aceleró el pulso. «Esto no es un cálculo renal —pensó—. Es cáncer, es el mismo cáncer de estómago que mató a mi padre.» Vio desfilar una serie de imágenes como si realmente las tuviera ante sus ojos: el contorno ominoso y sombrío del bulto que crecía visiblemente en los escáneres abdominales de su padre. Su rostro pálido y demacrado, sus mejillas huecas, sus ojos hundidos, dolorosamente contraídos. En la escala de dolor, el suyo se disparó a un 11 sobre 10. Se dobló y cayó al suelo con un grito, su marido llamó a urgencias y se llevaron a Kiran.

Cuando llegó al hospital, el médico le realizó una exploración abdominal. Kiran miraba impaciente el monitor mientras buscaban al culpable. Podía ver su estómago, intestinos, vejiga, riñones... y de repente, ahí estaba, con una claridad meridiana, iluminado en la pantalla: un cálculo renal. El médico le confirmó que, en efecto, el cálculo era la fuente probable de su dolor y que, dadas su ubicación y la ausencia de otros síntomas preocupantes, desaparecería al cabo de unos días. El médico también dijo que no encontraba ningún indicio de cáncer y que Kiran podía volver a casa tranquila. En cuanto se lo dijo, el dolor de Kiran bajó de manera inexplicable a un 3 sobre 10. Ella y su marido salieron del hospital en su coche, de regreso a casa. Conforme a lo previsto, el cálculo pasó en cuestión de días, durante los cuales el dolor de Kiran no subió del habitual 6 sobre 10.

Si Kiran no lo hubiera vivido en sus carnes, me dijo más tarde, jamás se lo habría creído. Fueron sus pensamientos —mensajes eléctricos, químicos— los que habían subido su dial del dolor. No una piedra movediza, ni un tumor repentino. En el caso de Kiran, la única pastilla necesaria fue presentar a su cerebro nuevas imágenes y mensajes de seguridad.

CONOCE A LA VOZ DEL DOLOR

Ahora es el momento perfecto para presentarte a un viejo amigo: tu monólogo interior, la voz de las preocupaciones, los miedos, los comentarios negativos hacia ti mismo, los «y si...» y los peores escenarios. Debido al impacto que el dolor puede tener en nuestro monólogo, lo he llamado la voz del dolor. La voz del dolor nos come el oído con ideas pesimistas, pensamientos catastrofistas y poco útiles que repiten el ciclo del dolor hasta la saciedad y lo amplifican. Muchas veces están orientados hacia el futuro y pueden sonar algo así como *Estoy fatal, ya no hay remedio. Hasta ahora nada me ha ayudado a estar mejor, y ya nada va a funcionar nunca. Este dolor no se marchará. El dolor va a echar a perder mi vida y mis relaciones. Tengo un cuerpo que me odia. Soy un estorbo para mis amigos y mi familia.* La voz del dolor de Kiran, por ejemplo, la engañó haciéndole creer que su cálculo renal era un cáncer, asustándola y metiéndole miedo. La voz del dolor de Sam le dijo que ya no podría volver a jugar al fútbol, y mucho menos terminar el instituto. Es probable que la tuya te diga otras cosas.

Estos pensamientos negativos que transmite la voz del dolor tienen un nombre: distorsiones cognitivas. Pueden parecer verdaderos, pero están distorsionados, son falsos e inútiles. Eso no quita que sean habituales, sobre todo cuando nos duele algo. De hecho, son incluso previsibles. El cerebro es una máquina de predicciones, y el dolor crónico cambia esas predicciones. Cuando el cerebro se queda atascado en el modo de alerta, es más probable que exagere y malinterprete los estímulos, la gravedad de los síntomas y prediga resultados terribles. Un cerebro con dolor tiende así a hacer predicciones negativas sobre nuestro cuerpo, nuestro futuro y nuestra recuperación, descartando y obviando las posibilidades positivas.[6, 7]

LO QUE PREDICE UN CEREBRO CON DOLOR

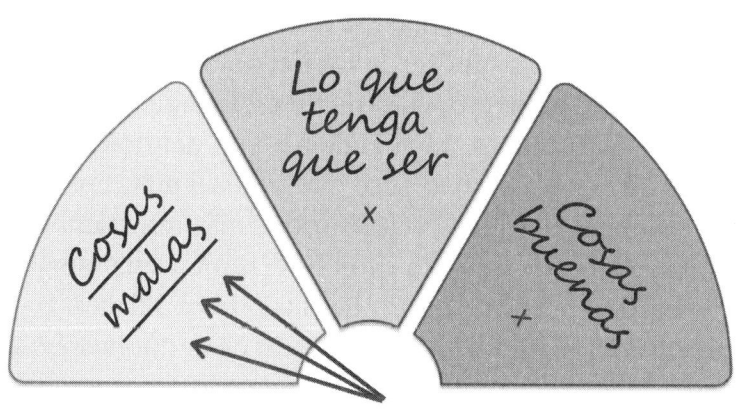

Un cerebro con dolor está en modo de alerta,
lo que lo hace propenso a las predicciones negativas.

Siendo justos, pronosticar lo malo e imaginar los peores escenarios es propio de humanos: todos lo hacemos. Hay una razón para ello: un sesgo de negatividad que privilegia y prioriza la atención a estímulos negativos y peligrosos ayudó a nuestros antepasados a sobrevivir. El dolor es una experiencia humana aversiva, algo que estamos hechos para temer y evitar. Tener pensamientos negativos cuando sentimos dolor es normal —no patológico—, al igual que tener emociones negativas. Muchas veces puede requerir un esfuerzo enorme no ponernos en lo peor cuando recibimos noticias catastróficas, como un diagnóstico alarmante, o tenemos síntomas preocupantes, como un dolor que pone nuestra vida patas arriba.

Pero como los pensamientos son físicos y tienen consecuencias biológicas, la voz del dolor puede causar estragos en nuestro cuerpo. Las predicciones negativas activan la respuesta simpática al estrés y resultan demoledoras para la esperanza y la motivación, aumentando el dolor e incapacitándonos. Esto es exactamente lo que hemos visto en el caso de Kiran, cuyos sistemas interconectados de estrés y dolor se pusieron en marcha cuando la voz del dolor le anunció que tenía cáncer. La voz del dolor se asocia incluso a cambios en la propia estructura y función de nuestro cerebro, activando y reforzando las vías del dolor.[8] Además, la neuroplasticidad hace que, cuanto más repetimos los mensajes negativos y pesimistas, más reforzamos las vías cerebrales dedicadas a ellos. En resumen, este monólogo negativo puede recortar nuestras probabilidades de recuperación, al hundir nuestro estado de ánimo y animarnos a rehuir precisamente las acciones que necesitamos para curarnos.

Esto no significa que curar el dolor sea tan solo una cuestión de dominar el cuerpo con la mente, o visualizarnos sin dolor, y listo. No es tan sencillo. Hay otros ingredientes muy importantes. Sin embargo, estar al tanto y saber detectar la voz del dolor nos da poder sobre ella. Aprender a reconocerla —y desafiarla— nos proporciona otra forma de romper el ciclo del dolor.

EL DOLOR ES COGNITIVO

LA ESPERANZA DA ALAS

Para no desanimarnos, no solo los pensamientos negativos afectan nuestro cuerpo; los positivos también lo cambian, solo que para mejor.

Cuando era pequeña, mi madre me llevó a Broadway a ver *Peter Pan*. El cuento, escrito por nuestro apenado amigo J. M. Barrie, era arrebatador. Peter Pan, un niño que puede volar, tiene la capacidad de ayudar a otros niños a volar como él. Tiene casi la magia suficiente para levantarlos del suelo y guiarlos al País de Nunca Jamás, salvo por un ingrediente que le falta: «Pensad pensamientos bonitos y maravillosos —los anima Peter— y os elevarán por los aires». Impacientes, los niños, sujetos por la gravedad, piensan en cosas que les dan felicidad: dulces, la Navidad, navegar. Cuanto más felices están, más se elevan..., hasta que, con una pizca de polvo de hadas, flotan en el aire.

Esto nos resulta comprensible porque hay algo de verdad en ello. Los pensamientos esperanzadores, optimistas y alegres no solo nos levantan el ánimo y nos ponen de mejor humor; también tienen un impacto increíble en nuestra biología. Un estudio de la Facultad de Medicina de la Universidad Johns Hopkins en los años 1950 lo demostró de forma convincente.

Un científico, el doctor Curt Richter, colocó ratas salvajes en tarros con agua para analizar su resistencia. ¿Qué factores, se preguntaba, determinaban el tiempo que estaban dispuestas —y eran capaces— de nadar? La hipótesis que planteaba era que, además de aspectos como la fuerza física, otros factores cognitivos como la esperanza y la motivación jugaban un papel clave. Para comprobarlo, restringió el movimiento de las ratas, a las que quitó toda esperanza de escapar. En general, las ratas desesperanzadas fueron capaces de nadar durante quince minutos como mucho; después se dieron por vencidas y se ahogaron.* Algunas de ellas, presas y aterrorizadas, no duraron siquiera sesenta segundos.

Volvió a intentarlo con un nuevo grupo de ratas, pero esta vez, justo cuando las ratas empezaban a estar agotadas y a hundirse, metió la mano en el agua, las sacó, las acarició y les dio de comer. Reconfortadas y con energía renovada, fueron devueltas a los tarros. Repitió esto varias veces, enseñando a las ratas que en realidad la situación no era desesperada y que la salvación era posible. Cuando las volvió a meter en el agua para su último baño, aguantaron hasta ochenta y una horas. Impulsadas por la esperanza de que volvería a aparecer una mano que las rescataría, nadaron durante más de tres días, sin mostrar signos de rendirse. «Una vez que se elimina la desesperanza —escribió el doctor Richter—, las ratas no mueren.»[9] La esperanza, concluyó, y la falta de ella cambiaban de forma tan drástica la fisiología de los animales que en ellas estribaba, literalmente, la diferencia entre la vida y la muerte.

Podría decirse que la esperanza da alas.

La ciencia sugiere que nos ocurre algo parecido a los humanos. Aunque «el poder del pensamiento positivo» pueda sonar a psicología de tres al cuarto, los estudios demuestran que la actitud realmente influye en nuestra salud. La esperanza, el optimismo y una perspectiva positiva pueden apoyar el sistema inmunitario, reducir el riesgo de

* Los experimentos con animales del doctor Richter eran brutales, pero no seamos demasiado duros con él, ya que él se limitaba a seguir el protocolo estándar para los experimentos científicos de la época. Además, le habían encargado la tarea de desarrollar nuevas formas de controlar la abrumadora población de ratas de Baltimore. Fuente: Ramsden, E. (2011), «Model organisms and model environments: A rodent laboratory in science, medicine, and society», *Medical History*, 55 (3), pp. 365-368.

padecer afecciones como el cáncer y las enfermedades cardiovasculares y aumentar nuestra esperanza de vida.[10] Una actitud positiva puede estimular los neurotransmisores del bienestar, como la serotonina y la dopamina, y nos brinda protección contra la ansiedad, la depresión y otras formas de malestar psíquico. Los pensamientos positivos también tienen un impacto sustancial sobre el dolor.[11, 12] De hecho, el 70 por ciento de los estudios sobre el dolor y el optimismo vinculan los pensamientos esperanzadores a indicadores de buena salud, incluyendo la reducción del dolor en cuanto a intensidad, frecuencia y a su potencial incapacitante.[13]

Cambiar de actitud no solo altera nuestra neuroquímica y biología, también cambia nuestro comportamiento. Cuando ponemos esperanzas en nuestra recuperación y somos optimistas en cuanto a la posibilidad de mejorar, es más probable que tomemos decisiones encauzadas a romper el ciclo del dolor: dejar comportamientos insalubres por otros más sanos, movernos, buscar apoyo social y comer mejor. En última instancia, nuestra actitud ayuda a definir cuán capacitados nos sentimos para encontrar soluciones y cuán probable es que las pongamos en práctica.

Cuando conocí a Mateo, por ejemplo, el niño que perdió el brazo por una explosión, supe que, para poder ayudarlo, primero él tenía que creer. Así que le inyecté una dosis masiva de esperanza, diciéndole que podía ayudarlo si él estaba dispuesto a probar mi medicina, aunque no fuera una pastilla. Fue el acto de fe de Mateo en este plan, sus ganas de tener esperanza, lo que le motivó a probar los tratamientos y técnicas que, con este libro, pongo ahora a tu disposición. Mateo probó la fisioterapia y la terapia ocupacional, conoció a Emmett el Explorador y utilizó las estrategias que aprendió en nuestras sesiones para mejorar su estado de salud y reducir su dolor. Su posterior regreso a la escuela y a la vida social, así como el hecho de quitarse la sudadera tras la cual se ocultaba, fueron la prueba cabal de que las decisiones que había tomado habían cambiado su vida.

No solo las ratas nadan más tiempo cuando se les da una dosis de esperanza.

Nosotros también.

La voz del dolor puede ser estridente (¡y convincente!), pero nuestros pensamientos no son fijos ni tienen el poder de condenarnos al pesimismo de por vida. Más bien, son flexibles y maleables. De hecho, como hemos visto, nuestra mente cambia constantemente. Si esto aún no forma parte de tu protocolo de tratamiento, lo arreglaremos muy pronto. Pero antes, echemos un vistazo a otro importante ingrediente cognitivo que a menudo pasamos por alto en nuestras recetas para el dolor: la atención.

LA ATENCIÓN ES UNA LUPA

Si los pensamientos fluyen por nuestra mente como un río, entonces la corriente es la atención, otro ingrediente cognitivo que no puede faltar en nuestra receta del dolor. Las cosas en las que elegimos centrar nuestra atención tienden a dominar nuestro campo cognitivo. Céntrate en una partida de ajedrez y, por un breve espacio de tiempo, tu mundo se concentrará en ese embudo y se reducirá a las piezas del tablero. Piensa solo en hacer una excursión por el bosque, y gracias a tu cerebro oirás el canto de los pájaros, sentirás el aire fresco y limpio, verás el azul del cielo. Pero no solo las vistas y los olores cobran protagonismo cuando ponemos nuestra atención en ellos. Las sensaciones también lo hacen.

En efecto, la atención —y su contrario, la distracción— son las razones por las que distraer a un niño durante una

inyección hace que le duela menos; o describir a un médico nuestro dolor de espalda hace que en apariencia nos
duela más; o no podemos pensar en otra cosa después de
quemarnos la mano en la estufa u «olvidamos» nuestro dolor cuando estamos absortos en actividades placenteras.
Un gorila nos ayudará a entender este mecanismo.

El gorila invisible

En 1999, unos investigadores de ciencias cognitivas de
Harvard llevaron a cabo un experimento para explorar
de qué modo la atención y las expectativas alteran la percepción humana. Los participantes en el estudio vieron
un vídeo de dos equipos que se pasaban balones de baloncesto.[14] Se les pidió que atendieran solo a un equipo,
sin prestar atención al otro, mientras contaban cuántas
veces pasaban el balón los jugadores del equipo asigna-
do. Al final del estudio, los observadores respondieron a
una serie de preguntas. Una de ellas era: «Mientras contaba, ¿notó algo inusual?».

De los casi doscientos participantes, cerca de la mitad
no se fijó en que un hombre con un traje de gorila caminaba entre los jugadores de baloncesto. Cuando volvieron a
reproducir el vídeo, el hombre-gorila era tan evidente que
los espectadores se quedaron boquiabiertos al darse cuenta
de que antes no lo habían visto. En una versión revisada
del estudio con otros participantes, los investigadores hicieron que el gorila fuera aún más obvio. Esta vez, entró en
medio del partido de baloncesto, se giró para mirar a la
cámara, se golpeó el pecho y siguió caminando por la can-
cha. Este suceso duró nueve segundos.

Una vez más, la mitad de los espectadores ni se dieron
cuenta.

Esta peculiaridad de la percepción humana se denomina «ceguera por falta de atención» y nos recuerda que, en última instancia, no son los ojos los que ven, sino el cerebro. Y lo que percibe nuestro cerebro no depende solo de lo que ven nuestros ojos, los que huele nuestra nariz o las sensaciones y texturas que siente nuestra piel, sino que además está orquestado por la atención. La atención influye en qué información entrante es codificada por el cerebro como relevante o digna de mención o, por el contrario, completamente ignorada. Si después de leer este libro buscas el vídeo del experimento, verás que es imposible no prestar atención al gorila, pero es probable que un espectador ingenuo al que se le pida que se centre en los pases de la pelota se pierda por completo el interludio animal.

La atención funciona como la lupa del cerebro, que amplía la información para analizarla mejor, sobre todo si no la conoce o la identifica como potencialmente peligrosa, y descartarla cuando es segura, aburrida o benigna. La atención es una herramienta que tiene un poder increíble para cambiar nuestras sensaciones y percepciones, y la forma en que sentimos nuestro cuerpo. Esto la convierte en un ingrediente fundamental en cualquier receta del dolor.[15, 16] Al igual que otros factores cognitivos, como nuestros pensamientos y las actitudes que adoptamos, la atención está, al menos hasta cierto punto, bajo nuestro control consciente.

El gorila invisible de Kamal

Kamal, de sesenta y ocho años, un bonachón jubilado cuya risa llenaba las habitaciones y retumbaba en las paredes, estaba teniendo un día de perros. Su artritis reumatoide, que achacaba a toda una vida de violentos deportes de contacto, hacía mella. Por aquellos días, casi todo parecía empeorar su dolor, desde el tiempo que hacía, su mal dormir y lo mucho (o, mejor dicho, lo poco) que se movía.

Durante meses de tratamiento, Kamal y yo probamos varias técnicas para bajar el volumen de su dolor. Identificamos varias que funcionaban, como las almohadillas térmicas y las cremas heladas, que aliviaban sus articulaciones y distraían su cerebro con nuevas sensaciones; masajes semanales, y meditaciones guiadas que llevaban su mente a relajantes parajes naturales.

Pero la herramienta más eficaz parecía ser la distracción, que, según contaba riendo, se presentaba en varias formas fiables: *Sunday Night Football*, hacer pequeñas reparaciones en su garaje y jugar con Oso, su gigantesco chucho marrón, que lo mismo parecía un oso de peluche que un perro. Me contó que, en contadas y memorables ocasiones, se quedaba tan absorto en sus aficiones que se olvidaba por completo de su dolor, aunque por poco tiempo.

Ese día, sentado en el salón de su casa, ni los analgésicos ni los ejercicios de imaginería surtían efecto. Así que Kamal pasó a la siguiente estrategia de su lista: distraerse. Cojeó dolorosamente hasta el patio con Oso pisándole los talones, la cola del perro meneándose alegremente. Cuando empezó a jugar a buscarlo, disfrutando del sol que acariciaba su piel, el pulso fue disminuyendo y sus músculos se relajaron. Cuando Oso empezó a tirar de la pelota y le placó, juguetón, Kamal se echó a reír. Cubierto de babas, tumbado en la hierba, le inundaron los recuerdos infantiles de cuando peleaba con el labrador tontorrón al que tanto había adorado. Dejó su cuerpo y viajó atrás en el tiempo. Completamente absorto, Kamal siguió jugando con Oso mientras la tarde volaba. Las sombras se extendían sin que apenas se diera cuenta.

Horas más tarde, el hijo de Kamal salió a la calle. «¡Eh, papá! —llamó, afable—. ¿Cómo está tu dolor hoy?»

De golpe, fue como si lo arrancaran de las nubes y lo arrojaran dolorosamente de vuelta a la tierra, atrapado de nuevo en su cuerpo añejo. Toda su atención volvió corriendo a sus articulaciones y a los puntos de dolor. Miró a su alrededor, consciente de lo tarde que era, de su estómago rezongón y de su cuerpo dolorido.

Abatido, Kamal contestó: «Estaba en un tres, pero ahora estoy en un nueve».

LA NEUROCIENCIA DE LA ATENCIÓN

En nuestros entornos repletos de sensaciones, nuestros cerebros son constantemente bombardeados por estímulos que compiten entre sí, todos exigiendo nuestra atención: hijos hambrientos, móvil pitando, mensajes sensoriales que nos envía el cuerpo. Si nuestro cerebro no tuviera un filtro para desechar los datos irrelevantes, para ignorar el ruido y escuchar lo importante, malgastaríamos constantemente una energía preciosa en información inútil, por ejemplo, pensar constantemente en la sensación de la ropa sobre la piel. Prestar la misma atención a todas las sensaciones resultaría una abrumadora barahúnda para nuestro cerebro y perjudicaría su funcionamiento. Para conservar recursos valiosos, nuestros cuerpos desarrollaron mecanismos para filtrar de forma automática —y deliberada— lo que aparentemente es inútil y fijarse en lo que puede ser realmente importante.

La forma en que el cerebro se acerca o aleja automáticamente sin tener que decirlo nosotros depende de muchos factores, por ejemplo, el tipo de estímulo que reclama nuestra atención. Un estímulo «llamativo» —es decir, no-

vedoso, inesperado o desconocido— capta la atención porque tal vez merece la pena registrarlo, como una alarma que
rompe el silencio de la noche o un dolor agudo donde antes no lo había. Son ejemplos de fijación involuntaria de
la atención, o procesamiento atencional ascendente, en el
que el cerebro se centra espontáneamente en los estímulos
sin que se lo tengamos que pedir.[17] El cerebro atiende naturalmente a los estímulos «desviados» de lo habitual, ya
que pueden contener información importante sobre nuestra seguridad y bienestar.

Nuestro cerebro también atiende de manera espontánea a estímulos relevantes o «salientes» si los percibe como
vitales o peligrosos. No atender a un dolor repentino podría significar la muerte si se debe a la picadura de una
araña venenosa. Estas dos cualidades, desviada y saliente,
ayudan a explicar por qué el cerebro se concentra cuando
lo hace. Y la razón por la que el dolor es tan difícil de ignorar es justamente porque es a la vez desviado, porque se
salta la norma, y saliente, porque puede ser el indicio de un
peligro potencial.

Estas mismas reglas se aplican a los estímulos que activan cualquiera de nuestros cinco sentidos, incluido el tacto. Todos hemos visto cómo el cerebro parece agrandar o
menguar su lente para magnificar las sensaciones o para
minimizarlas. Pensemos en cómo nuestra mano extraña
una nueva joya, como un anillo de boda, hasta que un día
simplemente pasa a formar parte del paisaje del cuerpo, y
el cerebro la ignora de una manera tan completa que olvidamos su presencia, hasta el punto de que, si nos lo volvemos a quitar, lo que extrañaremos será el dedo desnudo.
Pensemos en aquella vez en la que, buscando las gafas de
sol, creyendo haberlas perdido, nos las encontramos cómi-
camente en la cara; o haber dormido con las lentillas puestas, olvidando por completo que estaban ahí; o dejar de

escuchar el impertinente ruido del motor de un avión durante un vuelo. La explicación la tiene la ciencia de la atención, que también explica por qué, por la noche, cuando
cerramos los ojos y ya no tenemos un millón de estímulos
compitiendo por nuestra atención, el volumen de nuestro
dolor sube de repente a un volumen ensordecedor.

De hecho, esto es lo más irónico: a pesar de que el dolor
reclama nuestra atención, un enfoque continuo y telescópico en la parte del cuerpo que nos duele no ayuda: en
realidad lo empeora. Cuanto más atentos estamos al dolor,
más lo sentimos.[18]

TOMAR EL CONTROL: EL PODER DE LA DISTRACCIÓN

Por suerte, el control consciente —es decir, hacia dónde
queremos dirigir nuestra atención— también importa. Si
le pedimos a nuestro cerebro que se focalice en algo, lo
hará, aunque no sea especialmente peligroso o importante.
A esto lo llamamos «atención selectiva» o procesamiento
atencional «descendente», lo que significa que podemos
elegir a qué atender en función de nuestros objetivos y mo-
tivaciones.

A modo de prueba, intenta hacer lo siguiente: estés
donde estés, detente un momento. Cierra los ojos. Atiende
a todo lo que puedas oír: los coches en la calle, un perro
que ladra, el viento en los árboles. Concéntrate bien en esos
sonidos hasta que hayas captado cada detalle. ¿Has percibido algún sonido en el que no te habías fijado antes? Ahora,
lleva toda esa atención hacia tu interior, hacia tu cuerpo.
Observa si tus párpados están tensos o relajados, si tienes
los hombros o la espalda encorvados. Al llevar la atención
hacia tu interior, ¿eres más consciente de las sensaciones?

¿Alguna destaca más que antes? Cuando hice este ejercicio, me di cuenta de que tenía los músculos de mi mandíbula tan apretados que tuve que aflojarlos conscientemente. Mi gorila invisible hace magia potagia: una información sensorial importante, oculta bajo otros estímulos, pasa a primer plano tan pronto como le presto atención. De este modo, los estímulos dolorosos pueden desaparecer, reaparecer y volver a desaparecer en función de la atención que pongamos en ellos.

También podemos decidir alejarnos: cada vez que decidimos hacer caso omiso del teléfono y atender a nuestros hijos, o concentrarnos tanto en un pasatiempo que se nos «olvida» el dolor, recurrimos a este mecanismo. Se trata de una herramienta muy útil que podemos utilizar rápidamente para reducir el volumen del dolor.[19] La realidad virtual, las distracciones térmicas mediante calor y frío, las distracciones visuales y auditivas, las tareas de memoria como contar y jugar e incluso el humor pueden ser herramientas muy eficaces para apaciguar el dolor.[20-22] Gracias a ellas, disponemos de miles de formas de distraer al cerebro para que el dolor nos dé tregua.

ATENCIÓN: ES COMPLICADO

Como siempre, conviene no olvidar ciertas cosas: la distracción no es una panacea ni una cura mágica. Cuando se acaba la distracción, como cuando desaparece el efecto de los analgésicos, es probable que el dolor reaparezca, sobre todo si no utilizamos a la vez otros ingredientes de nuestra receta del dolor. Esto tampoco es una sugerencia para que dejes de atender al dolor que sientes o de pensar en él; de hecho, es muy importante que lo hagas. Además, la distracción puede ser un reto: el cerebro tiene una tendencia

frustrante a fijarse precisamente en lo que querríamos ob-
viar. Si te ordeno que no pienses en un elefante rosa —con
su larga trompa rosa, sus patas rosas—, es probable que no
puedas parar de pensar en ello.

Distraerse del dolor como estrategia para aliviarlo no es
lo mismo que ignorarlo, negarlo o fingir que no existe.
Dicho esto, permitir que el dolor domine nuestro campo
cognitivo haciendo de él el centro de atención y no hablando más que de él solo le da poder y amplifica la alarma.

Nuevas orientaciones y próximos pasos

La mente humana no deja nunca de fascinarnos, con sus
caminos misteriosos y sorprendentes. Podemos utilizar
nuestro cerebro para mantenernos calientes cuando hace
frío, como los monjes en el Himalaya, o truncar el ciclo del
dolor rompiendo los patrones de pensamiento que mani-
pulan nuestra fisiología. También podemos cambiar nuestra actitud, examinando nuestros pensamientos para distinguir los que son verdaderos de los que pueden estar
distorsionados, cultivando la esperanza y aplacando el dolor; o aprovechar lo que la ciencia nos descubre sobre la
atención para identificar a nuestros gorilas invisibles y distraer a nuestro cerebro para que no se centre solo en el
dolor. Una de las maneras más efectivas de dar un nuevo
rumbo positivo a la atención es comprometernos con el
mundo y, sobre todo, con las personas que nos rodean. Esa
es una de las razones por las que el dolor también es social.
Hablaremos de eso en el próximo capítulo.

7

EL DOLOR ES SOCIAL

Por qué la amistad cura de verdad

La biología de la pertenencia

Mi abuela Marjorie fue para mí como una madre, y además una confidente, una amiga por correspondencia y un lastre. Cuando un tumor cerebral y, más tarde, una serie de derrames la dejaron postrada en cama durante los últimos años de su vida, visitarla y sentarme a su lado se convirtió en parte de mi rutina semanal. Siempre que me veía, su rostro se iluminaba y su energía aumentaba visiblemente.

Un día le llevé una planta —a sus noventa y cuatro años, aún le encantaban estos seres vivos y todo tipo de flores— y me acomodé para contarle historias. Se meneó en la cama para incorporarse. Desde el último ictus, su deterioro parecía imparable; según el neurólogo, su muerte era inminente. En lugar de fijarme en su cuerpo demacrado, sus mejillas hundidas o sus manos temblorosas, no podía apartar la mirada de sus ojos.

—Brillantes —comenté—. Sonrientes. Llenos de vida.

—¡Oh, cariño mío! —exclamó—. Sabes que siempre me siento mejor cuando estás aquí.

La enfermera que la atendía asintió con la cabeza:

—Los días que vienes a verla, come mejor —dijo—. Tiene mucha más energía.

—Mi mejor medicina —dijo mi abuela, y me cogió suavemente la mano.

La medicina de las relaciones, o medicina social, es tan primordial para nuestro bienestar que se entreteje discretamente con nuestra vida cotidiana. Ella es tu madre que, de niño, te frotó la espalda y te dio un buen caldo cuando tuviste gripe, e hizo que te encontraras mejor. Ella son tus seres queridos, con quienes compartes una mala noticia porque desahogándote se te quita la mitad del dolor. Ella son los programas comunitarios para dejar la bebida, y el compañero de entreno por el que vamos al gimnasio con más ganas. Ella es el gato ronroneando, acurrucado en nuestro regazo, que ralentiza nuestro pulso y hace que nuestros músculos se relajen. Ella es el amigo que nos devuelve la esperanza y eleva nuestro ánimo cuando nos dice «No estás solo».

La medicina de las relaciones es todo eso y mucho, mucho más.

Empecé a estudiar la neurociencia del dolor cuando hacía la carrera en Brown, bajo la tutoría de un prestigioso neurocientífico del dolor. Por aquel entonces, que el dolor fuera biopsicosocial era algo que no me entraba. Que era biológico estaba claro; que también era emocional lo podía intuir. Pero ¿social...? ¿Qué tendría que ver la vida social de una persona con su dolor crónico de rodilla, su diabetes, su tumor cerebral? Esto no nos lo enseñan en la universidad. Incluso en los programas de posgrado, es extremadamente raro que a cualquier profesional sanitario se le exija una asignatura de medicina social, incluidos enfermeros, fisioterapeutas, médicos docentes y psicólogos. El ámbito social de la salud sigue siendo, por eso, uno de los más olvidados de la medicina.

Pero a medida que avanzaba en mis estudios sobre la ciencia del dolor, las siguientes cinco pruebas, expuestas ante mí como los hechos de un caso legal, cambiaron para siempre mi perspectiva. El cambio fue gradual; desentrañar el notable y sorprendente entramado de conexiones entre la salud social y el dolor físico me llevó décadas de investigación y lectura.

Espero conseguir que a ti solo te lleve el tiempo de leer este capítulo.

Prueba 1. El aislamiento social cambia el cerebro

¿Cuál es el peor castigo que se le puede dar a un ser humano?

No es la cárcel. Cuando se castiga a los presos, los meten en «el talego», encerrados, aislados, lejos del contacto humano. Se ha demostrado que esta práctica es terriblemente perjudicial para la salud humana, ya que erosiona el cerebro, aumenta el riesgo de muerte prematura y desencadena una serie de problemas de salud mental, como depresión, ansiedad, tendencias suicidas y psicosis.

Tomemos como ejemplo a Kiana. Tenía diecisiete años cuando lo encerraron en régimen de aislamiento en una de las cárceles más brutales de Estados Unidos, la Penitenciaría del Estado de Luisiana.[1] Lo metieron en una celda diminuta, sin autorización para ver a nadie más, tampoco hablar. No tenía con qué distraerse, nada qué leer, ni un programa educativo. Durante dieciséis meses, Kiana se consumió. Los reclusos se referían al confinamiento en solitario como «veintitrés y uno», porque los presos pasaban veintitrés horas solos en sus celdas con solo una hora para ducharse y ocuparse de otros asuntos, si tenían suerte. «Lo más duro de vivir en aislamiento —dice— es intentar no perder la esperanza. Estás atrapado en tu celda donde las únicas voces son las de tu cabeza y los gritos de hombres que ya han enloquecido.»

Desde que salió de la cárcel, Kiana se ha marcado como misión en la vida evitar que otros sufran las mismas penas. Aboga por la reforma penitenciaria y ayuda a jóvenes excarcelados a formarse para poder trabajar y a encontrar metas. Pero incluso veintitantos años después, Kiana aún tienen pesadillas y regresiones. No es extraño que las Naciones Unidas consideren el aislamiento prolongado una forma de tortura. ¿Qué dice de los seres humanos que una de las peores cosas que se nos puede hacer es aislarnos de los demás?

Los humanos somos animales sociales. Evolucionamos hacia ello durante muchos siglos por una razón básica: ser sociales nos ayuda a sobrevivir. Colaborar, cooperar y comunicarnos nos ayuda a conseguir comida, agua y refugio. La comunidad nos protege frente a los depredadores y nos ayuda cuando somos vulnerables, enfermamos, procreamos y envejecemos. Así pues, el comportamiento social está codificado en nuestra genética, y es tan crucial para nuestra supervivencia que nuestros cuerpos elaboraron un mecanismo para recompensarnos por socializar. En presencia de otros, nuestros cerebros liberan neurotransmisores como la dopamina, la serotonina y la oxitocina que generan sentimientos de felicidad, recompensa, conexión y placer. Cuando socializamos, nuestro cerebro también libera endorfinas, los analgésicos naturales que fabrica nuestro cuerpo. ¿Y cuando estamos socialmente aislados? Se desploman los niveles de todas estas sustancias químicas.

Hay una razón por la que la soledad duele y el rechazo nos rompe el corazón. De hecho, un corazón roto suele ser más doloroso, y más difícil de curar, que una pierna rota.

El contacto social es tan fundamental para nuestra supervivencia que el aislamiento y la soledad pueden llegar a doler físicamente, al igual que otras necesidades insatisfechas, como la sed y el hambre extremas. Esto se debe a que el «dolor social», a semejanza del dolor emocional, es procesado por las mismas regiones del cerebro que el dolor físico, mediado por neuroquímicos superpuestos.[2, 3] No en vano, los opiáceos y otros analgésicos son tan adictivos: no solo alivian nuestro dolor de espalda, sino también la agonía de la soledad, la depresión y el aislamiento.[4, 5]

Prueba 2. La soledad mata: morbilidad y mortalidad

La privación social no solo afecta al cerebro; también causa estragos en el cuerpo.

Dos palabras que usamos a menudo en medicina y sanidad son *morbilidad*, o tasa de enfermedad en una población, y *mortalidad*, o muerte. Lo que pocos saben es que estos términos están íntimamente ligados a nuestra salud social.

¿La prueba? Las personas mayores que están socialmente aisladas son más propensas a padecer enfermedades, dolencias e incluso la muerte que las que cuentan con apoyo social, por varias razones.[6] El apoyo social implica contar con personas cercanas que cuiden de nosotros en la vejez, nos acompañen al médico y se encarguen de nuestra salud y nuestra medicación. Pero existe otra razón igualmente importante, aunque no tan obvia.

La privación social es un factor de máximo estrés para el cuerpo humano, sobre todo si es duradera. La soledad y el aislamiento crónicos mantienen nuestro sistema de estrés activado durante un estado demasiado prolongado, lo que provoca la sobreproducción de una hormona del estrés llamada *cortisol*. En niveles elevados y crónicos, el cortisol deprime el sistema inmunológico. Esto significa que la soledad y el aislamiento, sobre todo a largo plazo, nos hacen más propensos a enfermar si estamos sanos, a empeorar si ya estamos enfermos y también más propensos a morir.[7]

Los profundos y perniciosos efectos de la soledad no afectan solo a las personas mayores. El antiguo representante de las autoridades sanitarias de Estados Unidos, el doctor Vivek Murthy, expuso en un informe pionero en 2023 el impacto que tiene la soledad en la salud, sobre todo física, de todos nosotros. Dicho informe, que sintetiza años de investigación médica, vino a confirmar lo que ya sospechábamos: la cantidad y la calidad de nuestras relaciones no nos afectan solo a nivel psíquico, sino también biológico. Entre las consecuencias de la privación social para nuestra salud destacan un aumento del 29 por ciento del riesgo de padecer enfermedades cardíacas, del 32 por ciento de tener un ictus, del 50 por ciento de sufrir demencia y del 60 por ciento de morir prematuramente.[8]

Como era de esperar, la soledad y el aislamiento pueden también predecir, desencadenar, alargar y amplificar el dolor.[9] Los datos recopilados de más de medio millón de personas mostraron que la exclusión social aumentaba la probabilidad de sufrir dolor crónico. En efecto, cuanto más solos estamos, más nos exponemos a que aumente nuestro dolor en el futuro.[10] Esto, a su vez, apunta a otro bucle: cuanto mayor el dolor, más tendemos a alejarnos de los demás y a abandonar nuestras actividades; cuanto más nos aislamos, más solitarios nos volvemos; y la soledad y el aislamiento, a su vez, reactivan y empeoran todavía más el dolor.

He aquí la explicación subyacente: los animales sociales se sienten más seguros en grupo. Con el tiempo, sin la protección de nuestra tribu, el cerebro entra en un estado crónico de detección de amenazas para compensar la falta de apoyo social y de la seguridad que este aporta. Un cerebro que permanece en modo de detección de amenazas es propenso a magnificar los estímulos que recibe por si indican algún daño. *Eso que he escuchado, ¿será peligroso? ¿Y esta punzada en la pierna? Estoy solo; ¿debería encontrar a alguien que me ayude?* El estado permanente de alerta máxima sumado a un cuerpo en constante estrés convierte al cerebro en un altavoz del dolor.

La soledad crónica afecta también a otros sistemas del organismo, contribuyendo a la inflamación sistémica crónica y trastocando nuestros sistemas endocrino, metabólico e inmunológico, pudiendo incluso favorecer el desarrollo de enfermedades como el cáncer, las cardiopatías y los ictus.[11]

Pero no todo son malas noticias, porque lo contrario también es cierto: socializar tiene beneficios tangibles y cuantificables. Estar con los demás tiene el poder de cambiar nuestro cerebro y nuestro cuerpo, mejorando nuestra salud, aumentando la longevidad y aliviando el dolor.[12] ¿Cómo? El apoyo social desencadena cambios en nuestro sistema inmune, protegiéndonos y reforzando nuestra resistencia a las enfermedades y acelerando la curación. Puede disminuir los niveles de cortisol y reducir inflamaciones. Pasar tiempo en comunidad también modifica nuestra química cerebral, mejorando nuestro estado de ánimo y aportando bienestar físico y emocional. Tener a otras personas cerca nos anima a adoptar comportamientos saludables que pueden, a su vez, reducir nuestro dolor, como hacer ejercicio o reducir el consumo de alcohol. Si tienes compañía para ir al gimnasio, también tendrás más ganas de ir.

En última instancia, los científicos han llegado a la conclusión de que contar con una buena red de apoyo social es tan imprescindible para mejorar el estado de nuestra salud física que nuestras probabilidades de supervivencia se incrementan en un 50 por ciento en comparación con las de quienes no cuentan con esa red.[13] Por el contrario, una salud social deficitaria es un factor de riesgo de muerte prematura y enfermedad tan importante como el tabaquismo, la obesidad, la inactividad física y el consumo de alcohol. Así que es cierto: los amigos curan de verdad.

Esto mismo lo compruebo a diario cuando mis clientes dan muestras de cómo socializar es una auténtica medicina contra el dolor. Lo vimos con Joyce, cuya receta social para el dolor de espalda incluía apuntarse a clases de *aquagym* en el gimnasio más cercano y trabar amistad con sus compañeras. Lo vimos con Fallon, que programó noches de cine con amigos mientras se curaba del SDRC. Y lo vimos con Mateo, cuya vida y recuperación dieron un vuelco gracias al apoyo de sus padres junto al de su equipo de tratamiento y a Emmett el Explorador.

Pero pese a que la medicina social afecta a todos ellos, su poder se manifestó de forma icónica, de tan bella y convincente, en el caso del entrenador Murph.

La unión hace la fuerza

El diagnóstico de cáncer fue un golpe muy duro, me confesó Murph, de sesenta y seis años. («El señor Murphy es mi padre —me había explicado—. Llámame Murph.») La semana anterior se encontraba perfecto, con su vida, sus hijos y entrenando a su equipo de fútbol. Parecía sano como un roble. La semana siguiente, tras un examen médico rutinario, le daban en el hospital la noticia nefasta: tenía cáncer.

El entrenador Murph siempre se había considerado una persona fuerte y resistente a todo. Pero el diagnóstico le impactó como un semirremolque. Lo disimuló bien en el viaje en coche de vuelta a casa, haciéndose el valiente por su mujer, Rose. Ella era su segunda oportunidad de ser feliz, me dijo, su segunda esposa, y mucho más joven. No se permitió llorar hasta que estuvo encerrado en el cuarto de baño con la ducha abierta. No quería que su familia se preocupara. Sus hijos, gemelos idénticos, solo tenían doce años.

Murph vino a mi consulta para trazar un plan contra el dolor antes incluso de empezar su tratamiento. «Soy un hombre previsor —dijo con tono sombrío—. Por eso mi equipo de fútbol siempre gana.» Después de repasar nuestro enfoque biopsicosocial, Murph dijo que se sentía seguro sobre el pilar biológico del dolor: había contratado a un gran equipo en el centro oncológico de su zona. Pero la parte social, dijo, no la veía tan clara. Juntos, Murph, Rose y yo barajamos formas de medicina social que pudiera poner en práctica, cuando llegara el momento, para mejorar su estado de ánimo, su resiliencia y su fuerza de voluntad, y así ayudar a aliviar su dolor.

La operación fue un éxito, pero hubo complicaciones. Después de enviarlo a casa, Murph sentía tal dolor que al cabo de poco tiempo volvieron a ingresarlo. Las exploraciones mostraron que el cáncer estaba más extendido de lo que creían en un primer momento. Siguieron cirugías adicionales, radiación y quimioterapia. Murph pasó meses encamado. Perdió el apetito, el pelo y la energía. Parecía que el dolor no acabaría nunca. Su estado de ánimo tocó fondo; su fuerza de voluntad empezó a flaquear. Murph empezó a pensar en su vida, en lo plena que había sido y en que tampoco estaría mal si el cáncer se lo llevaba. Cuando se lo dijo a su esposa, ella se asustó. Rose, que llevaba meses sola desviviéndose en cuidados hacia Murph —además de seguir criando a sus dos hijos—, empezó a sentir también el peso de la desesperanza.

Fue entonces cuando Rose me llamó. «Necesitamos ayuda», dijo, con la voz quebrada.

Rose y yo revisamos nuestro plan de medicina social e hicimos algunos ajustes rápidos. Esa noche, envió una serie de correos electrónicos a toda una serie de amigos, colegas, compañeros de equipo de fútbol y familiares. La respuesta fue instantánea. A partir del día siguiente, Murph recibió una visita casi diaria. Más tarde me comentó que aquello tuvo un enorme significado para él. Seguía con unos dolores terribles, pero su energía y su estado de ánimo empezaron a mejorar poco a poco, y también su capacidad de recuperación. Cada día esperaba, impaciente, a sus visitas; eran luceros en la oscuridad, que le traían fuerza y energía para aguantar hasta que volviera a ser el Murph de siempre. Para Rose, las visitas se habían vuelto indispensables fuentes de respiro, dándole tiempo para cuidar de sus hijos... y de sí misma.

Empezaron a llegar tarjetas y flores que pronto llenaron la habitación de Murph. Cada vez que las miraba, le levantaban el ánimo. Unos amigos de la parroquia le escribieron para decirle que rezaban por él, y en misa su sacerdote incluyó en la oración universal una súplica por su restablecimiento. Miembros del equipo de fútbol, chicos a los que había entrenado durante años, llamaron para desearle que mejorase. Incluso le pidieron consejo y que analizara unos vídeos del equipo contrario para tener ventaja en el siguiente partido. «Aquello me hacía sentir útil —me explicó más tarde—. Esas pequeñas tareas eran las que daban algún sentido al tiempo que tenía que pasar en casa.»

La medicina social era tan reconfortante que Murph decidió llevársela al hospital cuando le tocara volver a operarse. Llevó la manta que su hermana había tejido para él y todas las noches se cubrió con ella. Sus gemelos metieron a escondidas en el hospital su camiseta de fútbol americano con el «entrenador» estampado en la espalda. Le hacía sentirse más fuerte. Amigos y parientes le llevaban comida. Daba igual que pudiera o no comer ese día: la ofrenda era una forma de amor. Sus amigos no estaban en la habitación, pero él podía sentir su presencia.

El oncólogo de Murph, un médico entrañable y pintoresco que llevaba pajaritas de colores, puso su mano apaciguadora sobre el brazo de Murph. «No estás solo», le dijo. Le dio una fuerza inexplicable. Como parte de su convalecencia, el equipo médico de Murph le animó a caminar. Lo hacía despacio y con ayuda, pero los paseos también le brindaban una inesperada fuente de medicina social. Al cruzarse con otros pacientes en los pasillos, Murph sintió una afinidad inmediata. Con el tiempo entablaron conversación. Grace, una joven profesora de historia, estaba lidiando con un cáncer por tercera vez. Lo había superado antes y lo superaría esta vez, dijo con convicción y un brillo en su mirada. Su entereza era contagiosa. Grace le habló de un grupo de apoyo contra el cáncer, en internet, al que Murph se unió. Contar con un grupo de personas que habían vivido y sobrevivido al proceso tenía un valor incalculable.

Llevaba unos meses sin saber nada de Murph cuando me envió un correo electrónico para pedirme una visita. Por fin le habían dado el alta y estaba en fase de recuperación. Le pregunté por sus progresos y cómo le había afectado la medicina social. «Te hice caso —dijo Murph en voz baja, sin vacilar—. La veía, la sentía, hasta le notaba el sabor. La gente estaba ahí fuera pensando en mí, dándome amor y rezando por mí. Saber que mi comunidad estaba conmigo me dio fuerza y ganas de sobrevivir.»

Prueba 3. El dolor es contagioso: por qué sientes mi dolor

Estamos conectados de forma tan profunda, nuestros cerebros están tan intrínsecamente diseñados para ser sociales, que podemos sentir el dolor de los demás.

En una habitación llena de bebés, como cualquier padre podrá atestiguar, si un bebé empieza a llorar, es probable que muchos lo sigan. Este «contagio de emociones» es la razón por la que imitamos la postura y la expresión facial de la persona con quien estamos hablando, o sollozamos al ver películas tristes, aunque sea una tristeza ajena; y es la razón por la que la risa es contagiosa.

Pero no solo las emociones se contagian. El dolor también.

De hecho, cuanto más cerca nos sentimos de alguien, más sentimos su dolor.[14]

Una ojeada al interior del cerebro explica por qué ocurre esto. En presencia del dolor ajeno, se activan las mismas regiones de nuestro cerebro que cuando lo sentimos nosotros mismos.[15, 16] Estas regiones comprenden la ínsula, la corteza prefrontal y la corteza cingulada anterior, partes del cerebro descritas en la página 53 conocidas por su solapamiento emoción-dolor. Esta es la razón por la que nos encogemos y apartamos la mirada durante un combate de boxeo cuando la sangre es demasiado para soportarla, por la que nos da una punzada de compasión al escuchar historias sobre lesiones espantosas como la de Mateo y por la que los padres no pueden evitar sufrir cuando lo hacen sus hijos. Esto se conoce en neurociencia como «dolor empático» o transferencia social del dolor. Está mediado por las neuronas espejo de nuestro cerebro que nos ayudan a reflejar, o a relacionarnos, con el dolor de otros miembros de la misma tribu.

Esto tiene sentido desde el punto de vista evolutivo: comprender, empatizar y reaccionar ante el dolor ajeno es un fenómeno adaptativo. Nos ayuda a forjar y reforzar vínculos con los miembros de nuestra comunidad, un pegamento social que garantiza que no solo demos ayuda, sino que también la recibamos en caso de necesidad. Este superpoder social es tan importante que otros animales sociales —delfines, monos, ratones, cuervos— también lo aprovechan. En su máxima expresión, los poderes empáticos de nuestro cerebro contribuyen incluso a afecciones misteriosas como el síndrome de Couvade, también conocido como «embarazo simpático», que consiste en que una pareja biológicamente masculina, no embarazada, desarrolla síntomas de embarazo, incluyendo náuseas matutinas, sensibilidad del tejido mamario, cambios hormonales, aumento de peso, antojos de comida e incluso dolores de parto. No te creas que es algo infrecuente: este síndrome llega a afectar al 72 por ciento de los futuros padres biológicamente masculinos de todo el mundo, quienes sienten al menos uno de estos síntomas durante el embarazo de su pareja. Tras el parto, los síntomas suelen desaparecer. En lugar de ver esta afección como una rareza o pretender tratarla como si fuera una enfermedad, podríamos verla como lo que es: una exquisita apuesta de nuestros sofisticados cerebros por empatizar con el miembro más importante de nuestra tribu durante una de las etapas más importantes de la vida.

Prueba 4. Las relaciones tóxicas pueden enfermarnos

Así como las relaciones sanas nos ayudan a prosperar y a sanar, las relaciones tóxicas y enfermizas pueden hacer lo contrario.

Las relaciones abusivas y traumáticas son típicos factores que desencadenan y amplifican el dolor. Mientras que
el maltrato físico suele dejar marcas visibles, golpes y moratones, otros tipos de maltrato, verbal o emocional, por
ejemplo, pueden ser más sutiles. Y el abuso sexual puede
ocultarse por completo al resto de las personas. Pero estas
formas no son en absoluto menos tóxicas. Una forma especialmente nociva de abuso es el tratamiento silencioso,
utilizado para excluir, condenar al ostracismo y forzar la
pérdida de vínculos con los demás. Conocida como «muerte social», su impacto en la salud humana es nefasto.

Ser evitados o apartados por nuestra familia de origen, grupo religioso, amigos o cualquier otra comunidad
a la que valoramos puede causar y acentuar la depresión,
la ansiedad, el dolor y las tendencias suicidas.[17, 18]

El doctor Kipling Williams, por ejemplo, recuerda la
vez que estaba en un parque leyendo tranquilamente cuando un *frisbee* rodó hasta su manta. Los dos hombres que
estaban jugando, a los que no conocía de nada, le invitaron
a unirse. Tras unas cuantas rondas, empezaron a excluir al
doctor Williams y lanzarse el disco solo entre ellos. A pesar
de ser un adulto —un médico de éxito con sus propios
amigos—, el ser excluido «dolía», dice. Resulta que la exclusión social es una forma de castigo diseñada para hacer
daño. El doctor Williams quiso seguir explorándolo.

Profesor adjunto de Psicología, decidió estudiar el ostracismo en su laboratorio. Con su equipo, crearon escenarios experimentales en los que se marginaba a un indivi-
duo con el fin de observar cómo eso afectaba a su cerebro
y a su cuerpo. En un experimento que llamaron «Estudio
de la letra escarlata», se colocó una *O* roja sobre la puerta de la oficina de un miembro del equipo.[19] Se instruyó al
grupo para que rehuyera por completo al miembro marcado durante ese día. Las formas de exclusión incluían no

dirigirle la palabra, ni una sonrisa, ni siquiera establecer contacto visual con el blanco. El equipo realizó este experimento cinco veces con cinco personas diferentes; cada una de ellas registró sus pensamientos, sentimientos y reacciones. Sin excepción, la persona rechazada sintió distintos grados de dolor físico y emocional, desde malestar, insomnio, ansiedad y pérdida de autoestima.

Años de investigación indican que sentirse rechazado o apartado incluso durante periodos breves puede rápidamente desencadenar estrés y desesperación, comprometer el sentido de identificación y minar la sensación de control. Durante periodos más prolongados, puede llevar al suicidio, originar síntomas de trauma, señales físicas de estrés crónico y dolor. Durante la última década, Williams se ha convertido en uno de los principales líderes en este nicho. «No importa cómo se deje de lado a la gente —escribe—. La reacción es rápida y poderosa, induciendo una agonía social que el cerebro registra como dolor físico.»[20]

Hay una razón para ello, arraigada en nuestra propia neurobiología: la exclusión social sensibiliza nuestro sistema del dolor, un fenómeno conocido como «hiperalgesia relacionada con el ostracismo». Los humanos podemos sentirlo tanto a nivel individual —una madre alejada de sus hijos, un niño solitario marginado por sus compañeros— como a gran escala. Un conocido y comprobado amplificador del dolor es el racismo, en el que se estigmatiza y discrimina a otras personas por ciertos rasgos grupales.[21]

Los científicos plantean que, a semejanza del dolor físico, el dolor social puede servir como alarma de peligro: un sistema de señalización que nos alerta de que se han dañado vínculos sociales críticos, apremiándonos a repararlos o a forjar otros nuevos.[22] Al ser las relaciones sociales un pilar para nuestra supervivencia, como la comida y el agua, esto tiene sentido, ya que nos perjudica tanto no prestar atención a las rupturas sociales como no hacer caso de una mandíbula rota. Al igual que la molestia física resultante de un hueso u otra parte del cuerpo dañada, la desconexión social puede obligarnos a tomar medidas y hacer reparaciones.

Por supuesto, no hace falta que las relaciones sean abusivas para ser enfermizas. Las relaciones tóxicas se presentan de muchas otras formas: las que se caracterizan por la deshonestidad y el ninguneo por distorsión de la realidad («hacer luz de gas»), las que son sistemáticamente hostiles y estresantes, así como las rupturas conflictivas también resultan destructivas. Este tipo de interacciones entre personas pueden motivar una respuesta simpática sostenida al estrés, piratear nuestro sistema inmune y subir el dial del dolor. Las rupturas y los conflictos interpersonales, por ejemplo, tienen consecuencias físicas bien conocidas: tensión muscular, dolores de cabeza y de estómago, y trastornos del sueño y del apetito. En algunos casos, las relaciones tóxicas pueden incluso aumentar nuestro riesgo de desarrollar dolencias y enfermedades.[23]

Si las relaciones tóxicas pueden enfermarnos, y si las relaciones de apoyo pueden reducir el dolor, habrá que añadir algunos ingredientes a nuestras recetas, medicamentos importantes que faltan en nuestros botiquines. Veamos más de cerca uno de ellos.

PRUEBA 5. EL PODER CURATIVO DEL TACTO

Imagínate dos bebés diminutos y prematuros en la incubadora de una unidad de cuidados intensivos neonatales (UCIN). Cuando están lo suficientemente estables, los trasladan a una unidad de transición para prestarles cuidados y realizar controles adicionales. Los bebés beben la misma cantidad de leche maternizada y consumen el mismo número de calorías. Sin embargo, uno de ellos recibe quince minutos adicionales de caricias tres veces al día durante diez días. Este bebé gana un 47 por ciento más de peso al día que el bebé que no recibe las caricias adicionales.[24] También pasa más tiempo despierto y activo, sus habilidades motoras están más desarrolladas y puede abandonar el hospital una semana antes del otro bebé. Sorprendentemente, esta ventaja perdura con el tiempo: cuando se vuelve a evaluar a los bebés ocho y doce meses más tarde, el bebé que recibió las caricias adicionales mantiene un peso superior y obtiene mejores resultados en las pruebas mentales y motoras. Solo que esta historia real tiene una salvedad.

No es la historia de dos bebés.

Es la historia de miles de millones de bebés.

Incluidos tú y yo.

Esto se debe a que el tacto es fundamental para la humanidad. Somos creados dentro de otro cuerpo —literalmente—, envueltos por la calidez de su vientre. De ese modo, el tacto es el primer sentido que desarrollamos en el útero, antes que la vista o el oído. El tacto no solo resulta agradable y reconfortante: también es indispensable para nuestra supervivencia. Los estudios sobre bebés y niños huérfanos indican que la privación del tacto en los primeros años de vida puede provocar un retraso en el crecimiento, un desarrollo motor y cognitivo deficiente, un sistema inmunológico debilitado... e incluso la muerte. La privación del tacto, para quienes la han vivido, es como un dolor físico, como si la piel tuviera sed, sed de contacto humano, más que de agua.

Se ha demostrado que el tacto social —el hecho de que otros nos toquen— es extremadamente beneficioso para la salud, ya que reduce los niveles de hormonas del estrés y refuerza nuestra inmunidad. Como vimos con los bebés prematuros en la UCIN, el tacto favorece el crecimiento y estimula el desarrollo cerebral. El contacto piel con piel con un bebé tras el nacimiento produce mejoras cuantificables en sus latidos, peso, calidad del sueño, energía, resistencia a las infecciones, capacidad de aprendizaje y resiliencia general. Por eso los médicos colocan a los recién nacidos inmediatamente sobre el pecho de su madre. El tacto también libera oxitocina, un neuroquímico que nos hace sentir bien y que fomenta el vínculo, el apego y la cercanía. La oxitocina se libera cuando abrazamos a un ser querido, recibimos un masaje o una caricia en la espalda o incluso cuando nos damos la mano.

El tacto también es beneficioso en otros aspectos. Se ha demostrado que ayuda a los pacientes a recuperarse de quemaduras, reduce los síntomas de los trastornos alimentarios y estimula la función inmunológica, mejorando la capacidad de las personas con VIH de luchar contra el virus. El tacto también puede ayudarnos en el lugar de trabajo: empleados que recibieron masajes presentaron una reducción significativa de la presión arterial, la ansiedad y el estrés, y demostraron una mayor rapidez y precisión en el desempeño de sus funciones, en comparación con los que no los recibieron.[25] El tacto es asimismo un extraordinario analgésico.

Cuando te das un golpe con la rodilla contra la esquina de una mesa, ¿qué es lo primero que haces? Frotarla. La razón es muy simple: el tacto reduce el dolor. Esta forma de alivio se llama precisamente «analgesia inducida por el tacto» y explica en parte por qué frotar el estómago alivia el dolor en esa zona; por qué un abrazo puede parecer un bálsamo, y besar el culito de un bebé hace que deje de llorar.

Los neurocientíficos plantean la hipótesis de que el tacto ejerce estos efectos analgésicos porque interrumpe el procesamiento del dolor. Para empezar, los mensajes táctiles transmitidos por la piel llegan rápidamente a la médula espinal, donde inhiben la transmisión de mensajes de peligro de la parte del cuerpo dañada al cerebro. Al llegar menos mensajes de peligro al cerebro, la alarma del dolor se atenúa. Aunque una lesión siga siendo la misma —nuestra rodilla se hincha de todos modos tras el golpe contra la mesa—, el tacto contribuye a que nos duela menos.

El tacto, en particular el de ser tocado por otras personas de confianza, también reduce la activación en las regiones del cerebro que procesan el dolor, apaciguando nuestro sistema nervioso y serenando nuestra respuesta de lucha o huida,[26] a la vez que produce cambios en nuestro cuerpo: los músculos se relajan, baja la tensión arterial y el pulso cardíaco. La respiración se vuelve más regular y menos errática, y disminuyen los niveles de hormonas del estrés. También aumenta la sensación de seguridad y el sistema inmunológico recibe un buen impulso. El tacto estimula, además, la liberación de endorfinas, nuestros opiáceos endógenos, fundamentales no solo en el alivio del dolor como en el vínculo social y la sensación de confort, tanto en primates como en humanos.[27, 28]

EL VEREDICTO

Dice un viejo refrán que, compartida, la alegría se duplica y el dolor se reduce a la mitad.

Resulta que así es.

Las pruebas están a la vista, y el veredicto es claro: el tratamiento del dolor tiene muchas formas, y la medicina social es una de ellas. Contar con una comunidad y unos lazos sociales fuertes nos hace más felices y sanos. Por eso mi abuela, y la tuya, se encuentra mejor los días en que vamos a visitarla. La auténtica curación pasa por nuestras comunidades y nuestras relaciones con los demás; por mantener alejadas las relaciones tóxicas o abusivas; por confiar en el tacto y las sensaciones seguras, como el calor y el frío, y no pasar por alto el dolor de las rupturas, las separaciones y las muertes. Esta medicina al alcance de casi todos se presenta de muchas formas, entre ellas el apoyo de los compañeros, proveedores, grupos comunitarios, familiares e incluso extraños en internet, eso sí, con referencias y en ámbitos seguros. La medicina social destaca por el poder que tenemos de prescribir, dosificar y administrarnos tanto o tan poco como queramos.

Y con esto, señoría, concluyo mi alegato.

8

EL DOLOR DEPENDE DEL ENTORNO

Solo es buena la semilla que cae en buena tierra

FLAMANTES FLAMENCOS

Los flamencos, muy admirados por su elegancia y esplendor, llegan a medir hasta metro y medio, beben casi boca abajo y —cosa rara en el mundo animal— lucen un vistoso color rosa. Su nombre deriva de una palabra española o portuguesa (*flama*) que remite al color de una llama. La palabra inglesa para una colonia de flamencos es *flamboyance*. Imaginar que los flamencos simplemente nacen así, con las plumas en llamas, no parece del todo descabellado.

Pero lo es.

Los flamencos recién nacidos salen de unos huevos de color gris mortecino. Su flamante color, pese a confundirse con su identidad, no se hereda. No es genético; no está codificado en su ADN. El color de un flamenco depende por completo de su entorno.

El betacaroteno es un pigmento responsable del color naranja de las zanahorias y del rojo de los tomates maduros. También se encuentra en las gambas, algas y larvas de mosca de salmuera que constituyen la mayor parte de la dieta de los flamencos. A medida que estas aves consumen esos alimentos, las enzimas de su organismo metabolizan el pigmento y lo distribuyen por todo su cuerpo, convirtiendo el color de sus plumas, e incluso su piel, en un rosa intenso y eléctrico. Un flamenco criado en otro entorno, sin estas fuentes de alimento, sale de su huevo pardo, monótono y gris... y así se queda.

Conocemos ejemplos más cercanos. Cuando descuidamos el riego de nuestros jardines o no están suficientemente expuestos a la luz solar, nuestras plantas se marchitan, pierden el verdor y mueren. Pero si les damos tierra rica y nutritiva y una parcela soleada e hidratada, allí florecerán y prosperarán. De hecho, cuando «arreglamos» una planta, lo único que arreglamos es el entorno en el que crece.

Para los humanos, al igual que para las aves y el reino vegetal, el entorno es fundamental. Los genes que heredamos de nuestros padres biológicos determinan nuestro genotipo, es decir, nuestro ADN y estructura genética, pero es la interacción de estos genes con el entorno lo que genera el fenotipo, es decir, todas las características observables del ser humano, la planta o el flamenco, desde la estatura hasta la salud. Estos influyentes factores ambientales —que engloban la cultura, la raza y la etnia, el sexo y el género, el estatus socioeconómico y el acceso a la sanidad, y los factores estresantes del entorno como los traumas y los abusos— se llaman determinantes sociales de la salud, e influyen en todos y cada uno de los aspectos que nos atañen. Todos sin excepción. De hecho, gran parte de lo que damos por supuesto que es una simple cuestión biológica, como la depresión, por ejemplo, o el cáncer, y desde luego el dolor, es tan ambiental como biológico.

Dado que este tema podría llenar varios libros (que ya se han escrito), me centraré aquí en tres de estos determinantes ambientales de la salud:

1. Cultura, raza y etnia
2. Sexo y género
3. Trauma

Mi deseo es que este capítulo te ayude a conocer mejor la tierra en la que creces: los mejores ingredientes ambientales y sociológicos para tu receta del dolor.

Cultura, cuidadores y dioses del dolor

Tendemos a asumir que todos los seres humanos entienden el dolor de la misma manera puesto que el propósito evolutivo es universal. Pero aunque es probable que, a nivel neurobiológico, todos procesemos el dolor de una manera similar, por no decir casi idéntica, la forma en que lo entendemos —qué es, qué significa y cómo lidiar con él— es cultural.

Desde pequeños, aprendemos de la boca de nuestros cuidadores y de nuestro entorno qué significa el dolor, qué es susceptible de doler y qué no, cómo se supone que lo expresamos y cómo responden los demás. Esto se debe en parte a un fenómeno llamado *modelado social*, y nos afecta desde el día en que nacemos.

«Modelado social» significa que las personas de nuestro entorno —familiares, compañeros de trabajo, líderes religiosos, actores, el vecindario e incluso perfiles de redes sociales que seguimos— hacen las veces de modelos y maestros, y predican lo que es el dolor, cómo deberían reaccionar los demás y cómo se espera que nos comportemos.[1]

Por eso, cuando una niña se cae en el parque, es probable que su primera reacción sea mirar a la cara de su progenitor y, si lo que ve es pánico y lo que oye es un grito de alarma, seguramente empezará a llorar. Pero si su progeni-

tor mantiene la calma y le transmite confianza, ayudándo-
la a distraerse y volver a lo que estaba haciendo, entonces
lo más probable no es que llore, sino que vuelva a jugar.
Las personas que tenemos a nuestro alrededor moldean,
de forma constante y sin saberlo, nuestra experiencia del
dolor.

Por supuesto, nuestra cultura es mucho más que quienes cuidan de nosotros. Cada civilización y grupo religioso
tiene su propia idea del dolor. En ciertas culturas se cree
que es una prueba de fe; en otras, que es un castigo por
pecados cometidos. Hay quienes adoran a divinidades del
dolor: los antiguos griegos tenían a las Algeas, «personifi-
caciones» del dolor físico y emocional, también conocidas
como las Dolores en romano (del latín *dolor*, palabra de la
que deriva directamente la castellana, y que significaba
'dolor, pena y aflicción'). Los finlandeses tienen a Kiputyt-
to, un espíritu que algunos creen que alivia el dolor llevan-
dolo a lugares donde no se puede sentir, como el fondo del
océano. Para los budistas, al revés, el dolor es inevitable
desde que se nace en un cuerpo humano y forma parte de
la vida, con lo que más vale resignarse, abrazarlo y aprender de él que combatirlo o eliminarlo.

Cada grupo cultural tiene también su propio lenguaje
para llamar a la angustia y el sufrimiento, que denota si
valoran más la posibilidad de expresarlo emocionalmente
o de reprimirlo con estoicismo. Si las culturas más emoti-
vas pueden fomentar una exhibición vocal, como gritos y
maldiciones, las culturas más estoicas tienden a valorar
que se oculte el dolor y se siga adelante en lugar de hacerlo
público.

La respuesta al dolor también está influida por lo que
hemos aprendido sobre su significado: en la cultura en la
que vivimos, nuestros síntomas ¿se consideran «normales»
o «anormales»? Los investigadores que estudiaron las res-

puestas culturales al dolor en Australia y Nepal descubrieron que los aborígenes australianos y los nepaleses de las zonas rurales no acuden a los servicios médicos por un dolor de espalda crónico ni siquiera cuando se les ofrece esa posibilidad, pese a que un tercio de los hombres y la mitad de las mujeres, cuando se les preguntó, afirmaron tener dolor de espalda.[2] ¿Por qué? Porque estas culturas no ven el dolor de espalda como un «problema médico» que solucionar, sino como una parte natural del envejecimiento.

Pongamos un ejemplo. En un pequeño pueblo de Jordania, un grupo de hombres sufíes devotos se reúnen en una espartana habitación para rezar. Hay música, rezos y canto devocional. Los hombres se balancean rítmicamente, con los ojos cerrados; algunos practican la meditación y la respiración consciente. El líder de la ceremonia desenvuelve una bolsa de cuero, descubriendo unos cuchillos que se utilizarán en un ritual religioso para demostrar su fe en Alá y la creencia en su capacidad de curar. Algunos de esos hombres utilizan estas cuchillas para pincharse la piel. No temen hacerlo, más bien se muestran impacientes; y a pesar de las heridas punzantes, nadie grita de dolor. Se instala una sensación de paz y comunión. Para los sufíes, este dolor no es sufrimiento, sino una forma de acercarse a Alá trascendiendo el cuerpo físico.

A un nivel más específico, «cultura» también abarca comunidades y subculturas con las que decidimos identificarnos y asociarnos. También son influencias culturales una comunidad de maratonistas, de kung-fu o de BDSM (en la que se participa, previo consenso, en prácticas sexuales con cuerdas, juegos de dominación y sumisión, y masoquismo). Cada una concibe el dolor y la forma de responder a él de forma distinta, lo que sin duda modifica nuestra forma de entenderlo. Es así como en estos subgrupos puede ser normal y aceptado buscar el dolor adrede, infligir dolor a otros que lo desean o disfrutar del dolor, con independencia de que esto se aleje de las normas culturales más extendidas.

BAJO LA PIEL: RAZA, ETNIA Y DOLOR

Ciertos grupos o clasificaciones sobre los que tenemos mucho menos control, como nuestra raza, etnia y estatus socioeconómico, también influyen no solo en nuestra experiencia del dolor, sino también en cómo la perciben los demás, es decir, en cómo creen que nos sentimos. Serena Williams, estrella y campeona de tenis, nos lo puede explicar de primera mano.

Al día siguiente de dar a luz, Serena perdió la sensibilidad en las piernas y le costaba respirar. Sospechó que estaba sufriendo una embolia pulmonar, una enfermedad en la que unos coágulos de sangre potencialmente mortales obstruyen el flujo sanguíneo a los pulmones. Se la habían diagnosticado años antes. Pidió de inmediato una prueba y que le recetaran anticoagulantes, algo que la enfermera rechazó, insinuando que tan solo estaba «confundida». Cuando el médico de Serena logró por fin que le hicieran las pruebas, los escáneres revelaron que ella tenía razón: se habían formado coágulos y Serena requería una intervención quirúrgica inmediata. Desde entonces se ha preguntado qué le habría pasado de no haber sido una atleta famosa. «En Estados Unidos, una mujer negra tiene casi tres veces más probabilidades de morir durante o después del parto que una mujer blanca —dice Serena—. El que me escucharan y tratasen de la manera adecuada supuso para mí la diferencia entre la vida y la muerte.»[3]

Los humanos tendemos a hacer suposiciones sobre el dolor de personas de otras razas, etnias y culturas, casi siempre basadas en estereotipos arraigados e indudablemente tóxicos. Una falsa creencia sobre los negros es que tienen la «piel más gruesa» que los blancos y, por tanto, toleran mejor el dolor.[4] Esto es falso, pero en Estados Unidos es un estereotipo que se remonta al tiempo en que era legal traficar con esclavos, y que contribuye al racismo en los entornos médicos, a prestar una atención médica desigual y a prácticas de prescripción discriminatorias. Según datos actuales, se recetan de manera sistemática menos analgésicos a los estadounidenses negros que a los caucásicos.[5]

Además, no siempre se cree a los pacientes negros cuando describen su dolor, y esto no solo les ocurre a las mujeres como Serena. El dolor de los hombres e incluso de los niños negros también se desdeña sistemáticamente más que el de los blancos. El *Journal of the National Medical Association* informa de que los pacientes negros de ambos sexos tienen el doble de probabilidades de que no se le dé la debida importancia a su dolor en comparación con otras razas y etnias.[6] En otro estudio de casi un millón de niños con apendicitis, los que eran negros tenían cinco veces menos probabilidades de recibir opiáceos para aliviar el dolor agudo grave que los niños blancos.[7]

Nuestras creencias sobre la riqueza también influyen en nuestra percepción del dolor. En todas las razas y etnias, es más probable pensar que los individuos de bajo nivel socioeconómico «exageran» su dolor que hacerlo en relación con los más ricos. Los estudios sugieren que este sesgo es una peligrosa falsedad: un estudio exhaustivo de más de diecinueve mil personas realizado a lo largo de doce años reveló que las personas económicamente desfavorecidas padecen dolor más a menudo que las más pudientes, y que están más sujetas a dolores más severos.[8]

La ciencia ofrece algunas hipótesis para explicar estos resultados, y ninguna tiene que ver con una supuesta in-

ferioridad genética. Para empezar, está perfectamente demostrado que las minorías étnicas y las personas de las
clases más bajas están expuestas a una carga desproporcio-
nada de dolencias y enfermedades, en gran parte por motivos relacionados con el entorno, entre ellos el difícil o
nulo acceso a una atención sanitaria asequible y de calidad, a un seguro, a alimentos asequibles y saludables, y a
unas condiciones de vida seguras y salubres.[9] En segundo
lugar, cada vez más estudios demuestran que el racismo,
la marginación y la estigmatización, factores de estrés de
primer orden, sensibilizan el sistema del dolor y aumentan las inflamaciones, provocando más dolor en umbrales
más bajos.[10, 11]

¿El resultado? Una creciente disparidad en la incidencia, la prevalencia y la forma de tratar el dolor, determina-
da no por la genética, la enfermedad o el tipo de lesiones,
sino por la raza, la educación y la economía. Todos estos
ingredientes han estado ocultos en tu receta de dolor, sin
quejarse y sin que nadie pregunte por ellos.

Pero queda todavía por explorar otro factor social determinante de la salud, uno que afecta a todos y cada uno
de nosotros: el sexo.

AGUANTAR COMO UN HOMBRE: SEXO, GÉNERO Y DOLOR

Si piensas que el sexo y el género no tienen nada que ver
con la forma de sentir dolor, piensa un poco más.

Cuando te duele, ¿«lloras como una niña»? ¿Y alguna
vez te han dicho que «aguantes como un hombre» después
de hacerte daño?

Las diferencias entre sexos saltan a la vista, empezando
por esta: la clara mayoría de las personas que sufren dolor

crónico son mujeres.*, [12] Su riesgo de desarrollar dolor crónico, y la intensidad de este, es mayor que en los hombres.[13]
«No importa si las mujeres se quejan más o si lo sufren más
—afirma la doctora Carolyn Mazure, de la Facultad de Medicina de la Universidad de Yale, que estudia las diferencias de sexo y género en medicina—. Creo que ambas cosas
pueden ser verdad.»[14]

Sin embargo, aún no lo sabemos con certeza porque
hace muy poco que disponemos de datos significativos sobre el dolor de las mujeres. ¿Por qué?, te preguntarás... El
80 por ciento de los estudios sobre el dolor se han realizado solo en varones, sobre todo humanos y roedores ma-
cho. Esta inquietante tendencia es transversal a toda la investigación médica, y se mantiene desde hace décadas. De
hecho, la gran mayoría de los estudios científicos históricamente han excluido a las mujeres, recopilando datos solo
de varones y generalizándolos al resto de la población.[15]
Hay aún menos datos sobre el diverso espectro de identidades de género. A pesar de esto, lo que sí ha quedado muy
claro es que el género es un ingrediente básico e indispensable en nuestra receta del dolor.

Como ocurre con todo lo que tiene que ver con el dolor, estas diferencias no son una simple cuestión de biología. Más bien, las diferencias de dolor relacionadas con el
sexo y el género son biopsicosociales; son el resultado indi-
recto de la intersección de factores biológicos, psicológicos

---

* Según la definición de la Organización Mundial de la Salud, el
sexo se refiere en este contexto a atributos biológicos hereditarios
como los genes, las hormonas sexuales y la anatomía reproductiva, y
el género a los roles, comportamientos, expresiones e identidades socialmente construidos. Fuente: Kaufman, M., Eschliman, E., y Karver,
T. (2023), «Differentiating sex and gender in health research to achie-
ve gender equity», *Bulletin of the World Health Organization*, 101 (10),
p. 666.

y sociológicos que no solo afectan a cómo sentimos y evaluamos el dolor.[16]

En la cultura estadounidense, por ejemplo, es tradición animar a los hombres a reprimir sus emociones. Si expresan dolor, se arriesgan a que los tachen de «flojos» o «mariquitas». A las mujeres, por el contrario, se las incentiva culturalmente a mostrar sus emociones, por lo que tienden a expresar y caracterizar su dolor con más libertad que los hombres, pero cuando lo hacen es mucho más probable que se las acuse de exagerar, fingir, ser demasiado emocionales o, peor aún, que se las considere «locas» o «histéricas». Llevamos así siglos. Hipócrates, que acuñó el término *histeria*, decidió que era una enfermedad del útero pese a no tener ni una sola prueba científica que respaldara su afirmación. Siglos más tarde, Freud siguió sus pasos, al considerar la histeria «exclusivamente femenina». Esta misoginia generalizada se ha extendido de generación en generación, y con resultados catastróficos.

Para empezar, las mujeres tienen el doble de probabilidades de morir de accidentes cardiovasculares que los hombres,[17] entre otras razones porque las que acuden a urgencias con dolor torácico tienen el doble de probabilidades que los hombres de que se las envíe a casa con un diagnóstico de «trastorno mental», aunque presenten exactamente los mismos síntomas que ellos. Esto no es un caso aislado; es la regla. Los estudios demuestran que es mucho más probable que los profesionales sanitarios no se tomen en serio el dolor de los pacientes si son mujeres, y que lo atribuyan a causas psicológicas como la ansiedad, el estrés y otras versiones modernas de la histeria. Este sesgo que lleva a atribuir el dolor de las mujeres exclusivamente a trastornos de salud mental y a las emociones supone que muchas veces se pasen por alto las pruebas de diagnóstico reales.

Ann, de sesenta años, compartió hace poco su historia con *The Washington Post*: «Empecé a tener sensaciones extrañas en toda la cara, que se extendían por el lado derecho del cuerpo».[18] Pero cuando se lo contó a su equipo de atención primaria, solo cosechó burlas. Sus síntomas empeoraron; desarrolló visión doble y borrosa. Cuando les preguntó si podía tratarse de un tumor cerebral, le dijeron que no y la enviaron a casa. Al cabo de seis meses, dice, «me desmayé y me hicieron una resonancia magnética». Era un tumor cerebral.

El sesgo de género también afecta a los tratamientos. A veces retrasan e impiden una atención adecuada. Las mujeres tienen muchas menos probabilidades que los hombres de recibir analgésicos adecuados en urgencias y después de una intervención quirúrgica, y es más probable que les receten sedantes para «estar tranquilas».[19] «Existe una brecha del dolor, pero también una brecha de credibilidad —sostiene Anushay Hossain, autora de *The Pain Gap: How Sexism and Racism in Healthcare Kill Women (La brecha del dolor: cómo el sexismo y el racismo en la sanidad matan a las mujeres)*—. No se cree a las mujeres cuando hablan de sus cuerpos, y punto.»

Aunque estos estereotipos heteronormativos no siempre son ciertos, está claro que la forma en que evaluamos el dolor —así como los tratamientos— no solo habla de la lesión o de la enfermedad, sino también de la cultura y el género.

DOLOR Y TRAUMA: EL CUERPO LLEVA LA CUENTA

Once «puntos gatillo», cuatro balas, un arma

Para Hallie, lo primero fueron los dolores de cabeza. Llegaron a sus catorce años. Su neurólogo les había dicho a sus padres que tal vez se le pasarían después de la pubertad. Pero no hicieron más que empeorar. Con los años, el dolor se extendió a su cuello y hombros, más tarde bajó a sus manos y a las articulaciones de sus dedos. Y a medida que el dolor empeoraba, también aumentaban la fatiga, la niebla mental y el insomnio. Luego llegaron las náuseas y los dolores de estómago. A los veinte años, Hallie solo podía hacer vida y participar en actividades cuando el dolor se lo permitía. A veces, el dolor era tan fuerte, y su energía tan baja, que fregar la vajilla era todo lo que podía empezar y terminar antes de volver a meterse en la cama.

Alcanzó la edad adulta acompañada de una batería de pruebas y escáneres: analíticas de sangre, radiografías, tacs, resonancias magnéticas, estudios de conducción nerviosa, muestras de heces, exámenes físicos. Como todo dio negativo, le dijeron que probablemente era «ansiedad y estrés». Pero ni siquiera sus mejores intentos de aplacar el estrés acabaron con el dolor de Hallie. Por fin, a los veintinueve años, un reumatólogo le diagnosticó fibromialgia. Le explicó los criterios de diagnóstico. Antes, dijo, la fibromialgia solo se diagnosticaba si un paciente tenía dolor en dieciocho o más «puntos gatillo» o disparadores localizados por todo el cuerpo. Después, ese número se redujo a once. Hoy día, dijo, los expertos han dividido el cuerpo en cinco regiones, y basta con sufrir dolor crónico en cuatro de ellas para que lo diagnostiquen.

Se le pusieron los ojos como platos. Aquello no tenía sentido para ella. Como todas las personas con fibromialgia saben, unos días te pueden doler dieciocho partes del cuerpo, y otros días, solo dos. Y otros, el dolor puede extenderse a una parte del cuerpo que nunca había dolido. La intensidad del dolor también aumenta y disminuye constantemente. ¿Cómo se podía basar un diagnóstico en la localización del dolor, o en el número de partes del cuerpo que duelen, cuando todo ello es tan variable? Pero ella no era una experta, y el diagnóstico parecía encajar. Lo aceptó. La búsqueda que hizo por internet sugería un pronóstico sombrío: la fibromialgia «no tenía cura». Entonces, ¿su dolor se quedaría para siempre?

A los amigos y la familia les costaba entender ese diagnóstico. Durante la mayor parte de su vida adulta, Hallie se las había arreglado para trabajar, ver a sus amigos, hacer ejercicio, tener citas e incluso estudiar fotografía. Como tenía buen aspecto, la gente daba por sentado que gozaba de buena salud. Pero ella no se sentía bien. Su enfermedad era invisible: nadie veía una silla de ruedas, ni sangre o vendajes. Y a medida que el dolor se extendía, le pasaba factura: una factura inasumible, tanto en términos sociales y físicos como económicos. Su aseguradora había rechazado varias veces cubrirle cualquier tratamiento que no fuera un fármaco, lo que la había obligado a consumir sus ahorros. Seguir con su pasión por la fotografía, su objetivo profesional de toda la vida, se convirtió rápidamente en algo inalcanzable. Por suerte, aún podía pagar el alquiler. Cuando ya no se pudo permitir vivir sola, volvió con sus padres.

Tras dos semanas en su casa, se dio cuenta de que poco había cambiado respecto a la caótica infancia que recordaba. Sus padres aún se enzarzaban en terribles peleas que duraban toda la noche, y era habitual despertarse con el estruendo de gritos y cristales rotos. La salud de Hallie, en lugar de mejorar, empeoró. Pasaba semanas en la cama, con los auriculares enganchados a los oídos, con el único objetivo de hacer caso omiso del alboroto que la rodeaba. Pero cuanto más tiempo pasaba en casa, más empeoraba su dolor, que se desplazó a la parte baja de la espalda, y luego alrededor de su pelvis. Si orinar era doloroso, el sexo era imposible. Dejó de tener citas. El dolor pélvico se prolongó tanto que empezó a preguntarse si algún día podría tener hijos. Esto la destrozó; siempre había querido ser madre. Cambiar de entorno sí que había cambiado su dolor, pero para peor. No tenía sentido. ¿Por qué había aumentado el dolor desde que volvió a casa de sus padres?

Hallie nunca se había sentido tan mal. Fue entonces cuando su médico favorito, un ginecólogo-obstetra a cuya consulta acudía desde la pubertad, le reenvió un episodio del pódcast en el que yo describía la relación entre el trauma y el dolor. Al escucharlo, Hallie se derrumbó en el suelo, llorando. ¿Por qué nadie había explicado antes esta conexión entre trauma y dolor? De repente, todo tenía sentido. De haberlo sabido, me dijo más tarde, esa información habría cambiado su vida. Habría establecido la conexión y se lo habría contado a todos sus cuidadores.

Les habría hablado del miedo que de niña siempre tenía a la noche, cuando su padre se solía sentar en el estudio y bebía. Era un borracho violento, con tendencia a los accesos de ira. Una noche, cuando Hallie tenía catorce años, su padre empezó a estrellar jarrones de cristal contra la pared, después vinieron los vasos de agua, un ordenador y todo lo que tuviera cerca, que fuera frágil y pudiera romper. Las esquirlas estallaban en el aire y se esparcían por el suelo. Cuando la madre de Hallie intentó detenerlo, él la pegó. Fue una paliza brutal.

Temiendo por su seguridad, Hallie metió a su hermano en el dormitorio y lo sacó por la ventana. El pequeño tenía entonces ocho años. Hallie rezó para que su padre estuviera lo suficientemente ido como para no darse cuenta. Pasaron la noche en el tejado a pesar del frío, acurrucados juntos como dos gatitos. Cuando salió el sol, y en la casa no se oía una mosca, volvieron a entrar, se pusieron la ropa del colegio y caminaron hasta la parada del bus escolar como si todo fuera normal.

Para ellos, lo era.

La madre de Hallie pidió el divorcio pocas semanas después. Aquella noche, su padre llegó a casa borracho. Hallie siempre lo notaba por la pesadez de sus pasos y por la forma en que arrastraba las palabras. Empuñaba una pequeña pistola negra que brillaba a la luz del pasillo. La pistola, dijo con una mirada dura y fea, tenía cuatro balas: una para cada uno. Hallie, con el corazón en un puño, se incorporó e intentó calmarlo con su voz más valiente y conciliadora. Su madre finalmente lo engatusó con un paquete de seis cervezas frías para que fuera al patio trasero, no sin antes abrir fuego contra una pared dejando un agujero del tamaño de una sandía. Hallie, apenas respirando, con la cabeza a punto de estallar, llamó a urgencias.

Ni la explosiva dinámica de sus padres había cambiado, ni tampoco el cuerpo de Hallie. Más de diez años después, le costaba sentirse segura, sobre todo por la noche. Era como si su cerebro estuviera constantemente a la espera de la próxima catástrofe. Casi siempre estaba nerviosa, en alerta máxima y extrañamente atenta a los sonidos: cualquier ruido, incluso algo tan inocuo como alguien cerrando el coche de un portazo, le causaba un sobresalto.

Cuando escuchó el pódcast y comprendió el nexo entre el trauma y el dolor, se sintió aliviada. Siempre había jurado que su dolor no tenía ningún patrón, que no guardaba relación con su historia familiar. ¿Por qué debería hacerlo? Pero esta nueva forma de abordar el sufrimiento ayudó a que todas las piezas encajaran: sus problemas de sueño, la hipervigilancia y la fibromialgia. Mirando atrás, parecía evidente que ese vínculo siempre había estado ahí. Era lógico..., y a la vez sorprendente. Durante unas semanas, una frase resonó dentro de su cabeza: «El cerebro y el cuerpo están conectados todo el tiempo».

Hallie acudió a mi consulta; la receta de dolor parecía

escribirse sola. El trauma encabezaba su lista de ingredientes. Para el tratamiento, decidió limitar su exposición a relaciones tóxicas y desencadenantes, lo que implicaba pasar menos tiempo en casa de sus padres. Le costó un poco. Con la ayuda de una amiga, se mudó a casa de esta, a la habitación de invitados. Establecer estos límites pareció ayudar. Con el apoyo de su madre, Hallie se pudo permitir la psicoterapia y la biorretroalimentación para aprender a lidiar con las respuestas físicas al trauma y minimizarlas. Aprendió estrategias de relajación que la ayudaron a regular el ritmo cardíaco, la tensión muscular y las respuestas de sobresalto. Aprendió a apagar los mensajes de alarma del cerebro que no paraban de decirle que estaba en peligro incluso cuando no lo estaba. Reconociendo la desesperada necesidad de su cuerpo de encontrar sosiego, Hallie también se apuntó a yoga al aire libre, lo que aumentó el tiempo de exposición solar y le permitió ponerse de nuevo en movimiento. A veces le dolía, pero su nueva conciencia de que el dolor de la fibromialgia no era un indicador de peligro cambió por completo las reglas del juego.

Hallie también cambió la dieta, eliminando el café y el alcohol. Los años de dependencia de la cafeína no se lo pusieron nada fácil. Pero no cabía duda de que mejoró su sueño. Antes de acostarse cada noche, Hallie escuchaba meditaciones guiadas que la transportaban a la naturaleza: prados verdes y vistas al océano. Se relajaba tan completamente que era como si sus músculos se derritieran. Por último, Hallie aprendió técnicas de higiene del sueño que la ayudaron a prescindir de los somníferos que había tomado durante años.

Fue un trabajo arduo. Los avances llegaron, de forma gradual pero firme. A medida que menguaban la fatiga y el letargo, aumentaban la motivación y la energía. Los problemas gastrointestinales parecían responder bien a los ajustes en la alimentación, la relajación, la biorretroalimentación y la meditación. Sus dolores de cabeza, cuello y brazos se disiparon poco a poco hasta convertirse en un ruido de fondo. Los de espalda y la pelvis eran más persistentes, pero se volvieron menos incapacitantes. Cuando se vio capaz de volver a escribir a máquina, quiso reincorporarse a su antiguo trabajo. Su jefe, que la había apoyado desde el principio, la recibió de mil amores. Cada pequeña victoria motivaba a Hallie a seguir desmenuzando su receta del dolor, por frustrante que fuera.

Por fin retomó sus tan deseadas clases de fotografía, que le daban un enorme placer y alegría. Con el tiempo, el dolor pélvico que antes había borrado sus planes de tener hijos también empezó a cambiar, y volvió a acariciar la idea de que algún día podría tener una familia.

Hallie tuvo algunas recaídas, a veces predecibles, como cuando iba a visitar a sus padres, y a veces inesperadas. Lo que marcaba la diferencia era que ahora no la asustaban ni la paralizaban. En cambio, cuando el dolor aparecía, ella simplemente sacaba su caja de herramientas, que eran muchas y extremadamente eficaces.

El mes pasado, Hallie se fue a vivir con un compañero que conoció en la clase de fotografía.

Están intentando tener un bebé.

Otra forma de entender el trauma

De todos los determinantes sociales de la salud, el que más atención ha recibido en los últimos años es el trauma. Esta palabra se puso de moda en la cultura popular hasta tal punto que su significado parece haberse diluido.* Lo que

---

* El *Manual diagnóstico y estadístico de los trastornos mentales*, 5.ª edición, revisada (DSM-5-TR por sus siglas en inglés) define *trauma*

no se ha diluido ha sido su impacto real en el cuerpo humano.

El trauma y el dolor crónico son uña y carne: van de la mano en casi un 80 por ciento de los casos: las personas con dolor crónico suelen tener antecedentes de trauma, y las que han sufrido un trauma suelen desarrollar dolor crónico.[20, 21] Se ha demostrado que la presencia de una aumenta la probabilidad y la gravedad de la otra. No es ninguna casualidad. Gracias al doctor Vincent Felitti y sus colegas, lo sabemos a ciencia cierta.

En 1998, el doctor Felitti trataba la obesidad en el hospital Kaiser Permanente cuando hizo un hallazgo desconcertante. El principal motivo de sobrepeso en sus pacientes no parecía ser la comida, sino algo mucho menos obvio y más siniestro.

Pese a su voluntad de estar más sanos, muchos pacientes no lo tenían claro a la hora de perder peso, al que algunos llegaban incluso a referirse como «protector». No tenía sentido. Protegerlos ¿de qué?

Cuando el doctor Felitti entrevistó a sus pacientes para un estudio, se encontró un patrón sorprendente: había un porcentaje desproporcionado de supervivientes de abusos sufridos durante su infancia. Y esos abusos parecían relacionados con su obesidad. Una joven de veintitrés años que había engordado sesenta y ocho kilos después de que la violaran explicó la conexión: «Si peso más, me miran menos, y es lo que necesito».[22] Para ella, el exceso de peso era una protección; era la respuesta traumática que le brindaba una sensación de seguridad frente a la posibilidad de volver a sufrir a manos de un depredador sexual. Su obesidad no era el problema; era la Solución.

---

como «exposición a muerte real o amenaza de muerte, lesiones graves o violencia sexual», ya sea como víctima o como testigo.

Los científicos se preguntaron entonces: si el trauma estaba discretamente relacionado con esta enfermedad, ¿podría estarlo con otras? Felitti y su equipo decidieron averiguarlo. En colaboración con los Centros para el Control y la Prevención de Enfermedades de Estados Unidos, empezaron a investigar qué impacto tienen en la salud humana los traumas infantiles, conocidos también como experiencias infantiles adversas (EIA). Entrevistaron a casi veinte mil personas, y se centraron en abusos físicos, sexuales y emocionales sufridos, negligencia, violencia doméstica, enfermedades mentales de los padres y otras experiencias adversas a temprana edad, a la vez que evaluaron todo tipo de parámetros de salud física y emocional. Sus hallazgos conmocionaron al mundo médico y aún tienen repercusión hoy en día.

Su trabajo pionero, conocido como Estudio EIA (o Estudio ACE por sus siglas en inglés) reveló que los traumas infantiles eran comunes, destructivos y constituían uno de los factores más determinantes de la salud física jamás descubiertos. Haber sufrido EIA aumentaba de manera significativa el riesgo de desarrollar obesidad, cáncer, depresión, migraña, enfermedades pulmonares y otras.[23, 24] Además, se registraba una proporción directa entre el número de traumas sufridos y la cantidad y gravedad de los trastornos físicos y mentales. Quienes habían sufrido múltiples traumas infantiles tenían un 460 por ciento más de probabilidades de estar deprimidos y un 1.220 por ciento más de haber intentado suicidarse que aquellos que no habían relatado ningún trauma.

El mismo patrón se repite en el dolor crónico. Cuantos más acontecimientos traumáticos hayamos vivido, mayor será el riesgo de desarrollar dolor crónico y discapacidad.[25, 26] Los adultos que han sufrido EIA presentan una incidencia de dolor crónico dos veces superior a quienes no las han sufrido. Pero el dolor que sigue al trauma no siempre espera hasta la edad adulta. En un estudio de casi cincuenta mil niños, los que habían sufrido una EIA tenían un 60 por ciento más de probabilidades de padecer dolor crónico que los que no; ese porcentaje ascendía a un 170 por ciento en los que habían sufrido cuatro o más EIA.

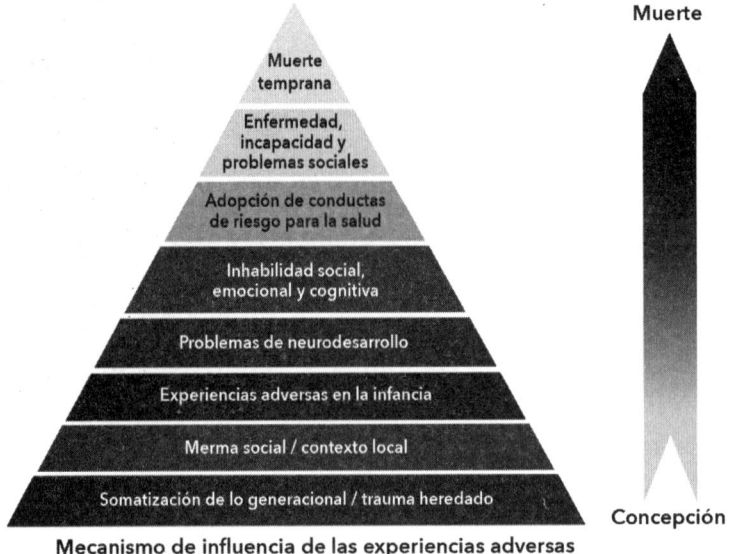

Mecanismo de influencia de las experiencias adversas
en la infancia en la salud y el bienestar a lo largo de la vida

El trauma es un predictor de la enfermedad, la discapacidad
y el dolor crónico.

Los traumas que se sufren en la edad adulta también son factores de riesgo para el desarrollo de dolor crónico, como los accidentes de coche, la violencia doméstica y los malos tratos, las enfermedades potencialmente mortales y los combates militares. Cuando se evaluó a un grupo de veteranos traumatizados para determinar el impacto de la guerra en sus necesidades clínicas, un alarmante 97 por ciento declaró sufrir dolor.[27]

El Estudio EIA fue uno de los primeros en demostrar la

relación inequívoca entre los traumas y la salud humana. Desde entonces el estudio se ha replicado cientos de veces en veintidós países, incorporando datos de más de medio millón de personas. Estos hallazgos aumentan la concienciación sobre el impacto del trauma y sus efectos físicos a largo plazo. También han propiciado el desarrollo de intervenciones orientadas a reducir la prevalencia y el impacto de los traumas en nuestra salud, estrategias que pronto conocerás tú también.

Pero ¿qué aspectos ocultos de nuestra neurobiología explican este desconcertante solapamiento dolor-trauma?

El cuerpo es el puente: la neurobiología del trauma

El trauma puede ser uno de los factores sociales que condicionan la salud humana, pero no es solo ambiental ni psicológico, también afecta a nuestro cuerpo, alterando el funcionamiento de los sistemas nervioso, endocrino e inmune. Por ejemplo, crea una «huella» neurológica que nos hace más susceptibles a desarrollar dolor crónico. Los estudios neurocientíficos revelan que el trauma puede modificar las vías cerebrales y los neurotransmisores, secuestrar la amígdala y accionar el sistema del dolor.[28, 29] En su conjunto, estas alteraciones a nivel neurobiológico pueden generar una respuesta de estrés exacerbada, intensificada y crónica, razón por la que se incluye la E en el TEPT (trastorno por estrés postraumático). Un sistema nervioso atascado en el modo de supervivencia sigue amplificando los mensajes de peligro incluso cuando ya no existe ninguno, convirtiendo el cerebro en un altavoz del dolor.

De forma más visible, el trauma también cambia nuestra forma de pensar, sentir y comportarnos. Tras un acontecimiento terrible e inevitable, el mundo se nos puede figurar de repente un lugar peligroso, volviéndonos temerosos y esquivos. Vivir un trauma impone sin que lo advirtamos a nuestro sistema nervioso el hábito de estar alerta por si vuelve a ocurrir. Si pudo suceder algo tan horrendo como inesperado, el cerebro razona, ¿acaso no podría volver a pasar? Así pues, una persona que ha sido víctima de un asalto violento en la calle podrá empezar a sentir miedo siempre que tenga que salir sola. Un superviviente de un tiroteo en una escuela puede volverse reacio a estar en un aula u otro lugar concurrido. Y alguien atacado con saña por un perro puede empezar a evitar a cualquier perro, por muy amistoso o pequeño que sea.

Para no caer en la tentación de asociar esta respuesta a un déficit de lo que sea o una enfermedad mental, no lo es. Se trata tan solo de que nuestro cerebro hace aquello para lo que lo diseñaron: aprender, asociar y adaptarse para protegernos. Si vivimos algo terrible y espantoso, y él no estuvo a la altura para protegernos, se moviliza para intentar hacerlo mejor la próxima vez. Por ello, cuantas más experiencias traumáticas vivamos, más protector se volverá nuestro cerebro.

Un síntoma característico del trauma, la hipervigilancia, ilustra estos cambios en acción, y también su conexión con el dolor. La hipervigilancia es una hiperconciencia y una adaptación a fragmentos de datos sensoriales. Ocurre cuando un sistema nervioso demasiado protector se dedica sin descanso a explorar el entorno en busca de peligros potenciales en un afán por protegernos. Como consecuencia, nuestros cuerpos dan una respuesta excesiva a estímulos benignos. Por ejemplo, un ruido fuerte, como un portazo, puede desencadenar una respuesta de sobresalto exagerada: saltar de la silla, tensar los músculos, poner el corazón a mil...; es decir, todo listo para luchar o huir. Hallie conocía demasiado bien este síntoma que le impedía dormir por las noches.

Pero un sistema nervioso hipervigilante no busca peligros solo en nuestro entorno externo sino también en el interno, siempre al acecho de amenazas potenciales. Dado que el trauma sensibiliza el cerebro al máximo, ciertos fragmentos de datos sensoriales inofensivos procedentes del propio cuerpo pueden ser interpretados como potenciales amenazas, desencadenando fuertes mensajes de dolor incluso cuando no existe ningún peligro real.[30] He aquí una receta posible para el dolor crónico: sensaciones corporales benignas que se malinterpretan sistemáticamente como peligrosas.

Ahora bien. Ni todas las personas que sufren un trauma desarrollarán TEPT, ni todas las que sufren un trauma están condenadas a desarrollar un dolor crónico. Sin embargo, el solapamiento dolor-trauma tiene serias consecuencias —bastante esperanzadoras, por cierto— para el tratamiento. Porque tratar uno conlleva naturalmente tratar el otro. La investigación así lo confirma: se ha desarrollado una serie de tratamientos que pueden reducir a la vez los síntomas de ambos.[31, 32]

A pesar de todo lo que hemos aprendido, el trauma aún es uno de los ingredientes del dolor más obviados. Por desgracia para nosotros, seguimos procediendo con la creencia peligrosamente reduccionista de que el trauma es solo un diagnóstico de «salud mental», nada más. En realidad, sabemos que el cuerpo lleva la cuenta desde hace mucho, mucho tiempo.

CUIDAR TU JARDÍN

No siempre podemos elegir la tierra en la que nos han sembrado: las culturas y los contextos en los que hemos crecido, o las privaciones que hemos soportado. Sin embargo, aunque no podamos controlar nuestro entorno en la primera fase de nuestras vidas, hay muchas cosas que sí podemos controlar ahora. Quizá no esté en nuestras manos eliminar la discriminación en la medicina, pero podemos comprender las implicaciones de los prejuicios para la salud y abogar por nosotros mismos, como hizo Serena Williams. No podemos eliminar los traumas del pasado, pero podemos identificar sus huellas en nuestros síntomas actuales y buscar tratamientos eficaces.

En última instancia, conocimiento es poder. Ser conscientes de los elementos de nuestro entorno que contribuyen al dolor es esencial, puesto que nos da, por fin, la capacidad de cambiarlos.

Ahora ya conoces los ingredientes esenciales de los tres pilares del dolor: biológico, psicológico y sociológico. Has podido contrastar que las emociones, los pensamientos, la atención, los factores sociales y los contextos regulan el dial del dolor. En última instancia, esto nos permitirá aprovechar toda esta información para reducir nuestro propio dolor. ¿Qué más falta? Ver cómo estos factores se combinan y trabajan conjuntamente para ajustar el dial del dolor, es decir, un ejemplo de cómo estos ciclos interconectados entran en acción. ¿Cómo pueden nuestras emociones y pensamientos, las personas que nos rodean y los contextos en los que vivimos cambiar nuestro cuerpo y las sustancias químicas de nuestro cerebro?

Para explicártelo, necesitaré la ayuda de Hollywood.

9

LA FARMACIA DEL CUERPO

El consagrado actor y estrella de cine Michael J. Fox era un fenómeno mundial a los veinte años. Pero en la cima de su fulgurante carrera, desapareció del mapa de un día para otro. Solo años más tarde descubrimos por qué.

En 1991, a la temprana edad de veintinueve años, Michael desarrolló una afección degenerativa debilitante llamada enfermedad de Parkinson, que se caracteriza por la muerte inexplicable de las neuronas de la sustancia negra, una parte del cerebro que ayuda a coordinar el movimiento. Esto provoca un grave déficit en los niveles cerebrales de dopamina, y a su vez un deterioro de la función motriz, temblores, entumecimiento y, en fases más avanzadas, incapacidad para tragar. Aunque el párkinson no tiene cura conocida, hoy día se trata con medicamentos que aumentan los niveles cerebrales de dopamina. Puesto que suele afectar a quienes se encuentran en el ocaso de la vida, el párkinson de Michael fue etiquetado como «de inicio temprano». Amable y generosamente, el actor nos dejó entrar en su vida a través de un entrañable documental titulado *Still*. Con paso inseguro y manos temblorosas, aclara que la cicatriz que vemos en su rostro es de una caída que sufrió hace poco en la que la cuenca de su ojo impactó contra una mesilla auxiliar.

Justo diez años después del diagnóstico de Michael, unos neurocientíficos llevaron a cabo un experimento osado. Administraron a pacientes de párkinson una inyección de solución salina, una solución inerte que no contenía más que agua y sal. A los pacientes no se les dijo esto; solo sabían que podía ser solución salina, pero que también podía ser un potente fármaco que reduciría sus síntomas. Por sorprendente que resulte, la mitad de los pacientes informaron de una mejoría tan significativa tras una sola inyección de solución salina como la que suele verificarse en los pacientes de párkinson después de tomar una medicación real.[1] Y, aunque asombroso, eso fue solo el comienzo.

Una vez realizados los tacs al cerebro de los pacientes, los científicos descubrieron que, en respuesta a la mera expectativa de mejora, es decir, a pesar de que no había ningún fármaco, sus cerebros habían empezado a producir más dopamina. Ni serotonina, ni opioides, sino dopamina: precisamente, la sustancia química que necesitaban para curarse.

Los resultados no se debieron a un error, ni fueron fruto del azar. Al contrario, estos mismos hallazgos se han repetido una y otra vez en estudios con pacientes de párkinson.[2, 3]

LA CIENCIA DE LA AUTOCURACIÓN

El efecto placebo tal vez sea el mejor ejemplo de cómo los ingredientes que hemos rastreado —neurobiología, emociones, pensamientos y factores sociales y del entorno— trabajan juntos para aliviar el dolor y los síntomas.

Cuando oímos la palabra *placebo*, pensamos que se refiere a una sustancia inerte, una pastilla de azúcar..., es decir, lo mismo que nada. En medicina, si un tratamiento «no es mejor que el placebo», se descarta por inútil. Pero es hora de olvidar todo lo que nos han contado, porque placebo es lo contrario de nada. El efecto placebo se produce cuando algo que debería no ser nada nos quita el dolor, cura los síntomas y nos hace sentir bien de nuevo.

Este fenómeno también se conoce por el nombre de autocuración o autorreparación. Puede sonar a pseudociencia barata, pero veamos el siguiente caso. Hace poco, iba yo en bicicleta cuando choqué con algo de gravilla suelta y me caí sobre el manillar. Me quedé cubierta de bultos, moratones y laceraciones. Durante las semanas siguientes, vi cómo esos moratones se desvanecieron poco a poco, mientras pasaban de morado a amarillo, hasta desaparecer por completo. Mi piel, antes raspada y ensangrentada, se estaba reparando tan perfectamente que no quedó rastro de la lesión. Al igual que las manos y las rodillas, el cerebro también puede regenerarse. De hecho, con su neuroplasticidad, se regenera constantemente. Por ese motivo podemos despertar de un coma tras un grave accidente, reaprender a caminar tras una lesión cerebral y recuperar nuestra capacidad de leer y escribir después de un ictus. En realidad, nos regeneramos todos los días de nuestra vida. Simple y llanamente, estamos diseñados para hacerlo.

Una de las razones que lo hacen posible es que nuestros cuerpos vienen abastecidos con sus propias farmacias innatas, por completo provistas de muchos de los agentes que necesitamos para curarnos, entre ellos células inmunitarias, agentes coagulantes, sustancias químicas cerebrales que nos hacen sentir bien y mecanismos de autorreparación idóneos para los distintos órganos, sistemas y sustancias bioquímicas del cuerpo humano. Hay muchas formas de acudir a esta farmacia para reducir el dolor mediante una combinación de ingredientes biológicos, psicológicos y sociológicos, y el placebo, lo creas o no, es una de ellas. Pero para aprovechar su poder con eficacia, primero hay que entender qué es realmente un placebo.

De todas las ideas equivocadas que nos hemos hecho del placebo, la principal ha sido creer que era una sola cosa. No es solo una pastilla de azúcar y no son solo nuestras expectativas. Un placebo se compone más bien de varios factores diferentes que, en conjunto, abren las puertas de la farmacia que llevamos dentro, incluidos muchos de los ingredientes sobre los que has leído hasta ahora. Juntos, crean un «efecto placebo» que se produce cuando nuestros pensamientos, expectativas y emociones —formados por los contextos sociales y ambientales en los que se producen y los acontecimientos neurobiológicos que provocan— propician resultados beneficiosos para la salud.

Contamos hoy con datos que confirman que el placebo puede activar nuestras farmacias internas para mejorar los síntomas de una larga lista de enfermedades y dolencias reales, como la enfermedad de Parkinson, la de Alzheimer, la migraña, las enfermedades cardíacas, la endometriosis, el síndrome del intestino irritable, la fatiga relacionada con el cáncer, la ansiedad y la depresión, y casi todos los tipos de dolor que existen.[4-6] De hecho, el alivio del dolor tras la administración de un placebo es tan extraordinario que incluso tiene su propio nombre: analgesia placebo.

Sorprendentemente, a pesar de parecer algo tan exclusivo, los placebos no son raros, ni siquiera de difícil acceso. Al revés, estos mecanismos de autorreparación pueden estar presentes cada vez que vayas a ver tu médico, en cada medicamento que hayas tomado y en cada uno de los capítulos que has leído hasta ahora.

¿Te parece raro? A Kai y a Aiko también.

Un extraño medicamento para Kai

Kai, de treinta y ocho años, ingeniero en una conocida empresa tecnológica, estaba sentado encorvado en su silla de ruedas. Su espalda me recordaba el tapizado del techo de un coche cuando empieza a descolgarse. Parecía derrotado. Apenas levantaba la vista mientras su hermana, Aiko, le empujaba la silla de ruedas para entrar en mi despacho. Venía con el pelo sin lavar, la ropa arrugada, el rostro demacrado y sombrío. Su expresión era plana; su rostro, una hoja en blanco. Estaba muy medicado y tenía los ojos vidriosos y apagados. Pero lo que más destacaba eran los pies, sucios y desnudos, con las uñas tan largas y afiladas que parecían garras.

De niño, le habían diagnosticado la enfermedad de Fabry, que se transmite de padres a hijos. Se trata de una enfermedad rara, degenerativa, que inhibe la producción de enzimas encargadas de la descomposición de los lípidos. La grasa se acumula más tarde en los vasos sanguíneos y en los tejidos de todo el cuerpo, lo que acarrea consecuencias nefastas, incluido el fallo orgánico. La vida de un hombre que padece la enfermedad de Fabry no suele superar los cincuenta años, y casi siempre está marcada por el dolor.

Kai lo sabía a la perfección. Después de un episodio debilitante de neuropatía periférica —dolores en los pies que parecían electroshocks—, le costaba estar de pie, caminar o trabajar. Le dolían tanto los dedos de los pies que no podía cortarse las uñas y mucho menos calzarse. Luchaba por llevar una vida mínimamente normal, pero su lucrativa carrera se quedó en el camino. Cayó en una depresión y se volvió apático. Fue entonces cuando Kai y Aiko me encontraron.

A los pocos minutos de nuestro primer encuentro, me contaron que le habían dicho a Kai que su enfermedad no tenía cura. Algunos de los mensajes que le habían transmitido, y que él había creído e interiorizado, eran tan tajantes como «los nervios de tus pies están dañados de forma permanente», lo que generaba imágenes de terminaciones nerviosas machacadas y destrozadas. Le habían advertido de que «el frío causaría dolor en los pies», lo que le creó ansiedad ante las duchas frías y la lluvia, y le hizo evitar ambas cosas. Por último, le habían informado de que sus síntomas «no harían más que empeorar con el tiempo», lo que lo convenció de que estaba condenado a una creciente agonía.

Antes de actuar en el sentido que fuera, necesitaba revertir el daño que le habían hecho. Su cerebro no paraba de predecir los peores escenarios posibles a raíz de los mensajes de peligro que se le habían grabado a fuego; y lo que era aún más nocivo, Kai estaba convencido de que eran inevitables. Empezamos la ardua tarea de separar las creencias y las expectativas de los hechos. Revisamos juntos algunos estudios sobre la enfermedad de Fabry y descubrimos que el agua fría, el tacto y los movimientos de bajo impacto, aun siendo desencadenantes potenciales, no eran peligrosos ni dañinos. Además, era poco probable que los «nervios destrozados» fueran la única causa de su dolor. De hecho, no se había encontrado ninguna prueba de que pudieran causarlo. Además, según leyó Kai, los científicos consideran que las crisis de dolor de Fabry las provoca la activación innecesaria de un sistema de dolor hipersensible, y no unos meros dedos maltrechos. Por eso, decidí añadir un protocolo de desensibilización al plan de tratamiento de Kai para ayudar a su cerebro y a su cuerpo a ser menos reactivos. Cada día, caminaba solo cinco minutos. Y cada noche, colocaba los pies en una vasija con agua a temperatura ambiente, mientras desafiaba las creencias con hechos: «El agua no es peligrosa, mi cuerpo está a salvo».

Con el tiempo, a medida que sus predicciones cambiaban y el miedo disminuía, Kai pudo añadir gradualmente agua más fría a la vasija; en un momento dado, fue capaz de remojar ambos pies hasta los tobillos. Aprendió estrategias para calmar su sistema nervioso mientras se exponía al agua, y funcionaron. A medida que su cerebro se desensibilizaba y su cuerpo se relajaba, el dolor empezó a cambiar. Se hizo menos intenso y se agudizaba con menos frecuencia. Al cabo de unas semanas, para su asombro, el agua fría ya no le provocaba dolor. Aún necesitaba la silla de ruedas, pero, por primera vez desde su diagnóstico, Kai se sentía optimista. Quizá, después de todo, el cambio era posible.

Cuando un médico amigo de Kai le sugirió que el CBD, o cannabidiol, una sustancia química que se encuentra en la marihuana y que se comercializa libremente como analgésico, podría ayudarlo, Kai decidió probarla en forma de gominolas. Tenían sabor a cereza y forma de oso. Tras la primera dosis, le entró sueño. Kai llevó su silla de ruedas al salón y se echó una siesta en el sofá. Al despertar, no se lo podía creer: el dolor había desaparecido. ¿Cómo era posible? Se levantó del sofá, incrédulo, para poner a prueba los pies. Primero, caminó hasta la cocina. Ningún dolor. Luego, caminó hasta el final del pasillo, junto a la entrada. Seguía sin dolor. Se puso unas zapatillas, muy suaves y flexibles, y caminó hasta la tienda de la esquina para comprar algo de comer. Esperó el ya acostumbrado ardor, el terrible pinchazo, la sensación de los cuchillos al clavarse en los dedos de los pies. Pero el dolor no volvió. Estaba curado. Kai empezó a llamar a sus amigos para compartir la noticia, haciendo planes para montar en bicicleta y esquiar. Por desgracia, fue una flor de un día: al despertar a la mañana siguiente, el dolor había vuelto. De nuevo, se vio postrado en la silla de ruedas.

Aun así, era un experimento que merecía la pena repetir. Kai volvió a intentarlo al día siguiente y, una vez más, funcionó: se tomó las gominolas, tuvo sueño, durmió una siesta, y al despertar no sintió dolor. Eso duró semanas. Kai estaba encantado. Su hermana, Aiko, sin embargo, desconfiaba: después de todo lo que había aprendido a lo largo del proceso que habíamos hecho juntos, no creía que las gominolas de CBD fueran la cura mágica de su enfermedad, ni que eliminaran su dolor. ¿Y si el efecto se debía a que creía en el poder de las gominolas y no a las gominolas en sí?

Aiko decidió hacer un experimento sin decírselo a Kai. Fue a la tienda y compró una bolsa de gominolas normales, no medicinales. Las colocó en el pequeño tarro que Kai utilizaba para guardar sus gominolas de CBD y escondió el alijo original en el fondo de un cajón. Cuando su hermano entró en la cocina esa tarde, ella le dio una gominola de cereza normal, sin decirle nada. Aiko esperó a que Kai se quejara de que el CBD no había funcionado, pero, para su sorpresa, ocurrió lo de siempre: a Kai le entró sueño, rodó hasta el salón y se quedó dormido en el sofá. Una hora más tarde, se despertó, esbozó una sonrisa encantada y apartó la silla de ruedas. El dolor había desaparecido. Se puso los zapatos, se despidió con la mano y caminó hasta la tienda de la esquina.

Aiko se quedó mirando la puerta conforme se cerraba tras él, con los ojos desorbitados y sin entender lo que ocurría. Durante toda una semana, le siguió dando a su hermano gominolas de cereza normales, siempre con la convicción de que al día siguiente el experimento, por fin, fracasaría. Pero no fue el caso. Las gominolas placebo siguieron funcionando. Cada día, el dolor de Kai desaparecía: se levantaba de la silla de ruedas, salía a pasear y reanudaba su vida hasta que el efecto placebo desaparecía.

Al cabo de siete días, Aiko, avergonzada, se vino abajo

y le confesó a su hermano lo que había hecho. Ella contaba con su indignación más que justificada. Pero en lugar de eso, Kai la abrazó. La verdad quedó demostrada: aunque su enfermedad era una realidad, el dolor no tenía por qué serlo. De hecho, podía tratarse, y los medicamentos no eran la única solución. Había una en su interior, desde siempre.

La farmacia a nuestro alcance: la ciencia de la seguridad

Solo la ciencia del dolor puede explicar estos hallazgos tan desconcertantes. Durante las últimas décadas, los investigadores se han zambullido en las profundidades del cerebro humano para descifrar qué enigmáticos procesos podrían subyacer a historias como la de Kai. ¿Se trataría de procesos puramente psicológicos? ¿O habría una explicación química, neurobiológica? La respuesta, como probablemente habrás adivinado, es ambas cosas... y alguna más.

Los ingredientes de un placebo exitoso varían, pero en general coinciden bastante. En todos los estudios, los factores que activan la farmacia del cuerpo para reducir el dolor son, entre otros:

1. Un tratamiento —real o falso— como las gominolas placebo de Kai.
2. Los rituales que envuelven la administración de ese tratamiento, por ejemplo, tragar una pastilla con agua.
3. Una fuente creíble y fidedigna, por ejemplo, los artículos científicos que leímos Kai, yo misma, y el amigo médico de Kai que le recomendó las gominolas.
4. Las palabras y mensajes específicos que ofrece esa fuente creíble, por ejemplo, la afirmación del médico de que las gominolas podían aliviar el dolor.

5. Las expectativas, creencias y predicciones positivas.
6. Las emociones positivas, como la esperanza, la confianza y el optimismo.
7. Un contexto seguro y tranquilizador.

Si examinamos más de cerca los elementos que dan acceso a nuestra farmacia para crear un efecto placebo, obtenemos una imagen más clara. Empecemos por la realidad que nos rodea. El entorno en el que se administra un tratamiento tiene un impacto sustancial en lo bien que puede funcionar, muy superior a lo que jamás hubiéramos imaginado.[7] Es más probable que sintamos menos dolor en un entorno de confianza que nos inspire seguridad, como la consulta de un médico o un hospital, que en un espacio que nos parezca poco profesional, inseguro o sospechoso. (Por eso, tantos de nosotros hemos tenido la experiencia alucinante en la que el dolor desaparece de manera inexplicable en el instante en que llegamos a la sala de espera de nuestro médico: los mensajes de seguridad ambiental acallan de inmediato la alarma del dolor.)

No menos importantes son los factores sociales, como las señales verbales y no verbales de quienes nos rodean. Alguien que lleve una bata blanca y un estetoscopio, un uniforme que identificamos con la autoridad médica y el bienestar, tiene más probabilidades de ganarse nuestra aceptación y cambiar nuestras emociones y expectativas que alguien que lleve un uniforme de repartidor o un traje de payaso.

Las emociones que nos inspiran estas personas y las palabras que eligen utilizar también afectan a nuestras farmacias. Si la persona que administra un tratamiento es cálida y empática, expresa confianza en el tratamiento e inspira emociones positivas como esperanza, confianza y optimismo, es más probable que este nos alivie el dolor que si los mensajes nos hacen sentir desesperanzados, temerosos o abatidos. Por último, nuestras predicciones y expectativas —como la creencia de Kai de que las gominolas aliviarían su dolor, y la de mis pacientes en el trabajo que realizamos conjuntamente — también influyen en la farmacia de nuestro cuerpo. Si creemos que un tratamiento va a funcionar, es más probable que lo haga.

ACTIVAR LA FARMACIA DE NUESTRO CUERPO

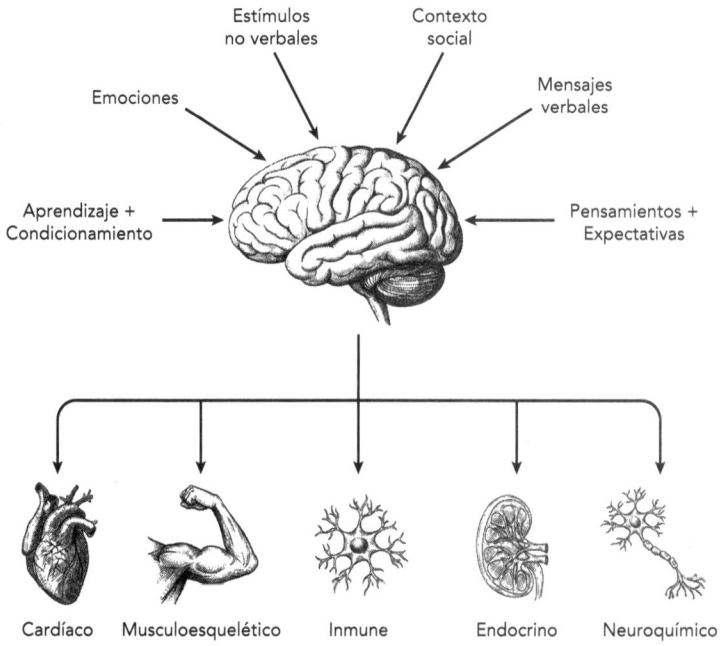

La farmacia del cuerpo se activa gracias a un conjunto de entradas biopsicosociales que afectan a las células y sistemas de todo el cuerpo humano.

La convergencia de estos factores hace que algo increíble suceda en nuestro cuerpo. El cerebro inicia una serie de acontecimientos fisiológicos, coordinados en gran parte por nuestra corteza prefrontal, la parte más frontal de nuestro cerebro, cuyo papel es clave en la elaboración de significados y predicciones.[8, 9] La corteza prefrontal sintetiza todos los datos disponibles de nuestro cuerpo y de nuestro entorno, los traduce en señales químicas y eléctricas y los comparte con otras regiones del cerebro y sistemas corporales, lo que desencadena cambios en nuestro flujo sanguíneo, nuestro ritmo cardíaco y en nuestros niveles de neurotransmisores y hormonas; además, altera la respuesta inmunitaria y el funcionamiento de nuestro sistema nervioso... y modifica la percepción del dolor.

Si tomamos alguna distancia y analizamos esta información en perspectiva, surge un asunto del que ya hemos hablado: el del peligro y la seguridad que, como ha demostrado la ciencia una y otra vez, desempeñan un papel crucial en la percepción del dolor. Pero ¿cómo? Cuando los factores se combinan para inducir sentimientos y expectativas de seguridad, se activa la farmacia del cuerpo. Estos «mensajes de seguridad» alteran la actividad en las regiones del cerebro y la médula espinal que fabrican el dolor, y disminuyen la alarma asociada.[10] También afectan a nuestra química cerebral, induciendo cambios en nuestros niveles de opioides, serotonina, dopamina y endocannabinoides. Si hubiéramos podido observar el cerebro de Kai haciéndole un tac después de haber tomado la gominola placebo, tal vez habríamos observado estos mismos cambios. Los opiáceos que segregamos de forma natural desempeñan aquí un papel especialmente importante. Los científicos lo han demostrado, por ejemplo, administrando a los participantes de un estudio un bloqueador opioide, una sustancia química que bloquea los efectos de los opioides, después de que experimentaran un alivio del dolor con placebo. En efecto, el dolor volvió.[11]

En la vida real, las cosas suceden del siguiente modo: si soy una médica creíble y competente, y te digo que la pastilla de azúcar que tengo en la mano es el analgésico más potente jamás descubierto, y tú me crees, cuando te tomes esa pastilla, lo más probable es que tu cerebro produzca opioides y tu dolor disminuya.

Es importante insistir en que los placebos no siempre se administran en forma de pastillas de azúcar. Más bien, estos mensajes de seguridad analgésicos vienen en muchas formas. Una bolsa intravenosa llena de solución salina, por ejemplo, en las condiciones adecuadas, puede convertirse en un analgésico tan potente como seis u ocho miligramos de morfina, un potente fármaco opiáceo. También se ha demostrado que las cirugías placebo (o cirugías «simuladas») para ciertas afecciones, como la artrosis de rodilla, son tan eficaces como las cirugías reales a efectos de eliminación del dolor.[12] Como parte de una cirugía placebo para la artrosis de rodilla, es posible que te lleven en silla de ruedas a un quirófano y te anestesien. A continuación, el cirujano podría hacerte una incisión en la piel, pero no llevaría a cabo ninguna cirugía real. En efecto, tras una cirugía simulada, el dolor suele disminuir o desaparecer, aunque la artritis permanezca inalterada. Esto no solo ocurre con las rodillas: la cirugía simulada ha tenido un éxito reiterado en la reducción del dolor en una gran variedad de afecciones y partes del cuerpo.[13, 14]

En última instancia, los científicos han observado que los rituales y el contexto que enmarcan estos procedimientos quirúrgicos para el dolor crónico, incluidas las predicciones y emociones que inspiran, son tan importantes para el alivio del dolor como el procedimiento en sí. Por ello, el simple hecho de recibir tratamiento —el que sea, desde una inyección de suero salino o una falsa intervención quirúrgica— puede, en las circunstancias adecuadas, ser eficaz de por sí.

Ahora bien. No insinúo aquí que la cirugía no sea importante. La cirugía es fundamental para reparar tejidos dañados, extirpar bultos peligrosos, extraer dientes podridos y tratar órganos disfuncionales, entre otras cosas. En el caso de afecciones peligrosas como el cáncer, la cirugía puede salvar vidas. Tampoco pretendo sugerir que unas pastillas de azúcar sean un sustituto de tratamientos médicos para daños o enfermedades. Esa idea es tan peligrosa como falsa. Los placebos no pueden reparar huesos rotos, curar el cáncer ni eliminar la enfermedad de Fabry. (Aunque el dolor de Kai disminuyera, su enfermedad hereditaria permanecía.) Además, los placebos no superan a todos los medicamentos para todas las enfermedades y afecciones: en la casi totalidad de los casos, existen fármacos más eficaces, incluso para la enfermedad de Parkinson. Los médicos tampoco deben engañar a sus pacientes, ni cambiar los analgésicos por suero salino durante una intervención quirúrgica. Administrar correctamente un tratamiento sucedáneo requiere formación, preparación, indicaciones elaboradas con cuidado y —lo más importante— el consentimiento informado.

Sin embargo, cuando hablamos de dolor —no de daño—, las implicaciones de esta investigación son enormes. Para tratar el dolor con eficacia no hace falta necesariamente proceder a un corte, una ablación o una medicación. La farmacia de nuestro cuerpo tiene el poder de generar algunos de los remedios que necesitamos para curarnos, y podemos activarla si sabemos mezclar los ingredientes.

Si esto te parece demasiado bueno para ser verdad, ojo: combinar los factores de otra forma puede producir justo el efecto contrario. Como vimos con Kai al principio de su tratamiento, las expectativas y creencias negativas tienen el poder de secuestrar la farmacia de nuestro cuerpo y hacernos sentir peor. Porque, al igual que las palabras pueden curar, también pueden hacer daño.

Magia negra, medicina vudú
y ciencia nocebo

El vudú, los maleficios, los males de ojo, los espíritus malignos y la magia negra están presentes en todas las grandes religiones y culturas antiguas. Pero no solo viven en los libros de conjuros. Respetables revistas médicas llevan años notificando misteriosas muertes vinculadas a maldiciones y espíritus malignos, sucesos especialmente llamativos porque las víctimas no presentaban ninguna lesión, enfermedad o infección. Estos incidentes han llegado a conocerse como «muertes vudú», psicógenas o psicosomáticas.

Veamos el alarmante caso del señor A, de veintiséis años.[15] Al llegar a urgencias, se acercó a la recepción y gritó: «¡Ayuda, me he tomado todas las pastillas!». Se desplomó en el suelo, soltando un frasco vacío de un medicamento disponible solo con prescripción médica. Lo llevaron rápidamente a una sala de exploración para valorar su estado. Estaba somnoliento, aletargado y pálido. Indicó que los médicos de una universidad local le habían recetado un fármaco experimental para la depresión. Según la etiqueta del frasco, este contenía cápsulas que formaban parte de un ensayo clínico de antidepresivos. Presa de una pulsión suicida, el señor A había consumido todo el frasco, las veintinueve cápsulas, con la intención de acabar con su vida. Se declaró arrepentido, y dijo que esperaba salvarse.

Pero sus síntomas eran alarmantes. La tensión arterial había tocado fondo. Estaba muy débil, sudando y temblando, con el pulso disparado y dificultad para respirar. Necesitaba líquidos intravenosos para mantener una presión arterial adecuada. Parecía apagarse. El equipo de urgencias le hizo una serie de pruebas para determinar la naturaleza de su sobredosis y qué tratamientos eran necesarios para salvarlo.

Cuando salieron los resultados, el equipo se quedó perplejo... y luego estupefacto. Las pruebas, las analíticas..., todo negativo. Todos los estudios de laboratorio eran normales. De hecho, no había rastro de droga en su cuerpo. Tras consultar con los investigadores que dirigían el ensayo clínico, los médicos del señor A llegaron a la conclusión de que no había tomado ningún medicamento. El señor A presentaba una «sobredosis» de pastillas de azúcar. Cuando el equipo de urgencias se lo comunicó, el señor A lloró de alivio. Al final, no iba a morir.

Al cabo de quince minutos, estaba asintomático.

En los últimos años, la ciencia ha logrado desentrañar la explicación neurobiológica de estos misterios clínicos. Cuando nuestros pensamientos, expectativas y emociones —determinados por el contexto social y el entorno en el que se producen, y los acontecimientos neurobiológicos que propician— repercuten negativamente en nuestra salud, esto se conoce como «efecto nocebo». Nocebo, del latín *nocere*, 'dañar', es lo contrario de placebo: un mensaje de peligro capaz de desencadenar cambios perniciosos en todo el organismo y amplificar la alarma cerebral del dolor.[16, 17]

La anatomía de los mensajes de peligro

¿Qué diferencia había entre las falsas «gominolas de CBD» de Kai y los «antidepresivos» del señor A? La respuesta: todo lo que el cerebro utilizó para conferirles significado. Sus contextos sociales y ambientales, las emociones y experiencias físicas que producían, las expectativas y predicciones que creaban y los acontecimientos neurobiológicos de ahí resultantes.[18] Bío-psico-social.

En el caso del señor A, el efecto nocebo se basó en factores cognitivos: su creencia de que esas pastillas eran realmente una medicación y la expectativa de que le causarían la muerte por sobredosis. Ciertas emociones negativas como el pánico, el miedo y el estrés contribuyeron a desarrollar síntomas físicos como sudoración, aceleración del ritmo cardíaco y aumento de la tensión arterial. Los médicos que prescribieron las pastillas, el ritual de tragarlas con agua, que nuestro cerebro asocia a la toma de medicamentos reales, y el entorno académico como factor de credibilidad del tratamiento fueron algunos de los elementos sociales y ambientales coadyuvantes, además de ciertos mensajes, como el anuncio del médico de que al señor A y a los demás pacientes se les estaban recetando potencialmente potentes antidepresivos.

En pocas palabras, un mensaje de peligro es significativamente más peligroso si nos lo creemos; si augura y nos hace esperar algo negativo; si causa miedo, ansiedad o temor, y si nos lo comunica una fuente creíble, como un profesional de la salud.[19] Los científicos creen que así es como el vudú e incluso los placebos pueden a veces, en ciertas circunstancias, matar realmente a sus víctimas. Y si los nocebos pueden causar la muerte, no dudes de que pueden causar dolor y empeorarlo, tal y como lo demuestran los estudios realizados.

Se han llevado a cabo relativamente pocos estudios clínicos sobre el efecto nocebo; por suerte, en medicina no es ético producir efectos adversos o cualquier tipo de daño a las personas de forma deliberada. Pero los científicos se las han ingeniado para explorar este fenómeno. En un estudio revelador, los participantes sujetaron de manera voluntaria un dispositivo caliente mientras los investigadores influían en las expectativas mediante palabras e imágenes. Se advirtió a los participantes del intenso calor con un cartel rojo que decía «alta temperatura». Los investigadores eligieron el rojo a conciencia ya que en la naturaleza el rojo es un signo de peligro —es el ominoso color de algunos de los animales más venenosos, como la araña viuda roja y la serpiente coral—, y por tanto un color que nuestro cerebro está entrenado para asociar con el daño. La expectativa de temperatura más baja —luego, de poco o ningún dolor— se indujo mediante un cartel azul en el que podía leerse «baja temperatura».[20]

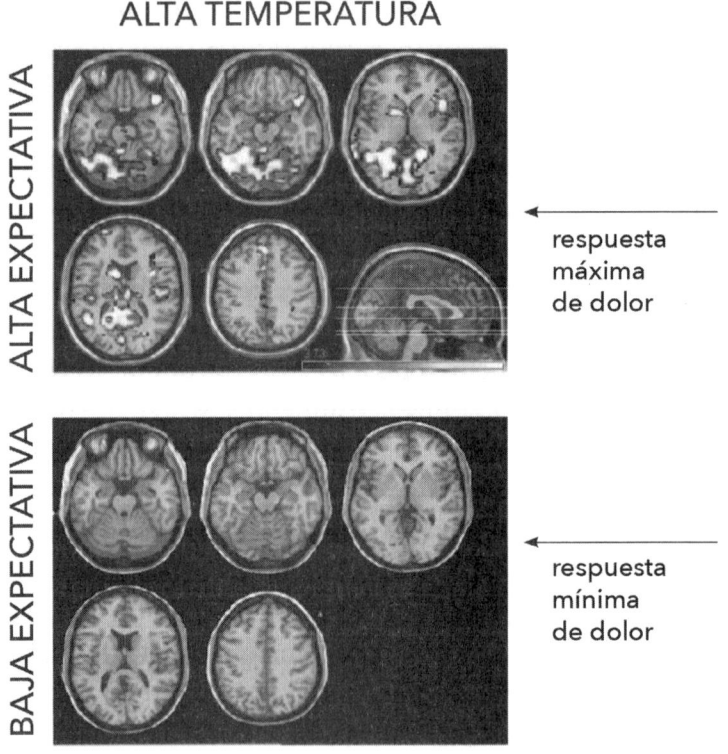

Los circuitos cerebrales del dolor se activaron al máximo cuando la temperatura elevada ocurría en simultáneo.

Corroborando la hipótesis formulada, las expectativas, las emociones, los mensajes y el contexto social cambiaron de manera significativa el nivel de dolor percibido en última instancia por los participantes en el estudio, quienes calificaron una temperatura como más dolorosa siempre que esperaban sentir más calor. Esto quedó contrastado por la actividad visible y mensurable en los circuitos cerebrales del dolor. Y lo que es más sorprendente, no fue el calor elevado por sí solo, ni siquiera en su máxima intensidad, lo que desencadenó la mayor respuesta de dolor. Más bien, los circuitos cerebrales del dolor solo se activaron al máximo cuando el calor vino acompañado de la expectativa de dolor.

Ocultos a plena vista: los nocebos en la vida cotidiana

Los nocebos están presentes en la vida cotidiana, y más a menudo de lo que podríamos pensar. ¿Te acuerdas de aquel obrero de la construcción con el clavo en la bota (pero no en el pie)? Su dolor lo causó una «receta nocebo» con todos los ingredientes básicos. Cuando, desde el tablón, saltó sobre ese clavo, su cerebro reunió toda la información disponible, incluido el conocimiento de su peligroso entorno de trabajo, los recuerdos de lesiones anteriores, el pánico estampado en los rostros de sus compañeros de trabajo, la visión de un clavo de dieciocho centímetros atravesando su bota y la convicción de que había perforado su piel. Después de reunir pruebas suficientes del peligro potencial, su cerebro fabricó dolor para protegerlo, a pesar de no existir daño real.

Todos los días veo en mi clínica los efectos de los nocebos, sobre todo en forma de mensajes insidiosos emitidos involuntariamente por médicos y enfermeros bienintencionados, familiares y medios de comunicación. Me cuesta pensar en un solo paciente, incluida yo misma, que no los haya sufrido de una forma u otra. Hallie leyó en internet que la fibromialgia era «incurable», y su dolor, permanente. A Joyce, la bailarina, le dijeron que tenía «la espalda de una persona de ochenta años» y que la única causa de su dolor era el daño y el deterioro óseo en sus discos intervertebrales. La creencia de Kai de que sus «nervios destrozados» eran lo único que le producía dolor, y que lo hacía intratable, también actuó como un nocebo.

Los mensajes nocebo están por todas partes, ocultos a plena vista.

Hay pruebas de que el daño causado por ejemplos comunes como estos no es puramente anecdótico. Varios estudios revelaron que las sustancias inertes pueden desencadenar ataques de migraña cuando se dice a los pacientes que sufrirán uno. Las inyecciones son más dolorosas cuando se nos pone sobre aviso de que sentiremos «picaduras de abeja» y «quemazón» en lugar de una «sensación de torpor» o anestesia.[21] Las personas con dolor lumbar que recibieron mensajes negativos de sus fisioterapeutas, como «tiene poca masa muscular», estaban más ansiosas y pesimistas que las que no recibieron ese tipo de mensajes.[22] Otros estudios recientes indican que el 90 por ciento de los dolores musculares supuestamente causados por las estatinas —un medicamento que se suele recetar para el colesterol alto— no se deben al fármaco en sí, sino a un efecto nocebo que se activa cuando nos dicen que sentiremos dolor muscular. De hecho, es cierto y sabido desde hace tiempo que si le decimos a alguien que después de tomar un medicamento probablemente tendrá un efecto secundario hace mucho más probable que así sea. Por increíble que parezca, esto es cierto incluso si el efecto secundario es completamente inventado.[23]

Los mismos reportajes de los medios de comunicación que divulgan, a veces de forma sensacionalista, las reacciones negativas a los medicamentos han desencadenado brotes públicos de efectos secundarios adversos. Por ejemplo, en 2018, los noticiarios de Nueva Zelanda informaron de que un popular antidepresivo causaba efectos secundarios como náuseas, niebla mental, dolores de cabeza y pensamientos suicidas. Justo después de que la noticia saliera en televisión, el número de efectos secundarios adversos notificados al Centro de Vigilancia de Reacciones Adversas del país aumentó nada menos que un 4.283 por ciento.

El sensacionalismo del pánico puede incluso tener un efecto nocebo en toda la población mundial, como muchos sugieren que ocurrió durante la pandemia de COVID-19, sugestionando y exacerbando las reacciones adversas a las vacunas. Los pronósticos y diagnósticos negativos también pueden impactar negativamente la salud, acelerando la llegada de malos resultados y empeorando los síntomas. Un estudio publicado en el *New England Journal of Medicine* informaba así de que el simple hecho de decir a un paciente que tiene cáncer puede bastar, en determinadas circunstancias, para desencadenar un ataque al corazón.

Esto no quiere decir que nuestros cuidadores deban dejar de advertirnos de los efectos secundarios, de informarnos sobre nuestros diagnósticos, de explicarnos las perspectivas de evolución o de mostrar preocupación. Eso forma parte de una medicina ética y de calidad. Sin embargo, el lenguaje que utilizamos importa. Aun con las mejores intenciones, un cuidador o un familiar pueden compartir estadísticas desafortunadas o desalentadoras, como bajas tasas de supervivencia, altas tasas de recaída o unos efectos secundarios espantosos. Pueden utilizar un lenguaje catastrofista o hacer predicciones negativas con la intención de ayudarnos a lidiar con las expectativas. Es posible que nos pongamos a buscar nuestros síntomas en internet, y acabemos leyendo casos terroríficos y pensando lo peor. Ahora bien, estos impulsos, aunque son perfectamente normales, no nos ayudan. Al revés, nos perjudican, porque los mensajes de peligro dan pie a expectativas, predicciones y emociones perjudiciales que convierten nuestro cuerpo en rehén del miedo, suben el dial del dolor y nos hacen sentir peor todavía.

Luz al fondo del túnel: tomar el control

Hay algunas conclusiones novedosas que completan nuestra creciente comprensión del dolor. Una de ellas es que tenemos capacidades autocurativas, en gran parte porque nuestros cuerpos cuentan con sus propias farmacias bien surtidas. La segunda es que hay muchas formas de activar esta farmacia para reducir el dolor mediante una combinación de ingredientes biológicos, psicológicos y sociológicos: el placebo es el ejemplo perfecto. Y la tercera es que los nocebos, que pueden ser mensajes del mundo exterior e incluso de nuestros pensamientos, forman parte de cualquier receta rica en dolor. Los nocebos ilustran cómo estos ingredientes pueden conspirar para aumentar nuestro dolor y nuestros síntomas. Al ser tan comunes y estar tan ocultos, debemos aprender a identificarlos y lidiar con ellos. Te diré cómo hacerlo.

También hemos añadido un ingrediente adicional a nuestra receta del dolor: las palabras. Las palabras que oímos, las que leemos y las que pronunciamos influyen en nuestros pensamientos y emociones. Estos, a su vez, influyen en nuestras sensaciones físicas. Los mensajes que creemos se convierten así en los pronósticos que hacemos, en lo que sentimos y percibimos. Si estos ingredientes te suenan, es porque ya te hablé de ellos en el capítulo 6: ellos son las piezas fundamentales del ciclo del dolor.

Cuando se trata del dolor, comprender cómo interactúan todos los ingredientes nos permite actuar porque podemos aprender a identificar los nocebos y los mensajes de peligro. Podemos darnos cuenta de las sugerencias, tanto positivas como negativas, que nos hacen llegar nuestros amigos, internet, las redes sociales y los profesionales sanitarios. Podemos decidir con cuáles quedarnos y cuáles descartar. Podemos elegir bien las palabras que utilizamos y cuestionar pensamientos e ideas hechas. Podemos prestar atención a nuestras creencias y vigilar nuestras expectativas y predicciones. Y nosotros, como médicos, podemos evitar pronósticos alarmistas y catastróficos, transmitir fe en nuestros tratamientos y cuidar nuestro lenguaje.

Aquí hay otro rayo de esperanza. Estos nuevos hallazgos permiten a los profesionales sanitarios reducir el uso de nocebos mientras administran de forma segura y ética «mensajes de seguridad» en forma de palabras, acciones, señales no verbales e incluso procedimientos falsos con poder terapéutico. En el Programa de Estudios sobre Placebos de la Facultad de Medicina de Harvard ya existe un excelente protocolo para el uso eficaz de placebos de etiqueta abierta, es decir, tratamientos que el paciente sabe que son falsos, pero que aun así funcionan. Los resultados que nos llegan son asombrosos: los placebos de etiqueta abierta son eficaces, y no solo para enfermedades «psicosomáticas». Veamos el curioso caso de una enfermedad llamada *síndrome del intestino irritable*, o SII.

El síndrome del intestino irritable es una afección común, con un nombre bastante desafortunado, que se caracteriza por fuertes dolores abdominales, hinchazón, estreñimiento y todo tipo de molestias gastrointestinales. Puede durar décadas y no tiene cura conocida. No extrañó, por eso, que ochenta adultos con SII se inscribieran en un estudio de Harvard que investigaba un tratamiento inusual: una píldora placebo. A diferencia de otros estudios, a los participantes se les advirtió de antemano que la píldora era un placebo. De manera simultánea se les informó de que ese mismo placebo había tratado con éxito a muchas otras personas con SII, y reducido de forma considerable su dolor y sus síntomas. Los pacientes, después de entender y aceptar los términos, tomaron la píldora dos veces al día con un vaso de agua. Mientras duró el estudio, recibieron atención, apoyo e información de profesionales médicos formados.[24]

A continuación, esperaron.

Al cabo de tres semanas, el 60 por ciento de los pacientes se sentían mejor, en línea con las tasas de mejora alcanzadas con fármacos populares contra el SII.

Y no es solo el SII. Aunque se trata de un campo de investigación muy reciente, los placebos de etiqueta abierta han demostrado igualmente su eficacia para tratar el dolor lumbar crónico, el dolor posquirúrgico, los dolores de estómago o los síntomas del cáncer como el del entrenador Murph, e incluso pueden reducir nuestra necesidad de opiáceos.[25] ¿Te imaginas si todos aprendiéramos a sacar partido de nuestra farmacia interior, a administrarnos este analgésico real, gratuito y disponible en todas partes, desde nuestros hogares hasta las urgencias? ¡Qué inmenso poder tendríamos!

Para ello, algunas instituciones de investigación ya están dando pasos increíbles para ayudarnos a aprovechar al máximo este potencial. Estos estudios investigan varias cosas, de los fundamentos bioquímicos del placebo a los circuitos cerebrales que activa, pasando por su eficacia para afecciones específicas como la enfermedad de Parkinson. Hace poco, se concedió una beca de 12 millones de dólares a los neurocientíficos que estudian el impacto del placebo en el párkinson, con el objetivo de acelerar el camino hacia una cura. ¿Quieres saber quién donó esta fabulosa beca? Ni más ni menos que la Fundación Michael J. Fox.

MUCHAS COSAS CURAN: UN NUEVO ENFOQUE TERAPÉUTICO

Dos mil millones de personas en todo el mundo vivimos con dolor, y aun así perdura el mito de que solo hay un puñado de formas de tratarlo.

La verdad es que la medicina tiene muchas formas. La «medicación para el dolor» no consiste solo en solo pastillas, aunque estas pueden ayudar. Tampoco son solo cirugías y procedimientos. La medicina contra el dolor es cualquier estrategia o intervención que transforme un ingrediente rico en dolor en uno bajo en dolor. Lo que pensamos o sentimos, cómo y cuánto dormimos, qué comemos, los mensajes que recibimos e incluso con quiénes nos relacionamos también ajustan nuestros diales del dolor. Esto significa que no existe una sola forma de tratar el dolor.

Existe un millón.

Hemos repasado varias pruebas de que el conjunto de factores biológicos, emocionales, cognitivos, sociales y ambientales cambian constantemente el dolor que sentimos. Aunque no podamos eliminarlo por completo, podemos ajustar su volumen introduciendo cambios en la lista de ingredientes. Este es un dato increíble. Significa que, en lugar de estar a merced del dolor, tenemos la capacidad de romper su ciclo.

En la parte III, te daré pautas prácticas y fáciles de seguir para hacer exactamente eso. También diseñaré un protocolo contra el dolor con respaldo científico y de comprobada eficacia, centrado en el conjunto de tu persona: cerebro, corazón, sangre, huesos. Te enseñaré a aprovechar el poder de los ingredientes que has ido conociendo para crear su propia receta baja en dolor, estimular la neuroplasticidad y activar la farmacia de su cuerpo.

Juntas, estas herramientas te ayudarán a:

- reducir la intensidad y la frecuencia del dolor,
- romper el ciclo del dolor e iniciar el ciclo de curación,
- reorganizar y desensibilizar tu sistema del dolor,
- aumentar la fuerza, el rendimiento físico y la movilidad,
- alimentar tu esperanza y tu capacidad de recuperarte,
- tomar mejores decisiones nutricionales para reducir el dolor y la inflamación,
- mejorar tu sueño,
- mejorar tu estado de ánimo y reducir el estrés,
- reforzar tu apoyo social,
- cambiar tus monólogos internos y tus pensamientos para apoyar la recuperación,
- mejorar tu calidad de vida, y
- acelerar el proceso de curación.

Has visto que este enfoque funcionó en los casos anteriores: las migrañas de Sam, el dolor del miembro fantasma de Mateo, el dolor de espalda de Joyce, el síndrome de dolor regional complejo de Fallon, el dolor abdominal de Sarah, los cálculos renales de Kiran, el dolor a raíz del cáncer del entrenador Murph, la fibromialgia de Hallie y la enfermedad de Fabry de Kai.

Ahora te lo enseñaré a ti.

III

EL PROTOCOLO DEL DOLOR

10

BIENVENIDOS A LA REVOLUCIÓN

Del «me duele» al «yo puedo»

Pensabas que este era un libro sobre el dolor. También es un libro sobre la esperanza.

Decir que el estado actual de la medicina del dolor es «insuficiente» es decir una obviedad y quedarse corto. Tras la epidemia de opioides, andamos desesperados en busca de respuestas. Afortunadamente, la ciencia las tiene. Y ahora tú también las tendrás.

Las partes I y II de este libro han expuesto la verdad sobre el dolor, que ya tardaba en ser rescatada de los polvorientos libros de texto y las revistas médicas en que tanto tiempo ha estado enterrada. Ese no es el lugar de la ciencia, que es de todos: tuya, mía, de mis pacientes. Lo que la ciencia nos dice es que el dolor crónico tiene tratamiento, que podemos remediarlo, curarlo. Sin embargo, hasta que una reforma del sistema sanitario permita difundir ampliamente estos conocimientos, nosotros mismos debemos empezar el cambio. Esta es la revolución del dolor, y ahora el toque a rebato suena también para ti.*

---

* Hay que nombrar al gran doctor Lorimer Moseley, amigo y colega, por ser pionero y popularizar la expresión *revolución del dolor*. Su Revolución del Dolor, con sede en Australia, es un potente programa educativo y de tratamiento del dolor digno de emular en otros países.

En la parte III pondrás en práctica lo que has aprendido, aprovechando el poder de la neuroplasticidad y la capacidad autocurativa de tu cuerpo. Juntos elaboraremos tu protocolo contra el dolor, una hoja de ruta para el tratamiento que te permitirá por fin controlar el dial. Este capítulo constituye una guía de los muchos tratamientos disponibles para el dolor crónico, soluciones que puedes empezar a probar ahora mismo. Te presentaré estrategias prácticas, eficaces y con base científica para que puedas sentirte más funcional en tu día a día, para potenciar tu salud y calidad de vida y reducir tu dolor. Cada recomendación vendrá desglosada en un plan de acción para que dispongas de una guía paso a paso, y te daré algunos consejos para encontrar profesionales que apoyen tu proceso de curación.

Los pacientes míos que siguen este protocolo salen de la cama y vuelven a la vida, y no son los únicos. Los estudios demuestran que este enfoque, que incorpora todas las piezas del rompecabezas del dolor, es el más eficaz, mucho más que las pastillas o los procedimientos por sí solos.[1-10] El secreto para tratar el dolor crónico no es una píldora rosa «revolucionaria» que salga en los anuncios. No es ninguna técnica novedosa y está al alcance de cualquier persona. El verdadero tratamiento del dolor crónico es la medicina biopsicosocial, la que te ofrezco aquí.

Y, si tienes ganas de ponerla en práctica, funciona.

Por supuesto, este enfoque, como cualquier otro, tiene sus retos. Para empezar, los tratamientos del dolor que no consisten exclusivamente en pastillas y procedimientos quirúrgicos no suelen estar cubiertos por ningún seguro de salud. Abordo esta cuestión haciendo sugerencias para

Es posible conocer su trabajo en las páginas (en inglés) painrevolution. org y tamethebeast.org.

que todas las partes de este protocolo sean accesibles y asequibles. En segundo lugar, la medicina del dolor se ha
vuelto tan compartimentada, sus varias vertientes están
tan fragmentadas, que es probable que hayas tenido que
acudir al menos a media docena de médicos o centros de
salud para abordar tu problema de dolor, y también es
probable que la mayoría de ellos nunca hayan hablado entre sí, ni nunca lo hagan.* Como vimos, esto fue lo que le
pasó a Fallon: cada uno de los nueve profesionales sanitarios que la cuidaban se ocupaba de una parte distinta de su
cuerpo; y también a Sam: al intentar tratar su salud física
sin contar con su salud emocional, se hizo caso omiso de
sus emociones. Para abordar esta cuestión, la parte III per-
filará algunas intervenciones posibles que abarcan disciplinas hasta ahora desconectadas —desde la medicina hasta la fisioterapia y la psicoterapia—, e integrará por fin los
tres pilares del dolor que hay que tener en cuenta para
poder curarnos.

Aunque este libro está dirigido en gran parte a quienes
viven con dolor, también dedico algunas secciones a quienes lo tratan. Estas secciones ofrecen a los profesionales
sanitarios de todos los ámbitos la oportunidad de integrar
su formación y sus conocimientos con lo mejor de otras
disciplinas: un manantial de valiosos recursos, consejos y
herramientas al alcance de médicos, fisioterapeutas y terapeutas ocupacionales, profesionales de la salud mental, en-
fermeras y otros profesionales.

---

* Esto no es culpa del personal clínico, sino más bien un efecto
colateral de varios factores externos, como las exigencias insosteni-
bles de tiempo de trabajo al personal, la ausencia de coparticipación o
reembolso por una atención coordinada, problemas de infraestructu-
ra, falta de canales de comunicación estandarizados o declaraciones
incompletas por parte de los pacientes, entre otros.

Una guía práctica para la curación

El capítulo siguiente se divide en cinco partes que se corresponden con los temas abordados en las partes II y III, y que a su vez proporcionan las cinco grandes vertientes de tu protocolo contra el dolor:

1. Cómo identificar y seguir tu receta del dolor.
2. Intervenciones a nivel biológico en el sueño, nutrición, movimiento, actividad y funcionamiento.
3. Estrategias orientadas a la salud emocional, incluidos aquellos tratamientos a nivel cerebral cuya capacidad de ajustar el volumen del dolor se ha demostrado.
4. Técnicas cognitivas para cambiar los pensamientos negativos y los mensajes nocebo y dominar la capacidad de distracción.
5. Medicina social, con especial atención a la curación de traumas y a la capacidad de establecer mejor ciertos límites y de crear lazos sociales saludables.

Diagnosticar y tratar la enfermedad y el daño con la ayuda de tu equipo cuidador es una parte no menos importante de este protocolo, un paso que ciertamente ya habrás dado. A medida que avanzas, ten en cuenta que un cambio en una sola parte de tu ciclo del dolor afecta a todas las demás. Tal como nos lo han mostrado los ciclos a lo largo de este libro, el proceso del dolor está tan interconectado que mejorar tu dieta, tu sueño y tu actividad física cambiará sin remedio la manera en que te sientes física y emocionalmente; luego, esto repercutirá en tus relaciones y en tu salud social; y esto, a su vez, alterará tu condición física y psíquica. En última instancia, al abordar todos los ingredientes de la receta de su dolor, este protocolo se dirige al conjunto de tu persona —de la cabeza a los pies, por dentro y por fuera—, desde las vías del dolor en tu cerebro y en tu sistema nervioso hasta las células sanguíneas e inmunitarias que aceleran la curación de los tejidos.[11, 12]

Para empezar, coge una libreta o abre un documento en tu ordenador para tomar notas. Aquí anotarás tu protocolo de tratamiento, registrarás tu receta de dolor y contestarás a las preguntas que encontrarás en este capítulo. Podrás empezar tan pronto como lo tengas preparado.

UN ENFOQUE INTEGRAL DEL DOLOR

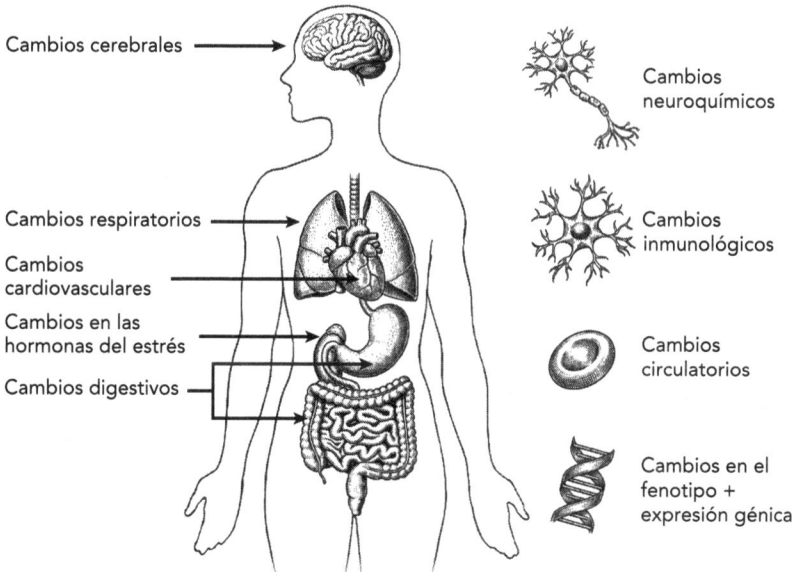

Cambios cerebrales

Cambios neuroquímicos

Cambios respiratorios

Cambios cardiovasculares

Cambios en las hormonas del estrés

Cambios digestivos

Cambios inmunológicos

Cambios circulatorios

Cambios en el fenotipo + expresión génica

Este protocolo contra el dolor va dirigido al conjunto de tu persona, desde las vías cerebrales hasta las células inmunitarias que aceleran la curación de los tejidos.

Cómo elaborar tu receta rica en dolor

Es posible que ya hayas identificado algunos de los ingredientes de tu receta rica en dolor: los varios factores que se ponen de acuerdo para provocar y aumentar tu dolor. Es probable que hayas visto algunos de estos ingredientes reflejados en los personajes que te he presentado. Pero puede que algunos sigan ocultos. Es natural que así sea. Para descubrirlos, empieza por responder a las siguientes preguntas en tu libreta:

- Cuando te duele más, ¿a qué se debe?
- Cuando te duele menos, ¿qué es lo que funciona?
- ¿Has notado algún patrón en tu dolor?
- ¿Tiendes a sentirte peor cuando has dormido mal, te has saltado una comida o tienes un pico de trabajo?
- ¿Notas que el dolor es menos intenso en ciertos días de la semana, o en ciertas épocas del año? Por ejemplo, algunos de mis pacientes tienden a sufrir crisis los domingos por la noche y los lunes por la mañana, lo que parece apuntar a que el estrés laboral o escolar sea un ingrediente rico en dolor. Otros notan que el dolor empeora en invierno o cuando llueve, y disminuye con el buen tiempo.
- ¿Has notado que el volumen del dolor bajara mientras estabas de viaje o de vacaciones? Si es así, ¿qué factores de estrés habituales estaban ausentes durante esos periodos? Y, a la inversa, ¿qué ocurría en esos periodos que normalmente no ocurre?
- Piensa en el momento concreto y el periodo de tu vida en que empezaste a sentir dolor. Más allá de la lesión o la enfermedad, ¿qué otras cosas ocurrían?

Para ayudarte en tu investigación, he incluido en el menú de abajo una lista de ingredientes que suelen ser muy «ricos en dolor». Selecciona aquellos ingredientes que se te apliquen y anótalos en tu libreta. En el diagrama de la página 241, puedes agruparlos por categorías (bío, psico o social) utilizando la plantilla en blanco. Por ejemplo, si en tu caso dormir mal es un factor que produce o empeora el dolor, anótalo en «bío». Si has tenido que lidiar con mucho estrés o ansiedad, anótalo en «psico». Si estás en un proceso de divorcio, o si tienes un conflicto familiar o haces el duelo de un ser querido, añádelo a «social», que engloba factores sociales y ambientales. A medida que avances en la parte III, completa tu lista con los ingredientes ricos en dolor que identifiques. Pronto empezará a surgir una imagen más clara de tu propia receta del dolor.

Puede que descubras que tu receta lleva más ingredientes de los que pensabas, o que faltan algunos en la lista que he incluido. O puede que te cueste identificar enseguida todos tus ingredientes ricos en dolor. No te preocupes: en los próximos capítulos revisaremos cada pilar del dolor y profundizaremos en los factores específicos que entran en cada uno de ellos. Al final de la parte III serás capaz de identificar muchos más factores, y todavía más a lo largo de las próximas semanas y meses. Esto es bueno: cada ingrediente que descubras es una oportunidad para cambiar tu receta.

INGREDIENTES MUY RICOS EN DOLOR

Ingredientes biológicos
_____
_____
_____

Ingredientes psicológicos
_____
_____
_____

Ingredientes sociológicos
_____
_____
_____

MENÚ RICO EN DOLOR
Piensa en los ingredientes de este menú que se aplican a tu caso y añádelos a la lista de la plantilla en blanco de la página anterior.

Bío	Psico	Social
Daño tisular, disfunción del sistema, enfermedad, dolencia	Malas estrategias para afrontar situaciones, como beber alcohol, aislarte o huir	Trauma
Inflamación	Kinesiofobia (miedo al movimiento)	Relaciones tóxicas o enfermizas, divorcio, muerte de un ser querido
Genética, hormonas, neuroquímicos	Creencias y pronósticos nocebo: prever resultados malos, negativos o que te pongan en peligro	Factores estresantes ambientales: trabajo, familia, estrés financiero; medios de comunicación social; política; plazos que cumplir; facturas que pagar; etc.
Sistema nervioso hipersensible	Estrés excesivo	Aislamiento, falta de apoyo social (pocas personas o nadie con quien poder contar)
Sueño escaso o no reparador	Interpretar las sensaciones como peligrosas	Entorno inseguro o inestable
Alimentación escasa o inadecuada a nivel nutritivo	Suprimir o reprimir emociones, «tragárselo todo»	Mensajes exteriores nocebo (medios de comunicación y redes, familia, amigos, profesionales sanitarios)

.../...

.../...

Bío	Psico	Social
Vida sedentaria, evitar el movimiento o la actividad	Ansiedad, depresión, otros problemas de salud mental	Límites mal marcados
Tensión muscular	Pensamientos negativos	Dificultad de acceso a los cuidados
Dependencia excesiva de analgésicos, alcohol u otras sustancias	Pasar mucho tiempo centrándose, cavilando o hablando sobre el dolor	Racismo y otras formas de discriminación en la atención sanitaria recibida

TU RECETA BAJA EN DOLOR

Elaborar una receta rica en dolor es a la vez instructivo y revelador, porque nos da pistas sobre cuáles son sus antagonistas, es decir, nuestros ingredientes bajos en dolor. Este método ayuda efectivamente a identificarlos, ya que suelen ser precisamente los ingredientes opuestos de aquellos ricos en dolor. Por ejemplo, si dormir poco es un desencadenante y amplificador del dolor (ingrediente rico en dolor), uno de nuestros ingredientes bajos en dolor es dormir mejor. Si el estrés, la ansiedad y la tensión muscular cronifican nuestro dolor, los sustituiremos por algunos ingredientes bajos en dolor como la relajación y la reducción del estrés.

El siguiente paso es coger tu libreta o portátil y crear una tabla de dos columnas parecida a mi plantilla de receta para el dolor que verás a continuación. Mientras elaboras la tuya, también puedes consultar la receta del dolor de espalda de Joyce en el capítulo 4. En primer lugar, introduce tu lista de ingredientes ricos en dolor alto a la izquierda. Después, introduce tus ingredientes bajos en dolor en la columna de la derecha. Verlos expuestos delante de ti, negro sobre blanco, será una medicina poderosa.

RECETA PARA EL DOLOR

Receta rica en dolor	Receta baja en dolor
Sueño de mala calidad	Sueño de calidad
Historia traumática	Tratamiento del trauma
Sedentarismo	Actividad y movimiento
Estrés intenso	Estrés bajo control
Mensajes nocebo (peligro donde no lo hay)	Mensajes de seguridad
Alimentación inadecuada	Cambios en la dieta
Inflamación	Medicación, hielo, cambios en la dieta, control del estrés, ejercicio

LA TRANSFORMACIÓN: ESTRATEGIAS QUE FUNCIONAN

Todos estos datos son decisivos. Pero falta un paso, una brecha enorme entre el problema y la solución: ¿qué estrategias debemos emplear para transformar un ingrediente rico en dolor en uno bajo en dolor? ¿Qué métodos y herramientas nos hacen falta para mejorar el sueño, tratar los traumas, abordar los mensajes nocebo y bajar la alarma del dolor? En los próximos capítulos te propondré intervenciones posibles para transformar tu receta del dolor, con su respectiva base científica y pruebas de que funcionan.

Encontrarás más información sobre estas estrategias, además de una serie de consejos y herramientas adicionales, en *Gestiona tu dolor* (publicado por Editorial Sirio). Estos libros contienen un protocolo de tratamiento asequible y accesible que puede seguir cualquier persona con dolor, independientemente de su diagnóstico, y cualquier profesional sanitario sea cual sea su formación o experiencia. En Zoffness.com encontrarás más recomendaciones de libros, artículos, pódcast, vídeos educativos, audios, aplicaciones y otros recursos sin coste alguno.

DOS PASOS ADELANTE, UNO ATRÁS

Si el trayecto ha sido sinuoso y frustrante, aguanta un poco: vas por buen camino. Curar el dolor no suele ser una línea recta hacia la recuperación, en la que cada día te encuentras mejor que el anterior. El camino hacia la recuperación del dolor crónico es «dos pasos adelante, un paso atrás». Los brotes y los retrocesos forman parte del viaje de curación; no son un signo de fracaso ni de que su cuerpo te esté traicionando. Así es como funcionan nuestro cerebro y nuestro cuerpo.

Esto quiere decir que, a medida que vayamos elaborando nuestras recetas para el dolor y estableciendo protocolos terapéuticos, hay que saber que el progreso puede sufrir interrupciones, como nuevos brotes y periodos en los que se hace más lento. Intenta no desanimarte ni perder la esperanza. Planificar con antelación y familiarizarte con ese proceso de avance y retroceso reducirá tu incertidumbre, frustración y miedo, y te ayudará a avanzar con más confianza. En la parte III podrás procesar por fin los conocimientos que has adquirido y tus recetas contra el dolor se convertirán en intervenciones concretas. Esta autonomía que adquieres está en el núcleo mismo de tu recuperación, y lo que has aprendido te ayudará a trazar tu rumbo.

11

LA BIOLOGÍA DEL EQUILIBRIO

Sueño, dieta y movimiento

Adoptar un enfoque biopsicosocial del dolor nunca significa hacer caso omiso del ámbito biológico del dolor. Nunca. Si tus médicos y cuidadores no colaboran para garantizar que no habrá ningún efecto peligroso para tus huesos, tu sangre y cualquier parte de tu cuerpo, no están cumpliendo con sus obligaciones. Pero tener en cuenta posibles daños tisulares y dolencias es solo el primer paso. En este capítulo exploraremos estrategias probadas para mitigar los aspectos biológicos del dolor. Para ello nos centraremos en:

1. cuándo y cómo nos movemos, y cuánto,
2. realizar actividades y dedicar tiempo a aficiones,
3. cuánto dormimos y cuán reparador es nuestro sueño,
4. el «combustible» que le damos a nuestro cuerpo, y
5. analgésicos.

Juntas, estas estrategias nos ayudan a alcanzar y mantener el equilibrio fisiológico, un proceso conocido como «homeostasis». Aquí empieza nuestro camino hacia la curación.

HOMEOSTASIS: RECUPERAR NUESTRO EQUILIBRIO

La homeostasis es una necesidad biológica tan básica para la salud que, cuando nuestro equilibrio se pierde, el cuerpo nos acribilla a mensajes pidiéndonos que lo recuperemos. Los retortijones de hambre y los dolores de cabeza, por ejemplo, son señales de que se nos acaba el combustible y necesitamos comer para repostar. ¿Y ese escalofrío? Es tu cerebro, que te anima a poner la calefacción o taparte con una manta. Si te quedas sentado en la misma posición durante demasiado tiempo, poniendo en peligro tejidos y tendones, el cuerpo te indicará que te pongas de pie, te estires y te muevas. El cuerpo tiene muchas formas de decirnos que algo está desequilibrado, incluidos síntomas físicos como el dolor. Y ese dolor nos apremia a atender a los ingredientes olvidados de nuestras recetas que podrían restablecer el equilibrio y bajar el volumen del dolor. Uno de los más importantes es el movimiento, un ingrediente crítico en nuestro camino hacia la recuperación.

I. REEDUCAR EL SISTEMA DEL DOLOR CON ACTIVIDAD FÍSICA

A. Un cuerpo en movimiento permanece en movimiento, uno en reposo permanece en reposo

Como hemos visto, una respuesta razonable al dolor es evitar lo que sea que lo provoque, incluido el movimiento. Hasta podemos desarrollar miedo a mover el cuerpo cuando nos duele. Esta reacción, llamada *kinesiofobia*, surge de nuestra preocupación de que una afección dolorosa empeore con la actividad.[1] Aunque estos impulsos de «parar» y «evitar» son adaptativos y pueden salvarnos la vida cuando el dolor es agudo (de corta duración), impidiéndonos correr con una pierna fracturada y obligándonos a reposar cuando estamos enfermos, no funcionan en casos de dolor crónico.[2]

En última instancia, esta rehuida es una respuesta trampa. Evitar el movimiento y el ejercicio crea un ciclo tóxico de inmovilidad, discapacidad y dolor a largo plazo, a medida que nuestros músculos se atrofian, las articulaciones se quedan agarrotadas, el cuerpo se vuelve más débil, decae nuestro estado de ánimo y el sistema del dolor se sensibiliza. No podemos movernos porque seguimos teniendo dolor, y seguimos teniendo dolor porque no nos movemos. El cerebro, atascado en el modo de peligro, no tiene ninguna oportunidad de aprender que su ensordecedora alarma del dolor ya no hace falta, que en realidad algo de movimiento es seguro.

EL CICLO DOLOR-INACTIVIDAD

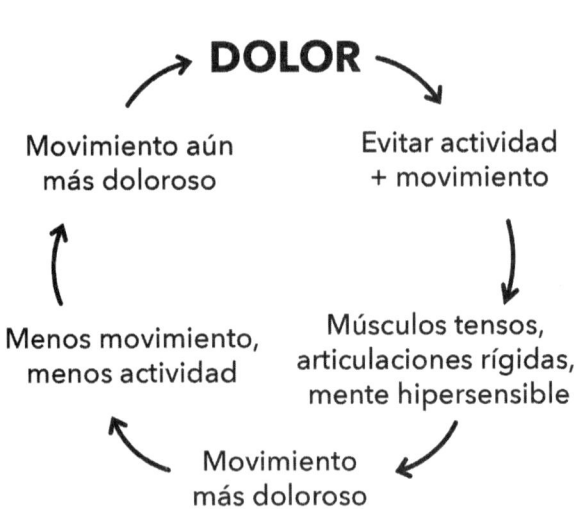

El dolor puede atraparnos en un ciclo interminable de huida, inactividad y más dolor.

El ciclo subidón-bajón

A la inversa, algunos afrontamos el dolor utilizándolo como impulso. Mantenemos un nivel intenso de actividad tanto si el volumen de dolor es alto como si es bajo. Incluso los que priorizamos el descanso en los días en que nos sentimos peor podemos intentar «recuperar el tiempo perdido» en los días buenos, como si se tratara de ponernos al día con el trabajo, jugar con nuestros hijos, hacer ejercicio, ordenar la pila de facturas y volver a conectar con los amigos. Pero esta forma de lidiar con la situación tampoco es buena: el trabajo y el juego en exceso pueden tener graves consecuencias. Después de un subidón de actividad, podemos sentir tal dolor y fatiga que nos quedemos en la cama durante días o semanas. A la larga, este ciclo de subidón y bajón, de sobreactividad e inactividad, disminuye nuestra capacidad funcional.

Sin embargo, este quebradero de cabeza tiene solución. Para encontrarla, debemos empezar por cambiar el orden en que hacemos ciertas cosas.

EL CICLO SUBIDÓN-BAJÓN

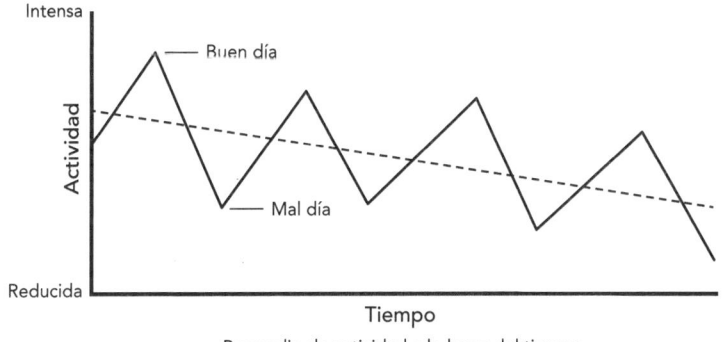

A largo plazo, el ciclo de subidón (sobreactividad) y bajón
(inactividad) merma nuestras capacidades.

B. Cambiar el orden de ciertas cosas: el poder de marcar el ritmo

Nos han inculcado que solo podemos reanudar nuestras actividades una vez que el dolor haya remitido: primero el alivio, después la actividad. Esto es cierto cuando se trata de dolor agudo por enfermedad, una quemadura o fractura ósea; en cambio, para tratar el dolor crónico hay que impugnar el enfoque aprendido y «hacerlo en sentido contrario», es decir, primero reanudar la actividad de manera gradual, exponiendo el cerebro y el cuerpo a una estimulación muy moderada y cuidadosamente calibrada. Estas dosis de actividad y movimiento buscadas a conciencia son las que crean nuevas vías de curación en el cerebro, fortalecen el cuerpo y desensibilizan el sistema del dolor «adicto» a sobreprotegernos. Solo entonces el cerebro empezará a desaprender la respuesta de emergencia ante estímulos inofensivos, como caminar o bailar, que nos pueden causar dolor, pero no daño. Para ello hay que pulsar constantemente el «botón de apagado» de la alarma del dolor, y recordarle al cerebro que el cuerpo está a salvo, a pesar del dolor real que sentimos, y la mejor forma de hacerlo es «marcar el ritmo». Veamos en qué consiste esta estrategia.

Marcar el ritmo del dolor es muy parecido a hacerlo en una maratón. No nos pondríamos a correr 40 km recién levantados de la cama el día de la carrera: nos desplomaríamos. Lo que hacemos, más bien, es entrenarnos aumentando la actividad de forma gradual, proporcionando una suave rampa de entrada para que el cerebro y el cuerpo se vayan adaptando y fortaleciendo poco a poco. De hecho, una vez que empezamos a marcar el ritmo y a reanudar la actividad —ver a los amigos, pasar más tiempo expuestos a la luz solar, retomar nuestras aficiones— es más probable que mejore nuestro estado de ánimo, que disminuyan el estrés y la ansiedad, que nuestro cuerpo recupere el vigor y que el volumen del dolor dé alguna tregua. Con el tiempo, el ritmo nos ayuda a tolerar mejor cualquier actividad que nos apetezca, incluso cuando nos duele un poco. Marcando el ritmo podremos aumentar poco a poco la actividad, la movilidad y el funcionamiento.

Ten en cuenta que marcar el ritmo no es lo mismo que «aguantar el dolor». Este protocolo, que consiste en graduar la actividad, sirve más bien para ayudarnos a identificar un punto de partida seguro y cómodo, aunque empecemos con actividades de tan solo sesenta segundos. Además, este método prevé pausas para descansar y estirarse según lo que te pida el cuerpo. De este modo, el ritmo ayuda a lograr un equilibrio entre hacer muy poca actividad y tratar de hacer demasiada.

AL RITMO DE TUS MEJORAS

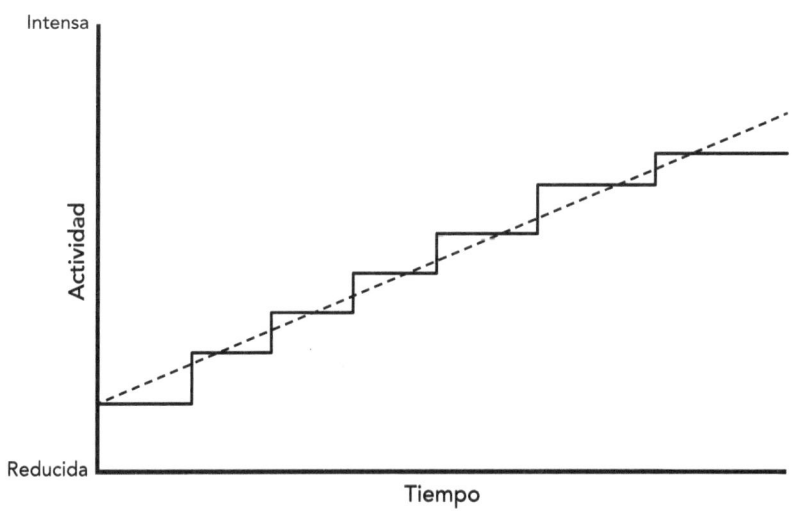

- - - - - Promedio de actividad a lo largo del tiempo

Marcar el ritmo propicia una mayor actividad
y funcionalidad a largo plazo.

**ACTIVIDAD: Marca tu ritmo: cómo elaborar
tu protocolo a medida**

El dolor no discrimina: nos afecta a todos los niveles de actividad
y funcionamiento. Tanto si tu objetivo es no dejar a la mitad tus
tareas cotidianas, como fregar los platos; retomar tus aficiones
preferidas, como la jardinería; o competir en otra maratón, cualquier punto de partida es bueno, y se pueden aplicar los mismos
principios científicos. He visto con mis ojos las transformaciones
más increíbles en todos los niveles de capacidad y discapacidad.
Tras cuatro largos años de dolor e inmovilidad, marcar el ritmo
fue una gran ayuda para que Sam, el adolescente a quien conociste en el capítulo 1, volviera a la escuela, a socializar e incluso
a jugar al fútbol. Ayudó a Sarah, la bióloga, a utilizar de nuevo
el transporte público, pero sin dolor ni miedo. Ayudó a Joyce, la
chef, a volver al *aquagym* y a la repostería. Seguir los seis pasos
a continuación te ayudará a ti también a volver a la vida y a hacer tus cosas.

Paso 1. Fíjate un objetivo seleccionando una actividad que
te gustaría retomar, preferiblemente algo que eches de menos y
que antes disfrutabas. Puede ser una afición que hayas abandonado por causa del dolor, como tocar el piano; una actividad
física, como caminar; o una tarea o proyecto que hayas dejado
a medias. Que tenga un significado personal, como lo tenía el
fútbol para Sam, es un buen punto de partida.

Paso 2. Divide este objetivo en una serie de pasos pequeños que realmente puedas dar y apuntar. Asegúrate de que estos pasos son muy concretos, y anota dónde, cuándo, cómo y
con quién los darás. Empieza por lo más pequeño que necesites,
aunque solo sean 30 segundos de actividad al día. Cuando Sam
decidió retomar el fútbol, por ejemplo, su primer paso fue empezar a caminar al aire libre a diario durante una semana. Pro-

gramó este paseo a las 10 de la mañana, e invitó a su hermana a acompañarlo para pasar ese rato juntos y como incentivo para cumplirlo.

Paso 3. Mide el tiempo (en minutos) durante el cual puedes realizar cómodamente esta actividad en un día de poco dolor y luego en un día de mucho dolor. Por ejemplo, en un buen día, Sam pudo caminar al aire libre durante unos 12 minutos sin problemas. En un día difícil, Sam fue incapaz de levantarse de la cama (0 minutos).

Paso 4. Calcula la cantidad media de actividad diaria que puedes tolerar sumando estos tiempos y dividiendo el total por dos. Para Sam, la aritmética era la siguiente: 12 minutos en un día de poco dolor + 0 minutos en un día de mucho dolor = 12 minutos (total). Al dividirlo por dos, obtiene la media de los dos días: 12 ÷ 2 = 6 minutos (cantidad media de actividad diaria).

Paso 5. Una vez que hayas calculado el promedio de tiempo que puedes dedicar a esta actividad, quítale unos minutos para darte un margen. Esta será tu base u objetivo de actividad diaria, es decir, la cantidad de actividad que intentarás realizar tanto si es un día de mucho dolor como si es un día de poco dolor. Por muy tentador que sea, no alargues el tiempo de actividad, aunque te sientas fenomenal, e intenta no hacer menos, tampoco. El cálculo de referencia de Sam fue: 6 minutos (actividad media) - 2 minutos (cojín) = 4 minutos = base u objetivo de actividad diaria de Sam para la primera semana, durante la cual Sam caminó todos los días al aire libre durante un promedio de 4 minutos, tanto si le dolía poco como si le dolía mucho, haciendo pausas para descansar y beber agua cuando era necesario.

Paso 6. Cada semana, añade unos minutos a tu base inicial hasta alcanzar tu objetivo final. Algunos podrán añadir 10 minutos, mientras que otros añadirán 2. No te avergüences, ¡aquí siempre vences! Lo más importante es crear un plan individualizado y escalonado que te siente bien. Por ejemplo, la base inicial de Sam era de 4 minutos. La segunda semana, añadió 3 minutos a su actividad, con el objetivo de caminar 7 minutos al día. La semana siguiente, su objetivo eran 10 minutos de actividad diaria. Este aumento gradual le fue bien a Sam, pero puede que te vaya mejor otro horario u otro ritmo de progresión. Asegúrate de incluir pausas para descansar, parar, estirarte, beber agua y acariciar a tu perro cuando sea necesario.

II. El movimiento cura

Cuando vivimos con dolor, el movimiento puede resultar doloroso, y no hablemos de hacer ejercicio. Pero la neuroplasticidad, la capacidad de cambio que tiene nuestro cerebro, hace que la actividad física, incluso muy moderada, pueda modificarlo, ordenando la liberación de neuroquímicos que nos alivian y bajan el dial del dolor. De hecho, se ha demostrado que el ejercicio hace maravillas al respecto, tanto que se ha bautizado este fenómeno como «analgesia inducida por el ejercicio».[3] Esta es una de las causas del «subidón del corredor», una sensación de euforia que puede ocurrir después de correr. Los científicos han identificado muchos beneficios del movimiento, entre ellos:

- Aumentar la robustez física
- Estimular la reparación de músculos, tejidos y huesos
- Facilitar la circulación y el flujo sanguíneo para una curación más rápida
- Lubricar las articulaciones

- Aumentar la fuerza, la movilidad y la flexibilidad
- Potenciar el funcionamiento inmunológico
- Reducir el riesgo de desarrollar enfermedades crónicas
- Mejorar el sueño y reducir la fatiga
- Aumentar la energía y la motivación
- Activar los neurotransmisores que mejoran el estado de ánimo
- Reducir y prevenir la ansiedad y la depresión
- Reducir los niveles de hormonas del estrés como la adrenalina y el cortisol
- Estimular la producción de neuroquímicos que alivian el dolor
- Desensibilizar el sistema del dolor
- Reducir el volumen del dolor

Por todo esto, el movimiento y la actividad son una parte fundamental de un protocolo de tratamiento del dolor crónico. Las investigaciones demuestran que caminar todos los días, aunque sea durante 5-10 minutos, puede tener un gran impacto sobre el dolor y la salud al reducir la inflamación y la hinchazón, y liberar neuroquímicos que alivian el dolor.[4] Caminar es tan importante que muchos programas de tratamiento del dolor recomiendan convertirlo en el primer objetivo del protocolo de «marcar el ritmo». Para quienes no pueden permitirse los elevados costes de ciertos programas de recuperación, caminar al aire libre es una alternativa gratis. Y para las personas que no pueden caminar, los científicos han descubierto que el simple hecho de pedalear como si fuéramos en bicicleta mientras estamos tumbados en la cama puede mejorar nuestro funcionamiento, aumentar las posibilidades de recuperación e incluso acortar las estancias en el hospital.[5]

ACTIVIDAD: La medicina del movimiento

Movernos cuando nos duele puede ser difícil. Por eso, los siguientes pasos están diseñados para ayudarte a identificar formas manejables de movimiento que puedan ayudarte en tu recuperación. **Paso 1.** Evalúa tu nivel actual de actividad. Si la inactividad o el sedentarismo se han convertido en parte de tu vida desde que apareció el dolor, añádelos a tu receta rica en dolor de la página 244. A continuación, contesta a las siguientes preguntas en tu libreta.

- ¿Cuántos minutos al día dedicas a moverte y hacer ejercicio?
- ¿Qué actividades físicas has abandonado o limitado a causa del dolor?
- ¿Cuáles echas de menos y te gustaría recuperar?
- ¿Eres capaz de mover alguna parte del cuerpo durante algún tiempo?

Paso 2. A continuación encontrarás algunas buenas opciones para moverte incluso cuando sientes dolor. Elige cuáles podrías intentar hacer y añade las que consideres:

- Dar un paseo o salir a correr
- Hacer estiramientos
- Nadar
- Hacer *aquagym*
- Bailar
- Dar paseos en la naturaleza
- Levantar pesas
- Montar en bicicleta tradicional, estática o reclinada
- Hacer yoga
- Tener relaciones sexuales (¡va en serio!)

Paso 3. Proponte realizar al menos una actividad física cada día, aunque sea un paseo de 5 minutos. Define cómo, cuándo, dónde y con quién realizarás las actividades que has elegido para esta semana. Después, anota esta fecha y hora en tu agenda. Esto te ayudará a hacer un seguimiento de tus objetivos y te apoyará en tu compromiso contigo mismo. Si el dolor no te deja moverte o hacer ejercicio, vuelve al ritmo (duración o nivel de intensidad) anterior para poder levantarte de la cama y salir. Haz que la actividad diaria sea una rutina; y para que así sea, prueba a sentarte cada domingo por la noche y trazar tu plan de actividad para la semana.

CONSEJOS DOY...

- Si solo de pensar en moverte se te quitan las ganas, o no sabes cómo empezar este protocolo, empieza caminando. Utiliza tu fórmula para marcar tu ritmo y piensa en un punto de partida que te resulte seguro y cómodo, y sal a pasear. Sonríe, aunque sea a una sola persona, acaricia a un perro, y luego observa cómo ese corto paseo te ha sentado tanto física como emocionalmente.
- *No lo hagas a solas.* Recuperarse del dolor nunca debe ser una actividad solitaria. Hay un sinfín de profesionales formados, en particular fisioterapeutas y terapeutas ocupacionales, dispuestos a ayudarnos a mejorar el equilibrio, la fuerza y la agilidad, y a marcar un ritmo que nos resulte satisfactorio. El apoyo social también puede venir de un amigo o un familiar. Pedirle a alguien que camine a nuestro ritmo o se mueva con nosotros, como hizo Sam con su hermana, también puede hacer que alcanzar nuestros objetivos sea más agradable y llevadero.
- En la medida de lo posible, planifica el movimiento y el ejercicio al aire libre para una hora en la que puedas aprovechar

al máximo la luz del sol, el aire fresco y el contacto con los demás.

- Prueba a sustituir expresiones como *hacer ejercicio* o *actividad* por *andar a mi aire* o *salir de marcha*. Hay miles de formas disfrutonas de movernos. La de Kamal, que tenía artritis reumatoide, era jugar a buscar la pelota con su perro, Oso. La tuya podría ser el taichí. ¿En qué te hace pensar *andar a tu aire*?

- Para que esto no parezca un club exclusivo al que solo pueden unirse las personas que no están impedidas, cualquier persona con capacidad para mover cualquier parte del cuerpo puede «andar a su aire». Millie, por ejemplo, de setenta y siete años, que desde niña utiliza una silla de ruedas, era feliz bailando a su aire en la silla, con la música a todo volumen —mejor si era Taylor Swift, me dijo riéndose con ganas—, y movía enérgicamente el torso, los brazos, las manos y los dedos. Su plan de marcar el ritmo empezó con movimientos suaves en su silla de ruedas durante unos minutos cada vez. Con el tiempo, llegó a bailar en la silla con su familia, que se unía a ella todos los domingos para una divertida hora a su aire en la iglesia evangélica local.

- Personal sanitario: una forma infalible de diseñar un plan de tratamiento eficaz es coordinar la atención entre distintas disciplinas. El éxito depende de cómo se implica a médicos, trabajadores sociales, fisio y psicoterapeutas, terapeutas ocupacionales o de biorretroalimentación. En la medida de lo posible, habla con tus compañeros de otras especialidades. Esta es la mejor manera de tender puentes y restablecer lazos entre nuestras disciplinas aisladas y desconectadas, y proporcionar la mejor atención posible al paciente.

Descanso y ocio

El descanso es tan importante para la recuperación como lo son el movimiento y la actividad. En una cultura acelerada que premia las prisas y la productividad, la importancia del descanso se pasa por alto no pocas veces. Sin embargo, el descanso y el ocio son fundamentales en cualquier buen protocolo de marcar el ritmo y en cualquier proceso de recuperación. Biológicamente, el descanso ayuda al cerebro y al cuerpo a recuperarse, ya que facilita la curación, previene lesiones y mejora el funcionamiento general. También acelera la reparación muscular, reduce la inflamación y mejora la salud del sistema inmune.

Existen muchas formas de descanso: por ejemplo, hacer pausas en el trabajo dando paseos cortos, pasarte el fin de semana cuidándote y mimándote, o hacer unas largas vacaciones; preferir una buena noche de sueño a cualquier otro plan; o echarte una siesta (¡ya hablaremos de ella largo y tendido!). El descanso desempeña un papel particularmente importante a medida que aumentas tu ritmo de actividad y movimiento. Asegúrate de programar pausas para descansar —para estirarse, beber agua, respirar lento y profundo, escuchar música— antes de que el dolor sea demasiado intenso, y para ayudarte a sobrellevar las crisis. Cambiar de posición y postura cuando intentas hacer ejercicio o movilizar más el cuerpo también puede ayudarlo a reajustarse y a aumentar tu tolerancia al movimiento.

El descanso también beneficia a nuestra salud emocional. ¿Te has fijado en que tienes más paciencia y receptividad —con tus hijos o nietos, compañeros de trabajo, incluso con tu cuerpo— después de haberte tomado un tiempo de descanso? El descanso regula nuestras emociones, y con ello aumenta nuestra capacidad para tolerar el estrés, la frustración y el dolor. El descanso también puede ser cognitivo, para tu cerebro. Una de las mejores formas de descanso cognitivo es el silencio. El silencio proporciona a nuestro cerebro un respiro muy necesario del continuo bombardeo de información y ruido. Solo cuando dejamos en remojo todos esos estímulos externos —llamadas telefónicas, programas de esto y aquello, el tráfico— y le damos un respiro a nuestra mente permitiremos otros procesos cognitivos como la introspección, la reflexión, la proyección y la ensoñación.

Para ello no existe talla única; el tipo de descanso que te sirve es el que te conviene. En resumen, aumentar la actividad y priorizar el descanso no son cosas incompatibles. Pueden, y deben, convivir.

III. Ciencia para dormir mejor

Cualquiera que haya sufrido dolor sabe que cuando este se agudiza, se duerme peor. Resulta que lo contrario también es cierto: cuando se duerme peor, aumenta el dolor. Este ciclo es muy evidente cuando se trata de dolor crónico, y funciona más o menos así:

→ El dolor interrumpe el sueño, provoca insomnio, despertares nocturnos, sueño irregular y mal dormir. →

→ Dormir mal provoca agotamiento, fatiga, peor rendimiento en el trabajo y en casa, e intentos de recuperar el sueño echando la siesta y durmiendo hasta tarde. →

→ Dormir de día puede quitar el sueño por la noche. →

→ Estar en la cama despierto causa frustración y ansiedad, lo que hace aún más difícil conciliar el sueño. →

→ Cuanto peor se duerme, más sube el volumen del dolor.[6] →

→ Más dolor, peor sueño. →

→ Y el maldito ciclo vuelve a empezar.

El sueño es una parte importante de la conservación de la homeostasis y de una buena salud. Esto es particularmente cierto en el caso de un cuerpo aquejado de dolor que intenta curarse. Cuando dormimos, las células se reparan y regeneran, sanan los tejidos, los sistemas se calman, se crean nuevas vías neuronales. Pero, aunque el dolor puede interrumpir estos procesos, tengo dos noticias muy importantes para ti:

1. Nuestros cuerpos están diseñados para compensar el sueño perdido. ¿Te has dado cuenta alguna vez de cómo, después de cuidar del bebé hasta el amanecer o de pasar toda la noche en vela, el cuerpo te obliga a echarte una siesta al día siguiente y te manda a la cama temprano, sin que puedas apenas mantener los ojos abiertos? La evolución ha tenido en cuenta la posibilidad de que no siempre podamos dormir bien y ha diseñado un sistema de reserva: nuestros cerebros vienen equipados de serie con un mecanismo para compensar la falta de sueño. Los estudios demuestran, por ejemplo, que si perdemos demasiado sueño de movimientos oculares rápidos (MOR, más conocido por la sigla inglesa REM) —el tipo de sueño imprescindible para la memoria y el aprendizaje—, el cerebro lo compensa aumentando la proporción de sueño REM durante los ciclos de sueño posteriores. Este fenómeno se conoce como «rebote REM», y es un ejemplo admirable de cómo funciona nuestra homeostasis.

2. El ciclo de sueño puede alterarse, pero tiene arreglo. Existen estrategias muy eficaces que podemos

utilizar para volver a enderezar nuestro cerebro y nuestro cuerpo, e incluso recuperar el sueño perdido. De todas ellas, la mejor es una técnica llamada «higiene del sueño».

Higiene del sueño

De niños nos enseñan lo básico de la higiene bucal para asegurarnos de que nuestros dientes no se pudran y se caigan: cepillarse dos veces al día, usar hilo o cepillo interdental entre comidas y visitar periódicamente al dentista. Al igual que existe una fórmula para asegurar una buena higiene bucal, también existe una para dormir mejor: un conjunto de pautas científicas conocidas como higiene del sueño que podemos utilizar para mejorar la calidad y la cantidad del sueño. Sé que funciona porque hace más de veinticinco años que la utilizo y se la recomiendo a mis pacientes. Si sufres problemas de sueño como el insomnio, o dificultad en dormir a causa del dolor —si te cuesta «dolormir», vaya—, puede ser una herramienta increíblemente eficaz. Ahora bien, ¿cómo saber a ciencia cierta que funciona de verdad?

Los estudios sugieren que, a corto plazo, la higiene del sueño puede ser tan eficaz como los medicamentos para dormir, y a largo plazo, puede ser incluso más eficaz, sobre todo cuando se combina con una terapia cognitivo-conductual para el insomnio, o TCC-I.[7] Este protocolo de tratamiento se centra en ciertas rutinas, emociones y pensamientos poco útiles que no hacen más que empeorar los problemas de sueño. Al promover ciertos cambios en el cerebro, la higiene del sueño y la TCC reajustan las hormonas del sueño y los neurotransmisores, tratando la fatiga, horarios de sueño trastocados, el estrés motivado por la falta de sueño y otros síntomas.

Cuando estos protocolos se evaluaron específicamente para tratar el dolor crónico, se descubrió que la TCC-I y la higiene del sueño no solo trataban los problemas de sueño, sino que también contribuían a mitigar el dolor. Esto se debe a que el sueño y el dolor están tan íntimamente ligados que normalmente al mejorar uno se arregla el otro. Un estudio reciente reveló que la probabilidad de dormir mejor tras aplicar la TCC-I y la higiene del sueño era superior al 80 por ciento, mientras que la probabilidad de padecer menos dolor era de casi el 60 por ciento.[8] Con estos porcentajes, merece la pena apostar. Los expertos llegaron a referirse a la TCC-I como un «potencial analgésico».[9] En última instancia, estas pruebas nos recuerdan que los tratamientos contra el dolor que se centran solo en una parte del cuerpo y desatienden otros aspectos, como el sueño, resultan peligrosamente incompletos.

ACTIVIDAD: Protocolo de higiene del sueño

Si los problemas de sueño son uno de los ingredientes que empeoran tu dolor, añade «sueño escaso o no reparador» a tu receta rica en dolor en la página 244. El protocolo de higiene del sueño que indico a continuación te ayudará. He destacado mis diez pautas favoritas, junto con su respectiva base científica. Ponerlas todas en práctica a la vez es lo más efectivo. Sin embargo, si te resulta abrumador, empieza poniendo en práctica solo dos y ve incorporando dos más cada semana.

1. *Toma el sol a primera hora de la mañana.* Nuestro cerebro lleva incorporado un reloj biológico llamado *núcleo supraquiasmático* (SCN). Esta pequeña estructura regula nuestros

ritmos circadianos, los ciclos de veinticuatro horas que siempre están operativos en la retaguardia, llevando a cabo procesos esenciales como la liberación de hormonas, la digestión y el sueño. Estos ritmos diarios, marcados por la salida y la puesta del sol, determinan cuándo nos sentimos despiertos, cuándo tenemos hambre y cuándo necesitamos parar y descansar. Los ritmos circadianos son la razón por la que los osos saben cuándo ha llegado el momento de hibernar, y los gansos de Canadá el de volar hacia el sur. Como el funcionamiento del SCN depende directamente de la luz solar, tenemos la capacidad de ajustar nuestro reloj biológico a semejanza de cómo ajustamos la hora en que sonará la alarma en nuestros despertadores. Tomar el sol a primera hora de la mañana abriendo las persianas o saliendo de casa libera sustancias químicas «despertadoras» y metaboliza sustancias químicas «somníferas» como la melatonina, acompasando nuestro cerebro con el sol y el mundo exterior.

2. *Fija una hora para irte a dormir y otra para despertarte, y cúmplelas.* ¿Alguna vez te has dado cuenta de que, si pones la alarma a las 6 de la mañana todos los días, tu cerebro acabará despertándote a las 6 sin la ayuda del despertador? A los cerebros les encanta la rutina, porque las rutinas son la esencia de la homeostasis. Establecer una rutina de sueño saludable es especialmente importante cuando tenemos dolor, ya que es entonces cuando los horarios irregulares pueden convertirse en la norma. Planifica irte a la cama más o menos a la misma hora todas las noches y despertarte a la misma hora todas las mañanas. Mantener un horario de sueño constante ayuda a regular el sueño y a que nuestro reloj biológico funcione como un reloj suizo. Y cuanto antes te despiertes, antes llegará la hora en que podrás volver a conciliar el sueño.

3. *Duerme solo por la noche: evita siestas y «cabezadas».*
    Tras una noche mal dormida, echarte la siesta y dormir
    hasta que lo pida el cuerpo parece la solución más sencilla.
    Pero es una trampa si tu objetivo es mejorar el sueño. A lo
    largo del día, se acumula en nuestro cerebro una sustancia
    química del sueño llamada *adenosina*. El aumento de los
    niveles de adenosina incrementa la «presión del sueño», o
    las ganas de dormir. Cuando la adenosina y otras sustan-
    cias químicas alcanzan un cierto umbral, nos quedamos
    dormidos. Dormir la siesta reduce de manera artificial
    nuestros niveles de adenosina y la presión del sueño, lo
    que hace que no nos entre sueño hasta más entrada la
    noche. Esto desregula nuestro ciclo de sueño y provoca el
    insomnio nocturno. Aunque te parezca que es al revés,
    resiste el impulso de echarte la siesta si lo que pretendes es
    mejorar el sueño. Si el cuerpo te lo pide a gritos, no alar-
    gues la siesta más de quince o veinte minutos y hazlo más
    temprano que tarde.

4. *No utilices tu cama más que para dos cosas: dormir y tener
    relaciones sexuales.* Nuestros cerebros están hechos para
    hacer asociaciones entre cosas, estén o no relacionadas en-
    tre sí. Lo demostró un famoso experimento de un científico
    ruso llamado Pávlov. Al adiestrar a los perros para que espe-
    raran carne cada vez que hacía sonar una campana, el sim-
    ple hecho de tocar la campana acabó haciéndolos babear,
    aunque las campanas en sí no son comestibles ni siquiera
    apetecibles. Esta respuesta aprendida se llama *condiciona-
    miento*, y podemos utilizarla para mejorar nuestro sueño. Si
    te tumbas en la cama despierto y con la cabeza en mil co-
    sas, por ejemplo, algo que suele ocurrir por la noche, estás
    entrenando a tu cerebro para asociar «cama» con «despier-
    to y con la cabeza en mil cosas», justo lo contrario de lo que

se pretende. La forma más eficaz de entrenar a tu cerebro para que asocie «cama» con «sueño» es utilizar tu cama solo para dormir y tener relaciones sexuales, y nada más. Cuanto más tiempo pases en la cama durmiendo, más reforzarás esta asociación. Busca otro lugar para leer, ver la televisión, o perder tiempo con las redes sociales.

5. *Levántate de la cama si pasados veinte minutos no has podido dormir.* Cuanto más tiempo nos quedemos en la cama despiertos, con dolor y preocupados por no dormir, más entrenamos a nuestro cerebro para que asocie «cama» con «estado de alerta y estrés». Para que la asocie sobre todo con «sueño relajado y reparador», sal de la cama transcurridos unos veinte minutos. (Tampoco hace falta mirar el reloj; sabrás cuándo ha pasado el tiempo suficiente.) Prepárate para esta eventualidad dejando cerca del sofá algo relajante que hacer: una revista que hojear, un aparato que no sea el móvil para escuchar música tranquila o una meditación guiada, una libreta y un lápiz para dibujar. No mires el teléfono, ni el correo electrónico, ni veas las noticias. Cuando no puedas dormir, no debes hacer nada estimulante. Después, cuando empieces a tener sueño, vuelve a la cama. Repítelo tantas veces como sea necesario.

6. *Cubre tus relojes.* Todos hemos mirado la hora en noches de insomnio y todos nos hemos preguntado cuántas horas nos quedan hasta que suene el despertador. Esto aumenta automáticamente el estrés y la preocupación, lo que hace aún más difícil conciliar el sueño. Si estás tratando de reajustar tu reloj biológico para dormir mejor, tapa todos los relojes que estén a la vista: el del horno o microondas, el del pasillo, el del móvil. Ponlos boca abajo o cúbrelos con cinta adhesiva o cualquier cosa que tengas a mano. Para el caso, saber la hora es irrelevante.

7. *Baja la intensidad de la luz por la noche.* La melatonina, también conocida como la «hormona de la oscuridad», es una potente sustancia química del sueño. La produce nuestro cerebro, concretamente la glándula pineal (antes se creía que era la sede de nuestra alma). Además de darnos sueño, la melatonina tiene propiedades antioxidantes que ayudan a cicatrizar los tejidos. Como la oscuridad estimula la producción de melatonina, cuanto más oscurece nuestro entorno, más melatonina produce la glándula pineal. Cuanto más altos sean nuestros niveles de melatonina, más sueño tendremos. La luz brillante frena la producción de melatonina. Así que, por las noches, baja la intensidad de la luz, apaga las luces brillantes de los techos y despídete de las pantallas.

8. *Crea una rutina de relax para antes de acostarte.* Una rutina nocturna indica al cerebro que es hora de bajar revoluciones y desconectar del día. Tu rutina puede ser un baño caliente, calmante y reparador. Cuanto más regular sea tu rutina, más probable será que su cerebro responda. Las pantallas nunca deben formar parte de esta rutina porque la luz azul que emiten indica artificialmente al sistema nervioso central que debe estar despierto. Las pantallas también activan nuestra respuesta simpática al estrés en lugar de calmarla. Olvídate de todas las pantallas unas horas antes de acostarte y disfruta de tu tiempo de relax.

9. *Crea un entorno que invite al sueño.* Dormimos mejor en ambientes sin luz, tranquilos y frescos. Oscuridad y calma, por supuesto. Pero ¿frescor? La temperatura central de nuestro cuerpo baja de forma natural por la noche y vuelve a subir unas horas antes de despertarnos. Esta búsqueda natural de frescor durante el sueño es la razón por la que es más difícil conciliar el sueño en una calurosa noche de vera-

no y después de una actividad física intensa. El exceso de calor o frío en el entorno en el que dormimos puede interferir en nuestra temperatura corporal interna y hacer que nos cueste más conciliar y mantener el sueño. Para crear un entorno ideal para dormir, utiliza cortinas para bloquear la luz brillante por la noche o una máquina de ruido blanco o tapones para los oídos para atenuar los ruidos fuertes, y mantén tu dormitorio a una temperatura fresca y agradable.

10. *Evita o reduce el consumo de cafeína, alcohol y nicotina.* Estas sustancias desregulan nuestros ritmos circadianos; interrumpen nuestros ciclos de sueño-vigilia y no nos dejan sintonizar con las señales naturales del sueño. De manera totalmente artificial, la cafeína y la nicotina nos aceleran y el alcohol nos ralentiza, lo que hace más difícil recuperar el ritmo. Estas sustancias también alteran el sueño, provocan insomnio, sueño interrumpido y de mala calidad. Esto no significa que no podamos disfrutar del café por las mañanas o del vino con la cena, pero en los periodos de dolor y mal dormir, reducir su consumo puede ser beneficioso.

CONSEJOS DOY...

- Los hábitos del sueño, como todos, pueden ser difíciles de cambiar. Cuanto más sigamos nuestro nuevo protocolo de higiene del sueño, más fácil nos resultará ponerlo en práctica y mejores serán nuestros resultados.
- Los medicamentos para dormir no son recomendables para los problemas crónicos de sueño, en especial los asociados al dolor crónico, por varios motivos:

1. Los medicamentos para dormir enmascaran el problema en lugar de tratar los síntomas, como el dolor o la ansiedad.
2. Los principios activos de los medicamentos para dormir alteran los ritmos circadianos y los ciclos del sueño en lugar de regularlos.
3. Los medicamentos para dormir están diseñados para un uso a corto plazo. Las mejores soluciones para problemas crónicos de sueño pasan por estrategias diseñadas para ser aplicadas a largo plazo, como la higiene del sueño y la TCC-I.
4. Los medicamentos para dormir no suelen ser muy compatibles con los analgésicos, y su uso combinado puede ser peligroso, e incluso letal.
5. Muchos medicamentos para dormir tienen propiedades adictivas, lo que lleva a una dependencia excesiva de ellos para conciliar el sueño. Añadir esta carga al dolor es lo último que te hace falta.

- Si has tomado medicamentos para dormir durante mucho tiempo, sobre todo benzodiacepinas, no los dejes de repente, porque puede ser muy peligroso. Pídele a tu médico un plan de disminución gradual seguro.
- Para encontrar un especialista en TCC-I, prueba a consultar un directorio oficial. Si no existe ninguno a tu alcance, cualquier terapeuta cognitivo-conductual diplomado puede ayudarte a poner en práctica un protocolo de higiene del sueño. También puedes consultar protocolos gratuitos de higiene del sueño en mi libro *Gestiona tu dolor* y en internet.
- Los problemas de sueño pueden ser síntomas de otras afecciones, como la apnea del sueño. Su tratamiento adecuado requiere un diagnóstico médico previo.

IV. Nutrición y dolor: come mejor para sentirte mejor

Aunque la alimentación pueda parecer una parte menos importante del tratamiento, lo que comemos no solo nos proporciona energía, como la que necesita un vehículo, sino que también se convierte en una serie de componentes básicos de nuestros sistemas musculoesquelético, circulatorio, nervioso e inmune. Estos sistemas desempeñan un papel fundamental en la curación. Cuando su funcionamiento deja de ser el correcto, el proceso de curación queda comprometido. Nuestra dieta también nos afecta a nivel neuroquímico y hormonal, repercutiendo en todos los aspectos vitales, desde el sueño hasta la salud emocional. Cuánto y cuándo comemos afecta, además, a nuestro estado de ánimo y a nuestra salud. Todos hemos vivido el letargo satisfecho de las largas digestiones tras una comilona en días festivos o, por el contrario, hemos estado tan hambrientos que nos volvemos irritables y enfadadizos.

Mientras que ciertos alimentos, como las frutas y las verduras, están llenos de vitaminas y minerales que contribuyen a la salud y la curación, otros —como los alimentos procesados y artificiales— son bombas de conservantes y sustancias químicas extremadamente nocivas para la salud. Por desgracia, en la dieta occidental estándar no faltan alimentos e ingredientes conocidos por causar inflamación y aumentar el dolor, como los alimentos procesados, las grasas saturadas y trans, los aditivos químicos y conservantes, y el exceso de dulces y golosinas.[10]

La mala nutrición resultó ser un ingrediente muy dañino en la receta del dolor de Sam. Al principio de su tratamiento, supe que se alimentaba a base de «comida blanca», es decir, básicamente de pan, pasta, cereales y pizza. Sus padres decían que eran incapaces de conseguir que comiera fruta ni verdura, y que no querían presionarle porque ya bastante tenía con lo suyo. Por eso, una de mis primeras intervenciones fue ayudar a Sam a mejorar su dieta, dándole la energía que necesitaba para controlar su dial del dolor y volver a hacer su vida. Pero Sam no es un caso aislado. Muchos de nosotros seguimos un tipo de dieta con unas carencias nutricionales que no hacen sino alimentar silenciosamente el ciclo del dolor.

Esto se debe en parte a que el dolor crónico es un factor de riesgo que nos lleva a adoptar malos hábitos alimentarios. Cuando tenemos menos capacidad y energía para hacer la compra, planificar la comida y cocinar, tenemos más tendencia a recurrir a la opción más sencilla, ya sea comida rápida o una bolsa de patatas fritas. Hay quienes se saltan comidas, comen demasiado o demasiado poco, o desarrollan hábitos alimentarios insalubres, como basar su alimentación en la llamada «comida reconfortante», como pollo frito y pizza. Pero, aunque podemos buscar consuelo en la comida, una dieta desequilibrada sin los nutrientes necesarios altera la homeostasis, provoca fatiga y niebla cerebral, y aumenta y cronifica el dolor.[11] Las carencias de vitaminas y minerales también impiden el buen funcionamiento de nuestro sistema inmune, volviéndonos más susceptibles a las enfermedades y poniendo trabas a que nuestro organismo recupere la salud. En efecto, una nutrición inadecuada no solo puede enfermarnos, sino que además impide que nos recuperemos.

Por suerte, la inversa también es cierta. Cuando los científicos revisaron cuarenta y tres estudios clínicos en los que se prescribió a personas con dolor crónico una dieta basada en alimentos sanos e integrales, los resultados hablaron por sí solos. En comparación con los grupos de control, los que siguieron dietas más nutritivas vieron su dolor general reducido en un 33 por ciento, un porcentaje significativo en términos clínicos.[12] Esto tiene implicaciones mayúsculas para las personas que viven con dolor. Como parte de nuestro protocolo, una dieta nutritiva y de calidad constituye un indispensable analgésico que puede bajar de manera significativa el dial del dolor. Esto implica aumentar la ingesta de alimentos frescos, integrales y antioxidantes, como frutas, verduras, cereales integrales, productos lácteos, proteínas magras y grasas saludables. Estos alimentos pueden mejorar nuestra capacidad para combatir el dolor y ayudar a la curación:

Alimentos bajos en dolor

- Frutas: cerezas, uvas rojas, arándanos, fresas, manzanas, naranjas, peras, plátanos
- Hortalizas: verduras de hoja verde oscura, zanahorias, remolacha, brócoli, coles de Bruselas, col, coliflor, col rizada
- Cereales integrales: arroz integral, lentejas, avena, quinoa, cuscús, pan integral, pasta integral, maíz
- Huevos
- Lácteos: leche, yogur, queso
- Pescado
- Alubias negras
- Frutos secos y semillas
- Tés o infusiones con antioxidantes (por ejemplo, manzanilla, té verde)
- Jengibre
- Aceite de oliva (en lugar de mantequilla, margarina u otros sustitutos)

A la vez, debemos acotar la ingesta de alimentos potencialmente inflamatorios o proalgésicos (que aumentan el dolor), entre ellos la cafeína, un estresor que además deteriora la calidad del sueño, y el alcohol, que interrumpe los ritmos circadianos y a largo plazo debilita nuestro sistema inmune. Si se trata de elegir el mejor carburante para un cuerpo dolorido, hay que reducir al mínimo las grasas saturadas y trans; los alimentos procesados con ingredientes cuyos nombres ni siquiera podemos pronunciar; alimentos y bebidas «dietéticos» llenos de sustancias químicas, y el azúcar, que tiene muchos nombres, a menudo terminados en *-osa*, como sacarosa, fructosa o sucralosa. En última instancia, lo que metemos en el cuerpo determina lo que sacamos de él.

Alimentos ricos en dolor

- Comida rápida
- Fritos
- Alimentos procesados (por ejemplo, patatas fritas, cereales de desayuno, pizza congelada, carne procesada como hamburguesas y embutidos)
- Alimentos ricos en grasas saturadas y trans
- Alimentos con alto contenido en azúcar como refrescos, caramelos, dulces y galletas
- Cafeína (por ejemplo, bebidas energéticas, café, yerba mate)
- Alcohol
- Bebidas dietéticas

Mejorar nuestra alimentación en aras de reducir el dolor no tiene por qué implicar un cambio radical en nuestra forma de comer, ni renunciar a nuestros alimentos favoritos. Los cambios en la dieta son más exitosos cuando son modestos, realistas, cuantificables y alcanzables. Marcar el ritmo no solo se aplica al movimiento, también puede estar al servicio de objetivos nutricionales. Limitarse a añadir una fruta o verdura a cada comida mientras reduces, por poco que sea, los fritos, las bebidas dietéticas o el azúcar es un buen punto de partida. Por ejemplo, planifica unos cuantos días a la semana añadirle al sándwich que te comes en el almuerzo un poco de lechuga, espinacas y tomate. Por las tardes, merienda manzanas y zanahorias. En la comida principal, sustituye las patatas fritas por lentejas o un boniato. Plantéate reducir el consumo de alcohol convirtiéndolo en algo especial que haces una vez a la semana. Mejorar nuestra nutrición también significa prestar atención a la frecuencia con la que comemos y a la cantidad (mucha o poca), con lo que nos aseguramos de hacer tres comidas saludables al día más los tentempiés en lugar de saltarnos comidas o conformarnos con una bolsa de patatas chips.

ACTIVIDAD: Protocolo nutricional contra el dolor

Paso 1. Valora tus propios hábitos alimentarios y lo que comes a diario, anotando en tu libreta las respuestas a las siguientes preguntas.

- ¿Comes tres comidas sanas y equilibradas al día? Si no es así, ¿en qué momento del día es más probable que comas algo procesado o poco saludable, o comida rápida? ¿Cuándo es más probable que sigas comiendo después de haberte saciado? Si el dolor te hace saltarte comidas, ¿cuáles suelen ser?
- ¿Comes fruta y verdura con cada comida? Si no es así, ¿qué te impide hacerlo?
- ¿Cuánto café sueles tomar, y cuánto alcohol? ¿Cómo sientes que te afectan a nivel de tu sueño, de tu dolor o de tu salud en general?
- ¿Has estado ayunando o haciendo dietas relámpago?

Ahora revisa tus respuestas. ¿Qué hábitos alimentarios, carencias dietéticas o alimentos poco saludables sospechas que podrían estar causando o cronificando tu dolor? Añádelos a tu receta rica en dolor. Sé específico e incluye detalles como «comer alimentos muy ricos en dolor», «dietas relámpago» o «nutrición insuficiente».

Paso 2. Revisa las listas de alimentos bajos y ricos en dolor que aparecen en este capítulo. ¿Cómo puedes integrar más alimentos bajos en dolor en tu ingesta diaria o cambiar las opciones menos saludables por estas otras más sanas? Hazte una lista de tres alimentos bajos en dolor que estés dispuesto a aumentar esta semana, y de tres alimentos ricos en dolor que estés dispuesto a disminuir.

Paso 3. Aparta los obstáculos de antemano. Los más comunes son el precio de los alimentos saludables, el acceso a ellos, su tiempo de preparación, tu motivación, el reto de superar viejos hábitos y estar condicionado para ver ciertos alimentos poco saludables como premios o recompensas. Identifica tus obstáculos y piensa en formas de sortearlos. Por ejemplo, si el tiempo de preparación es un obstáculo, haz un plan para preparar comidas saludables el domingo para que puedas congelarlas e irlas consumiendo durante la semana. Si has buscado consuelo en alimentos poco saludables, piensa en recompensas no alimentarias que resulten ser incluso sustitutos más atractivos (un masaje, un concierto, una visita a un museo, pasar tiempo con amigos).

Paso 4. Una vez resueltos los puntos anteriores, elabora tu protocolo nutricional: un plan personalizado para aumentar la presencia de alimentos bajos en dolor en tu dieta y reducir la de aquellos ricos en dolor, todos los días. Debería ser algo por el estilo:

DÍA DE LA SEMANA: *LUNES*

Desayuno	Añadir una pieza de fruta (naranja, plátano)
Almuerzo	Cambiar al pan casero o integral
Merienda	Llevar una manzana y frutos secos a la oficina en lugar de ir a la máquina expendedora
Cena	Añadir una guarnición de verduras, cocinar con aceite de oliva en lugar de mantequilla

CONSEJOS DOY...

- El objetivo no es «ponerte a dieta», perder peso, contar calorías o tener un cuerpo así o asá. Las dietas restrictivas no funcionan porque son dietas yoyó: te hacen perder peso que luego recuperas con creces y te sirven en bandeja la opción atracón cuando te sientes débil o con hambre. También son perjudiciales para el dolor. De lo que se trata es más bien de seguir disfrutando de tus alimentos favoritos mientras sustituyes de manera gradual los alimentos inflamatorios por opciones más sanas que mejoren la capacidad de curación de tu organismo.
- Para el tratamiento del dolor, huye de las dietas de moda como la keto, la paleo y la carnívora, así como el ayuno intermitente. Aunque puedan servir para otros fines, no te aportan la nutrición suficiente para la curación, y no está demostrado que reduzcan el dolor. De hecho, sabemos que el ayuno es

una causa de dolor: dolores de cabeza, dolores musculares, calambres estomacales y malestar debidos a la bajada del nivel de azúcar en la sangre y a la deshidratación. Algunos estudios sugieren que el ayuno puede incluso reducir nuestra capacidad para tolerar el dolor, empeorando cualquier dolor que tengamos.[13] Si padeces otras afecciones médicas que requieran restricciones dietéticas, como diabetes o alergias, sigue siempre el plan de nutrición recomendado por tus médicos.

- Los suplementos no son una panacea e incluso pueden ser perjudiciales. No hay un solo suplemento sobre la faz de la tierra que cure el dolor por arte de magia. De hecho, hay muy pocas pruebas de la utilidad real de los suplementos, a menos que se haya demostrado que tienes una carencia real de alguno.[14] Un «suplemento» se llama así porque suple alguna carencia que puedas tener. Si te falta vitamina D, por ejemplo, entonces podría ser útil tomar un suplemento de vitamina D (¡y pasar más tiempo tomando el sol!). La mejor manera de saber si tu cuerpo necesita realmente un suplemento es pedir a tu médico que te realice un análisis de sangre y otras pruebas de laboratorio. Estas sí pueden identificar carencias, que suelen ser fáciles de corregir con cambios en la dieta. No te gastes dinero en suplementos a menos que tu médico realmente te haya aconsejado que los tomes.

- No existe ningún «superalimento» que cure el dolor. Haz caso omiso de las modas y de los sabelotodo de los medios y las redes sociales.

- Cambiar nuestra forma de comer requiere tomar decisiones favorables a nuestra salud en cada comida, y eso puede ser más difícil de lo que parece. Si has tenido problemas con la comida, el peso o las dietas en algún momento de tu vida, consultar a un dietista titulado puede brindarte un buen apoyo, orientación y responsabilidad.

El milagro de los analgésicos

No podemos concluir el capítulo «bío» sin hablar de los analgésicos, aunque un repaso exhaustivo de estos medicamentos queda fuera del alcance de este libro. Ante todo, quiero dejar muy claro algo: los medicamentos son absolutamente aptos para tratar el dolor. Los analgésicos son un milagro de la ciencia moderna. Sin ellos, seguiríamos mordiendo cucharas de madera durante una cirugía. Los opiáceos y otros anestésicos, los antiinflamatorios y otros medicamentos son una bendición en casos como las amputaciones, los partos, las endodoncias y otros procedimientos dolorosos. Los medicamentos de venta libre, sin necesidad de receta, son un regalo en situaciones de lesión, dolores de cabeza y brotes de dolor agudo de enfermedades crónicas como el cáncer y la anemia falciforme.

Sin embargo, aunque podemos recurrir a los analgésicos sin miedo, sobre todo para aplacar un dolor agudo, no sirven ni son válidos para tratar el dolor crónico. ¿Quién no desearía que lo fueran? Pero son solo una tirita. No cambian nuestro cerebro ni nuestro cuerpo de modo que disminuyan el dolor a largo plazo. En ciertos casos, los analgésicos como los opiáceos pueden incluso hacer lo contrario, es decir, que nuestro sistema del dolor sea aún más sensible.* Esto significa que, cuando intentamos dejarlos, no nos sentimos mejor, sino peor. Los analgésicos de venta libre también tienen limitaciones: están diseñados para tomarse solo unos pocos días seguidos, en la dosis específica que indica el folleto. Tomar demasiados durante

---

* Esto se aplica sobre todo a los opiáceos, que sensibilizan el cerebro al dolor y, en última instancia, hacen que este empeore con el tiempo. Esto se llama «hiperalgesia inducida por opiáceos», o aumento del dolor causado por el consumo prolongado de estos.

demasiado tiempo puede causar problemas de salud como hemorragias estomacales, daños hepáticos, insuficiencia renal, y otros todavía peores.

Además, a largo plazo el cuerpo humano crea tolerancia a los analgésicos, es decir, necesita dosis cada vez más altas para lograr el mismo efecto. Y no hablemos de efectos secundarios. Los esteroides, por ejemplo, que se suelen recetar para el dolor articular y musculoesquelético, con el tiempo pueden dañar nuestro organismo, lo que ralentiza la cicatrización de las heridas, erosiona los huesos e incluso destruyen el sistema inmunológico.

Poner nuestra fe en estas drogas para regular el volumen del dolor también nos deja una sensación de impotencia, la sensación engañosa de que el control de nuestro dial del dolor hay que buscarlo fuera, no dentro de nosotros. Dicho esto, no hay pruebas que sugieran que los analgésicos sean la respuesta para el dolor crónico, pero sí las tenemos, y abundantes, de que pueden causar más problemas de los que resuelven.[15, 16] Lo mismo se aplica a las cirugías: hasta el 60 por ciento de los adultos (y el 20 por ciento de los niños) desarrollan dolor crónico después de una intervención quirúrgica.[17] No extraña que expertos de todo el mundo coincidan en que ni los medicamentos ni las cirugías son la mejor solución, ni la más segura, ni la más eficaz para el dolor crónico. Todos mis pacientes, todos los que has conocido aquí, han tenido que aprenderlo por las malas. Puede que tú también.

Así que ¡alerta timo! Cualquiera que ofrezca una cura mágica para el dolor —un novedoso artilugio o aparato médico, una medicina «natural» o «a base de plantas» que promete solución rápida— te está vendiendo aceite de serpiente. (Que algo sea «a base de plantas» no significa que sea bueno para nosotros. El tabaco es una planta, al igual que la hiedra venenosa; sin olvidar la cicuta, el tristemen-

te famoso veneno mortal que le obligaron a tomar a Só-
crates.)*

Esto no significa que debes dejar tu medicación para el
dolor. Si te está funcionando, aprovéchala. Pero quizá te
des cuenta de que puedes ser menos dependiente de ella en
cuanto dispongas de un kit completo de estrategias eficaces. Por otro lado, si aun tomando analgésicos sigues con
dolor, plantéate seguir mi regla de los tres meses: si un fármaco no ha cambiado de manera significativa tu dolor en
tres meses, no esperes a hablar con tu médico sobre la posibilidad de reducirlo y probar otro plan de tratamiento.

Esto tampoco es una sugerencia de que se les nieguen los
analgésicos a quienes los utilizan durante periodos largos.
Dado que no solemos ofrecer alternativas asequibles y accesibles para aliviar el dolor, cortar abruptamente el acceso a
los analgésicos sería poco ético y cruel hacia los pacientes. Si
es necesario reducir la medicación, lo haremos de forma ética
y gradual, a la vez que dotamos a los pacientes de herramientas eficaces y que estén a su alcance, como las que propongo
en este libro. Además, siempre hay excepciones, como el dolor oncológico, con sus protocolos específicos, así como los
medicamentos paliativos para el final de la vida.

---

* Esto incluye al *kratom*, que se ha sumado hace poco a la industria del dolor. La Agencia de Alimentos y Medicamentos de Estados
Unidos (FDA por sus siglas en inglés) y otros organismos de salud pú-
blica advierten de que el *kratom* se está comercializando falsamente
como un tratamiento seguro para el dolor crónico, contrariando la
evidencia científica de que es claramente peligroso y no ofrece garan-
tías. Ni útil ni curativo, el *kratom* es una sustancia potencialmente adic-
tiva con efectos estimulantes y similares a los opiáceos que han causado
miles de muertes en los últimos años, motivando una oleada de de-
mandas por homicidio imprudente. Fuente: Kaur, H. (2019), «More
deaths have been associated with Kratom than previously known,
CDC study finds», *CNN*.

Me gustaría que te quedaras tan solo con una llamada al cambio, un recordatorio de que, incluso cuando los medicamentos funcionan, no existe un tratamiento único y específico para el dolor crónico. Es más: si tu programa de tratamiento del dolor no te ofrece o recomienda alguna combinación de fisio y psicoterapia, tratamiento del trauma, terapia ocupacional, cambio de hábitos de sueño y de nutrición, apoyo social e intervenciones médicas, en realidad no es un programa de tratamiento del dolor.

De todas las pastillas que nos hemos tragado, esta es sin duda la más amarga. Pero si algo sabemos hoy es que *lo que afecta a la persona en su totalidad requiere una solución que tenga en cuenta esa misma totalidad.*

Cuidar el sueño, la nutrición, el movimiento y la medicación es vital para nuestra curación. Sin embargo, para la mayoría de nosotros, con eso no basta. Ahora que hemos dedicado algo de tiempo a hablar de tu salud física, veamos algunas estrategias para reforzar tu salud emocional, que, como hemos visto nada más empezar, es inseparable de la salud física y de todo lo que ocurre dentro de nuestro cuerpo. Estas herramientas cuentan con el amparo de la ciencia, son fáciles de aprender y pueden lograr cambios profundos, tanto psicológicos como biológicos.

12

EL PROTOCOLO DE SALUD EMOCIONAL

Por qué la inteligencia emocional importa

Un tratamiento eficaz del dolor crónico implica atender no solo a nuestro bienestar emocional y nuestra salud mental, sino también a nuestra inteligencia emocional. Desarrollarla consiste en aprender a identificar, expresar y lidiar mejor con todo el abanico de emociones humanas. El gran impacto que tienen algunas de ellas —como el estrés, la depresión y el optimismo— en la regulación del dolor hacen que este tipo de inteligencia sea tan decisivo para el tratamiento del dolor como los conocimientos médicos. No caigas en la trampa de descartar estas intervenciones como poco más que brujería o pseudociencia: ellas ejercen sus efectos alterando nuestros sistemas fisiológicos, activando la farmacia del cuerpo y cambiando nuestras vías cerebrales.[1, 2] Aunque no son una panacea por sí solas —ningún tratamiento lo es—, cuando se combinan con un protocolo completo contra el dolor, tienen un efecto considerable.

I. Un «botón de apagado» para la alarma del dolor

Reentrenar el sistema del dolor: el papel de la relajación

Cada una de nuestras emociones modifica nuestra percepción del dolor. Esto complica la tarea de decidir por dónde empezar. Por lo general, apunto primero al blanco más obvio: el estrés. Porque si el estrés es el gran megáfono del dolor, no nos vendría mal aprender a accionar el botón de silencio. Hay una razón por la que los mejores programas de tratamiento del dolor recomiendan intervenciones como la atención plena y las técnicas de relajación, y por la que los miorrelajantes o relajantes musculares encabezan la lista de analgésicos con receta médica.

Nuestro sistema nervioso simpático (SNS), que es también nuestro sistema de respuesta al estrés, está contrarrestado por el sistema nervioso parasimpático (SNP), también conocido como nuestro sistema de descanso y recuperación. Al igual que el estrés continuado agudiza el dolor, la relajación, la reducción del estrés y los estados de reposo profundo bajan el volumen del dolor. El SNP es uno de los muchos aparatos de curación que forman parte de nuestro cuerpo, responsable de facilitar la función inmunitaria, preservar la energía y acelerar la reparación de los tejidos.

La ciencia moderna ha desarrollado todo tipo de métodos para reducir una respuesta excesiva del SNS a la vez que se estimula el SNP. Ambos métodos comunican a nuestro cerebro que estamos a salvo, indicándole que no hay peligro ni amenaza, lo que disminuye la alarma del dolor. Estas estrategias son bidireccionales, ya que, al calmar nuestro cerebro, calmamos también nuestro cuerpo, y viceversa. Piensa en estas técnicas como «botones de apagado» de la alarma del dolor, que puedes pulsar en cualquier momento, de día o de noche, siempre que haga falta.

Identificar desencadenantes, estresores y amplificadores

El estrés es acumulativo, y su impacto en el organismo, también. Cuantos más estresores —o desencadenantes del dolor— tengamos, más amplificarán nuestro dolor. Pero antes de aprender a restringir su influencia, debemos aprender a identificar nuestros estresores. Algunos son silenciosos; otros, furtivos. Investigar cuáles son los tuyos requerirá, por tanto, cierto trabajo detectivesco. Para que no resulte tan engorroso seguirles la pista, intenta agruparlos en categorías, por ejemplo:

- Estresores sociales: relacionados con la familia, los amigos, las parejas sexoafectivas o la falta de apoyo social (por pérdida o ausencia)
- Ocupacionales: carrera, empleo, escuela
- Económicos: finanzas, facturas, vivienda
- Ambientales: noticias, política, medios y redes sociales, pandemia, guerra
- Acontecimientos vitales o cambios importantes: una mudanza, un embarazo, un diagnóstico alarmante, la muerte de un ser querido
- Fisiológicos: dolor, lesión o enfermedad, problemas de salud mental, hambre o falta de sueño, estar descompensado

ACTIVIDAD: Identificar desencadenantes, estresores y amplificadores

Paso 1. Algunas preguntas que puedes plantearte para identificar tus estresores y desencadenantes del dolor son:

- ¿Cómo sé cuándo tengo estrés o preocupaciones?
- ¿He tenido pensamientos estresantes o ansiosos?
- ¿Cómo me siento físicamente? ¿Se me acelera el corazón, hablo más rápido, estoy irritable?
- ¿Qué me preocupa? ¿Qué no me deja dormir por la noche o me ronda por la cabeza durante el día?

Paso 2. En tu libreta, haz una lista de tus estresores repartiéndolos por las categorías anteriores. Cuenta con que puedas añadir otros a medida que los vayas descubriendo.

Paso 3. Luego, añádelos a los ingredientes psicológicos de tu menú rico en dolor de la página 241. También puedes añadirlos a tu receta rica en dolor en la página 244. Estos esquemas o mapas visuales nos ayudan a controlar y organizar nuestros desencadenantes y amplificadores del dolor, y nos orientan hacia las soluciones necesarias.

Paso 4. Piensa en algunas formas de reducir tus estresores. Aunque no podemos librarnos de ellos por completo, podemos intentar regular lo mucho o lo poco que afectan a nuestra salud. ¿Sobre qué estresores tienes algún control? ¿Qué medidas debes tomar para reducir el impacto de estos desencadenantes y amplificadores del dolor? ¿Qué puedes cambiar para protegerte mejor contra ellos?

Aprender a identificar los estresores e investigar formas de quitarles poder sobre ti es un primer paso importante para conocer mejor tus emociones y aprender a reducir el volumen del dolor. Cuando tengas una idea más definida de sus desencadenantes y amplificadores, podrás aprender algunas estrategias para regular tus sistemas nerviosos simpático y parasimpático. Esto te dará más control sobre el impacto del estrés sobre tu cuerpo y tu dolor.

Respiración diafragmática

Cuando enseño a mis pacientes estrategias para controlar la alarma del dolor, suelo empezar con técnicas respiratorias. Sencillas y gratuitas, tienen la ventaja añadida de que siempre puedes acudir a ellas, todos los días, allá donde estés.

Las técnicas respiratorias consisten en manipular y regular la respiración para propiciar cambios físicos y cognitivos. Son extremadamente populares hoy en día, y se usan para todo, desde las inmersiones en frío hasta el entrenamiento olímpico. Una de las técnicas respiratorias más sencillas y eficaces es la respiración diafragmática, llamada así por el diafragma, el gran músculo abdominal situado justo debajo de nuestra caja torácica, que se expande y contrae al respirar. Por sorprendente que parezca, la mayoría de nosotros no la utilizamos a nuestro favor. Cuando estamos estresados, enfermos o doloridos, tendemos a respirar por el pecho, un patrón de respiración superficial que carga los músculos entre las costillas y el cuello para llenar de aire los pulmones. La respiración torácica mantiene el estrés y la ansiedad, no proporciona suficiente oxígeno al cerebro y a los órganos, restringe el flujo sanguíneo y replica la hiperactividad del sistema del dolor.

En cambio, la respiración diafragmática utiliza el diafragma y los músculos abdominales y favorece una respiración más lenta, más profunda y desde más abajo. Con ello, reduce la excitación del SNS, revierte los síntomas físicos típicos del estrés y la ansiedad y mejora la circulación y oxigenación sanguíneas, lo que facilita la curación y reduce la alarma del dolor.[3] Este es un ejemplo de cómo las emociones ejercen una influencia directa sobre tu alarma del dolor: mientras que la respiración torácica envía señales de estrés y peligro al cerebro, la respiración diafragmática o abdominal envía las señales contrarias a nuestro sistema del dolor, y le informa de que estamos a salvo y de que los mensajes de peligro son innecesarios.

La respiración diafragmática es fácil de aprender, no requiere aparatos y solo te llevará unos minutos.

ACTIVIDAD: Respiración diafragmática

Observa tu estado físico y emocional antes y después de esta actividad, valora tu nivel de dolor y de estrés y ansiedad, y apúntatelo en tu libreta. Puedes utilizar la escala tradicional de 0 a 10 (0 = ningún dolor, 5 = moderado, 10 = agudo) o limitarte a describir cómo te sientes física y emocionalmente antes y después.

Paso 1. Busca un lugar tranquilo donde puedas sentarte o tumbarte sin que nadie te moleste. Si hay pantallas a tu alrededor, apágalas y mantente lejos de ellas. Descruza los brazos y las piernas y cierra los ojos.

Paso 2. Coloca una mano sobre el pecho y la otra sobre el vientre. Inspira despacio y profundamente por la nariz. Siente el aire dirigiéndose hacia tus pulmones y luego hacia tu vientre. Llena tu vientre de aire como si fuera un globo y siente en la mano que tienes sobre él cómo este se llena según vas inspirando. La mano sobre su pecho no debería moverse. Si lo hace, envía ese aire más abajo, hacia tu vientre. Mantenlo lleno de aire por un instante, para sentir la tensión en tu abdomen.

Paso 3. Exhala lentamente por la boca. Prolonga la exhalación, expulsando muy despacio todo el aire del vientre, y sintiendo en la mano que tienes sobre él cómo se va hundiendo. Deja que todos los músculos de tu cuerpo suelten la tensión y se relajen. Deja caer los hombros y siente cómo tu cuerpo se vuelve más pesado.

Paso 4. Durante cinco minutos, con los ojos cerrados, mantén esta respiración baja y lenta, llevando el aire hacia el vientre. Cuando termines, mueve los dedos de manos y pies y abre los ojos.

CONSEJOS DOY...

• Observa a lo largo del día qué tipo de respiración realizas, agobiada (torácica) o relajada (abdominal), colocando una mano sobre tu pecho. Si la mano se mueve, eso indica que estás haciendo respiración torácica. Esta observación te permite cambiar tu forma de respirar. Cuando te des cuenta de que estás respirando por el pecho, para, ponte una mano sobre el abdomen y empieza a llevar el aire hacia allí, respirando más despacio. (También utilizamos más los pulmones y los músculos del pecho cuando hacemos ejercicio o huimos de un peligro; esta es una respuesta adaptativa y no hay que cambiarla.)

• Al principio puedes tener alguna sensación física, como un mareo. Es normal. Cuando se practica por primera vez la respiración diafragmática, es habitual «respirar en exceso», exagerando nuestras entradas y salidas. Con el tiempo lo haremos de forma más natural.

• La respiración diafragmática dará los mejores resultados cuando se convierta en tu forma habitual de respirar, la que realizas de manera espontánea, sin necesidad de pensar en ello o concentrarte. Cuanto más practiques, más fácil y espontánea te resultará, y más beneficiosa.

II. Biorretroalimentación: reconectar emociones y sensaciones

La biorretroalimentación, la técnica que descubrí con el mayor escepticismo en la consulta del doctor Peper mientras me calentaba las manos no sobre una fuente de calor, sino utilizando mi cerebro, es una herramienta que nos permite «retroalimentarnos» de procesos biológicos inconscientes, como la tensión muscular y la frecuencia cardíaca, es decir, acceder a ellos para luego modificarlos. La primera fase de la biorretroalimentación consiste en colocar unos sensores en el cuerpo para recoger información sobre el estado fisiológico: patrones de respiración, conductancia de la piel y otras funciones corporales. A continuación, los sensores transmiten esta información a una pantalla en la que se puede observar, en tiempo real, los cambios que las emociones y los pensamientos provocan en el cuerpo. (Por cierto, es posible que lleves puesto un dispositivo de biorretroalimentación: me refiero a los *smartwatches* o relojes inteligentes, que leen el ritmo cardíaco y nos dicen cuándo es el momento de levantarte.)

En la segunda fase de la biorretroalimentación se trata de aprender técnicas de relajación, trabajo respiratorio y visualización para reeducar el cuerpo y el cerebro. La pantalla permite visualizar cómo reacciona el cuerpo. El estrés, por ejemplo, se visualiza en los indicadores del aumento de la tensión muscular y del ritmo cardíaco y el descenso de la temperatura corporal. El doctor Peper me lo demostró en su consulta, cuando me pidió que enumerara todas las tareas que tenía pendientes. Después, mientras me daba instrucciones de relajación, respiración diafragmática y visualización, vi cómo mi cerebro aprendía a revertir el estrés.

Con el uso de la biorretroalimentación como herramienta de control del dolor, es todo un campo de posibilidades que se abre. Cuando vemos estos cambios con nuestros propios ojos, constatamos que nuestras emociones y pensamientos están conectados con las sensaciones físicas y que podemos ejercer cierto control sobre ellas. Cuando enseño técnicas de biorretroalimentación como el calentamiento de manos a los pacientes, el poder que genera es evidente. A menudo recibo respuestas como «Si puedo hacer bolas de fuego con las manos, ¿qué más puedo hacer con la mente?». Este es justo el tipo de poder y esperanza que queremos inculcar.

Mucho se ha estudiado la biorretroalimentación y no cabe duda de que puede reducir el dolor. Está demostrado que disminuye la duración y la intensidad de los brotes de anemia falciforme, el dolor provocado por el cáncer y la quimioterapia, el dolor de espalda crónico, el dolor pélvico, la fibromialgia, el dolor abdominal, el síndrome del intestino irritable, la diabetes, la hipertensión y la ansiedad, entre otras afecciones crónicas.[4] La biorretroalimentación se ha revelado particularmente eficaz contra la migraña y las cefaleas, con una reducción del 60 por ciento en la frecuencia e intensidad de los dolores de cabeza, unos resultados similares a los que se logran con las populares pastillas para el dolor de cabeza, pero sin los efectos secundarios.* Ahora su poder también está en tus manos.

---

* La biorretroalimentación ha demostrado ser tan eficaz para los dolores de cabeza como los populares fármacos para la migraña, co-

CONSEJOS DOY...

- Trabajar en persona con un proveedor de biorretroalimentación formado es la mejor manera de recibir un tratamiento adaptado a tu cuerpo y a tus necesidades. Biofeedback Certification International Alliance (Alianza Internacional de Certificación en Biorretroalimentación) ofrece un directorio internacional de proveedores (disponible para algunos países de habla hispana): bcia.org.
- También puedes probar la biorretroalimentación a través de una de las aplicaciones disponibles, en general asequibles o incluso gratuitas. Mis pacientes suelen utilizarlas de forma regular y las encuentran muy útiles.
- La biorretroalimentación es más eficaz cuando se practica a diario, una vez a la semana como mínimo.
- Proveedores de atención sanitaria: planteaos la opción de contar con un proveedor de biorretroalimentación formado en vuestro equipo de tratamiento o de certificaros vosotros mismos a través de bcia.org. Uno de mis exalumnos en prácticas de la Facultad de Medicina de la Universidad de Stanford, investigador en el ámbito del tratamiento de las adicciones, decidió obtener la certificación tras conocer la biorretroalimentación en nuestra clase, y le ha resultado útil para sus pacientes.

---

múnmente recetados, propranolol (Sumial en España; Inderal en otros países) y amitriptilina (Tryptizol o Deprelio en España; Amiptril, Anapsique o Tryptanol en Hispanoamérica; Elavil en Estados Unidos). Fuente: *Biofeedback and Relaxation Training for Headaches*, American Migraine Foundation, 12 de noviembre de 2016. Disponible en <https://americanmigrainefoundation.org/resource-library/biofeedback-and-relaxation-training>.

III. La neurociencia de la atención plena

Recomendar a alguien que pruebe la meditación para el dolor siempre despierta suspicacias. «Mi dolor es real. ¿Quieres que me ponga a meditar para que se me vaya?» Es una respuesta válida. A primera vista, la técnica de la atención plena parece orientada solo a la mente. Pero ¿qué dice la neurociencia?

La atención plena puede tener un impacto muy significativo en nuestra salud y nuestro dolor. Refuerza las conexiones en la corteza prefrontal mejorando nuestra capacidad de regular la atención y las emociones. Reduce la actividad de la amígdala y del SNS para disminuir el estrés y la ansiedad, y puede mejorar el sueño y el estado de ánimo. También cambia el funcionamiento de nuestro sistema del dolor, disminuyendo la actividad en las regiones cerebrales implicadas en el control emocional y cognitivo del dolor.[5] Es una técnica tan eficaz que incluso puede reducir nuestra dependencia con respecto a los opiáceos.

De hecho, neurocientíficos de la UCSD han demostrado que meditar tan solo veinte minutos al día durante cuatro días puede reducir de forma significativa la intensidad del dolor y del malestar.[6] Con el tiempo, los beneficios se multiplican: la práctica asidua y continuada de la atención plena puede contribuir a disminuir la intensidad y la frecuencia de las crisis de dolor, reducir la discapacidad y mejorar nuestra calidad de vida.

Un enfoque basado en la atención plena que se ha revelado especialmente eficaz para tratar el dolor es la Reducción del Estrés Basada en la Atención Plena (REBAP o MBSR, por sus siglas en inglés), un tratamiento científicamente comprobado que integra la atención plena y la relajación para calmar la mente y el cuerpo, modificar la actividad cerebral y reducir el volumen de dolor. Además, es muy accesible: hay cursos de REBAP en línea y libros de ejercicios para pacientes y proveedores.

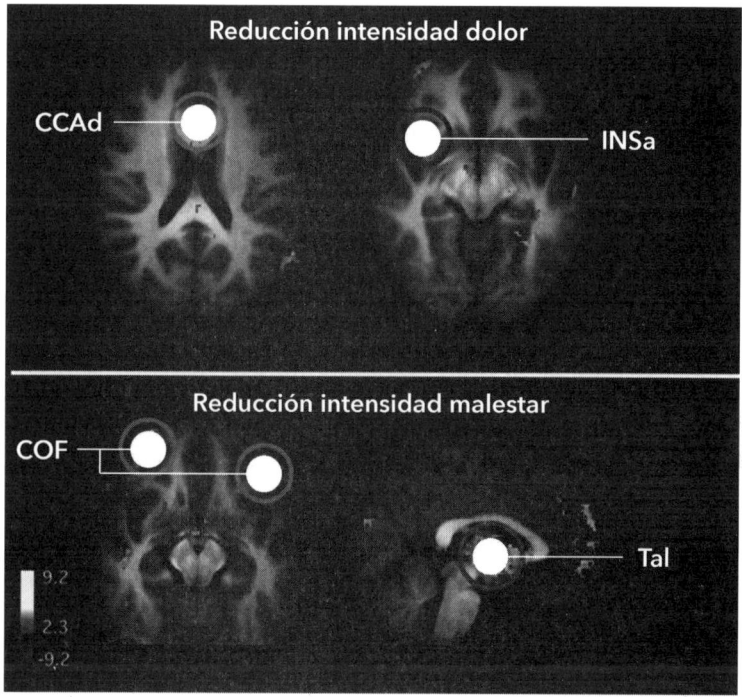

La atención plena reduce de manera significativa la respuesta cerebral al dolor.
(CCAd = corteza cingulada anterior derecha. INSa = ínsula anterior. COF = corteza orbitofrontal. Tal = tálamo.)

¿Cómo funciona, pues, la atención plena? Simplificando, la atención plena es el músculo que utilizamos para sacar nuestra mente del pasado (*¿Por qué hice aquello? ¿Cómo pudo ella decir lo que dijo? ¿Y aquello tan terrible que pasó?*) y del futuro (*¿Qué me pasará? ¿Y si lo mío no tiene cura? Voy a tener dolor toda mi vida*) y traerla al presente. Aquí mismo. Porque lo más probable es que puedas lidiar con lo que te está pasando ahora mismo..., y un instante más tarde..., y también ahora. Centrarnos en el presente apacigua mente y cuerpo, reduciendo el estrés y la ansiedad y bajando la alarma del dolor.

La atención plena también nos ayuda a cultivar la conciencia y la tolerancia ante lo que ocurre a nuestro alrededor y en nuestro interior sin hacer juicios de valor. Desarrollar esta habilidad nos ayuda a soportar lo insoportable y a tolerar lo intolerable, y es particularmente importante para quienes viven con dolor, porque luchar contra el dolor, hacer caso omiso de él y apartarlo, aunque es un impulso natural y tentador, solo lo empeora. A veces es imposible hacer desaparecer el dolor, y hay que vivir con ello. La atención plena permite cambiar nuestra relación con el dolor y convivir de una manera distinta con sensaciones y emociones que resultan difíciles.

La atención plena también nos enseña a introducir una pausa entre el desencadenante y la respuesta, y eso puede cambiar las reglas del juego. El dolor desencadena automáticamente una respuesta de estrés del SNS, lo que nos hace contraernos, agarrotarnos y tensarnos. Pero esto solo empeora la situación. La atención plena nos da la opción de parar, respirar, centrarnos y elegir de manera deliberada otras formas de reaccionar, mejores y más eficaces. Por ejemplo, respirando de forma consciente para relajar nuestra musculatura, podemos hacernos permeables al dolor, de modo que este no cree arraigo, sino que nos atraviese. Esto activa el sistema parasimpático de descanso y reparación, y ayuda a bajar la alarma del dolor. Aprender a utilizar la atención plena ayudó a Joyce, bailarina y chef. Empezó a darse cuenta de cuándo tensaba la espalda y los hombros, algo que hacía involuntariamente siempre que le dolía o que pensaba en su exmarido o en su interminable pila de facturas pendientes. En cuanto se dio cuenta de que se tensaba y fue consciente de sus desencadenantes, pudo empezar a hacer lo contrario de lo que parecía inevitable: soltar y relajar los hombros, el cuello y la espalda, frenando el ciclo del dolor.

LA ATENCIÓN PLENA CAMBIA LA RESPUESTA AL DOLOR

Viejo patrón

dolor → respuesta de estrés del SNS → tensión, agarrotamiento, presión, estrés → agudización del dolor

Nuevo patrón

dolor → atención plena → permeabilización a las sensaciones, trabajo respiratorio, técnicas de relajación → relajación muscular, activación del SNP → reducción del dolor

---

La atención plena nos ayuda así a cultivar cuatro habilidades importantes para lidiar con el dolor:

1. *Conciencia corporal.* La atención plena favorece una mayor toma de conciencia de las sensaciones físicas y tolerancia al dolor. Podemos percibir mejor, por ejemplo, el hecho de que el dolor nunca es fijo, sino cambiante. Esto es fundamental para la recuperación, porque nos recuerda que el dolor en sí puede cambiar.
2. *Mayor conciencia emocional.* La práctica de la atención plena aumenta nuestra capacidad de atender a las emociones, percibirlas y evaluarlas; de reconocer cuándo surgen, de dónde vienen y en qué parte del cuerpo las sentimos.
3. *Relajación y reducción del estrés.* Estar en el presente en lugar de centrarnos en el pasado o el futuro reduce el estrés, sin duda. Ser más consciente de las res-

puestas corporales al estrés y al dolor también nos da la oportunidad de liberar la tensión muscular que no se ve, pero se siente, reducir la actividad del SNS y aumentar la del SNP y contribuir a un estado de calma y seguridad.

4. *Control cognitivo.* La práctica de la atención plena nos hace más conscientes de la actividad mental, es decir, de lo que nuestra mente piensa y dónde se focaliza en un momento dado. Esto nos permite regular la atención y cambiar los patrones de pensamiento negativos.

ACTIVIDAD: Exploración corporal del dolor

La práctica de atención plena que más enseño, y normalmente antes que cualquier otra, es la exploración corporal, que combina la relajación muscular progresiva con la meditación y el alivio del estrés. Una de las razones por las que podemos explorar nuestro cuerpo a partir de nuestro cerebro es que este contiene un mapa corporal completo llamado *homúnculo*. Este mapa neurológico tiene información sobre nuestro cuerpo, por ejemplo, cómo se siente y qué está haciendo. Si centras la atención en el pie izquierdo, por ejemplo, y percibes qué partes están en contacto con el suelo o cuál es la sensación de tu piel bajo el calcetín, en realidad consultas tu homúnculo. Cuando practicamos la exploración corporal, utilizamos nuestro mapa cerebral y otras capacidades sensoriales para investigar nuestro cuerpo de la cabeza a los pies sin añadir juicios de valor a las sensaciones ni a las emociones, ni tratar de alejarlas. La exploración corporal puede poner de manifiesto tensiones musculares ocultas, pensamientos ansiosos o emociones negativas: ingredientes muy ricos en dolor que, de otro modo, pasarían desapercibidos. Esta práctica también nos ayuda a cultivar un estado de relajación profunda, bajando la frecuencia cardíaca, la tensión arterial e incluso la frecuencia de las ondas cerebrales, lo que facilita la importante tarea autocurativa de nuestro SNP. He aquí cómo hacerlo: observa tu cuerpo y tu estado emocional antes y después de esta actividad, anotando tu nivel de dolor y de estrés o ansiedad en tu libreta. Puedes utilizar la escala tradicional de 0 a 10 (0 = ningún dolor, 5 = moderado, 10 = agudo), o tan solo anotar cómo te sentías física y emocionalmente antes y después de esta actividad.

Paso 1. Busca un lugar tranquilo donde nadie te moleste. Apaga las pantallas y túmbate. Comprueba que estás cómodo y abrigado. Descruza los brazos y las piernas y cierra los ojos.

Paso 2. Imagina que tu atención es un foco cuyo brillo puedes apuntar a donde quieras. Dirige ese foco hacia tu respiración. Observa el aire fresco entrando por tus narinas, bajando hacia tus pulmones y tu abdomen. Cuando exhales, siente cómo el aire sale de tu cuerpo. No hace falta respirar de ningún modo en particular. Deja que tu cuerpo respire por sí solo.

Paso 3. A continuación, dirige el foco de atención hacia tus pensamientos. Abstente de hacer ningún juicio; limítate a tomar nota de lo que hace tu cerebro: preocuparse, planificar, recordar... No intentes detener, controlar o evitar estos pensamientos, solo déjalos ir y venir, como nubes en el cielo.

Paso 4. ¿Cómo te sientes? Reconoce tus emociones sin juzgarlas: agobio, melancolía, sosiego. Fíjate en qué partes de tu cuerpo notas estas emociones: una pesadez en los párpados, palpitaciones en las sienes, la mandíbula apretada, un nudo en el estómago.

Paso 5. Ahora utiliza tu foco para explorar lentamente todo tu cuerpo. Para empezar, percibe cómo te sujeta el sofá, la cama o el suelo. Constata que estás a salvo. Enfoca la parte superior de tu cabeza y nota la sensación de esta sobre el punto de apoyo. Poco a poco, mueve el foco hacia la frente, los ojos, los músculos faciales y el cuello. Tómate tu tiempo. Sigue hacia abajo, explorando hombros, pecho y abdomen. Explora tu espalda, baja por los brazos y los dedos. Explora lentamente las caderas, las piernas y baja hasta los pies. Si descubres alguna tensión muscular, deja que se vaya y permite que tus músculos se relajen.

Paso 6. Advierte, sin juzgar, todas tus sensaciones corporales. Describe mentalmente cada una de ellas: hormigueo, ardor, entumecimiento. Explora los puntos de dolor y molestia sin desear que desaparezcan. Lleva tu respiración hacia ellos, invitándolos a relajarse con cada exhalación. Súbete a la ola de sensaciones, percibiendo cómo cambian y se mueven. Permite el vaivén de todas ellas, notando cómo son transitorias.

Paso 7. Haz ahora un inventario de tu cuerpo, anotando todas las sensaciones, emociones y pensamientos. Respira despacio y profundamente varias veces. Con una mano sobre el corazón, deséate el bien a ti mismo con la amabilidad con la que se lo desearías a una persona querida. Cuando lo sientas, mueve los dedos de tus manos y de tus pies y abre los ojos.

CONSEJOS DOY...

- El objetivo de la atención plena no es vaciar tu mente o controlar tu cuerpo, sino ser testigo de todo lo que ocurre en tu interior y a tu alrededor.
- Durante la exploración corporal del dolor, añadir «recordatorios de seguridad», advirtiendo que tu cuerpo está a salvo, ayuda a rebajar la alarma del dolor, lo cual es aún más importante si sufres estrés, ansiedad o tuviste una experiencia traumática.

- Una vez que hayas aprendido la técnica de exploración corporal, podrás recurrir a ella siempre y en cualquier lugar donde estés a gusto: en tu coche, antes de una visita con tu médico, en el trabajo. Gracias a la neuroplasticidad, cuanto más la practiques, mejor se te dará.
- Prueba una exploración corporal al día como si de un analgésico diario se tratara. Encuentra el día y la hora que te vayan mejor, y sigue hasta que forme parte de tu rutina.
- Las clases presenciales de meditación ofrecen comunidad y apoyo, ingredientes valiosos para tu salud. Cada guía tiene su propio método y enfoque, así que, si no te gusta la primera clase, dale una segunda oportunidad. Si te resulta útil, puedes incluso plantearte retiros de atención plena con la duración que más te convenga.
- Existen muy buenas clases de atención plena y REBAP en internet, así como aplicaciones gratuitas o muy asequibles que ofrecen audioguías de entre cinco y treinta minutos que puedes seguir en cualquier momento y lugar. En mi web hablo de algunas de ellas: Zoffness.com.
- En el capítulo sobre recursos de *Gestiona tu dolor* también comparto alguna bibliografía y manuales de apoyo a la práctica de atención plena.

IV. Lidiar con el estado de ánimo

Así como las emociones negativas agudizan el dolor, las emociones y sensaciones positivas, como la alegría, la calma y la gratitud, hacen lo contrario: liberan hormonas y neuroquímicos que cambian nuestro estado corporal y bajan el volumen del dolor en el cerebro.[7, 8] Lo has visto en cada una de las historias de mis pacientes que has leído hasta ahora, y seguro que tú mismo lo has vivido. En este capítulo te enseñaré tres métodos de demostrada eficacia científica para regular las emociones, que incluyen estrategias para reducir el estrés y la tristeza, potenciar el placer y la alegría, e inducir la llamada analgesia afectiva:

1. Programar actividades placenteras,
2. Aprovechar los beneficios de la luz solar y la naturaleza para cambiar la actividad cerebral, y
3. Expresarte en lugar de reprimirte.

Es muy importante señalar que las emociones «negativas» no son realmente malas. Las personas que sufren me dicen muchas veces: «Ojalá no tuviera que sentirme triste nunca más, ni tuviera más estrés o ansiedad». Es normal que nos sintamos así. Pero, en los humanos, las emociones son fundamentales para un funcionamiento sano, para conocernos a nosotros mismos, a los demás y a las circunstancias. Cuando ocurre algo aterrador, por ejemplo, el miedo que sentimos pone nuestro sistema nervioso en modo de lucha o huida, y al animarnos a huir del peligro o a combatirlo nos salva la vida. La melancolía y la angustia son señales de que algo de lo que ocurre en nuestras vidas requiere atención y cuidado especiales. La frustración y la ira nos animan a establecer o revisar límites y a cambiar situaciones.

No elegimos nuestras emociones. Si las eligiéramos, nadie querría estar triste. Nadie estaría ansioso ni se preocuparía hasta el punto de ponerse enfermo. No montaríamos en cólera porque nuestro hijo se ha portado mal ni reñiríamos con nuestra pareja. Lo cierto es que las emociones son acontecimientos complejos influidos por nuestra biología, nuestra historia y todo lo que ocurre a nuestro alrededor. De nada sirve culpar a nuestras emociones de existir, restarles importancia, obviarlas o desear que desaparezcan. Lo mejor que podemos hacer por nuestra salud emocional es conocerlas, comprender de dónde vienen y, solo entonces, hacer todo lo posible por cuidarlas.

El primer paso es tomarte un momento para pensar en tu estado de ánimo y tu salud emocional en los últimos meses. En general, ¿te has sentido feliz y alegre o el desánimo ha sido más bien la tónica general? Si la mayor parte del tiempo te han dominado la tristeza, la depresión, la ansiedad, el enfado, la frustración o la desesperanza, añade «desánimo», «ansiedad» o «desesperanza» a tu receta rica en dolor. Aunque estas emociones son comprensibles cuando vivimos con dolor crónico, no queremos dejar que controlen nuestro dial del dolor. Enseguida vamos a aprender algunos métodos para transformar estas emociones en ingredientes bajos en dolor.

1. Programar actividades placenteras

Vivir con dolor es muchas veces sinónimo de renunciar a aficiones y actividades que nos gustan y alegran. Esta renuncia puede crear un poso de resentimiento, rabia, tristeza y más dolor. Irónicamente, estas aficiones y actividades son ni más ni menos que la ayuda que necesitamos para sanar.[9] Si nos asomáramos al interior de nuestro cerebro, veríamos cómo desatan una serie de bioprocesos, y se liberan neuroquímicos cuya capacidad de cambiar nuestro estado de ánimo está más que demostrada: reducen el estrés, la ansiedad, la tristeza y la depresión, a la vez que favorecen las mismas emociones y neuroquímicos que contribuyen a reducir el volumen de dolor. Hacer cosas que nos gustan también estimula las partes del cerebro y la médula espinal que reducen los mensajes de peligro.[10] Por último, pero no menos importante, las actividades que nos hacen pasárnoslo bien distraen nuestro cerebro, alejando el foco de atención de nuestro cuerpo y dirigiéndolo hacia otras cosas. En resumen, el tiempo empleado en cosas agradables es todavía más importante cuando vivimos con dolor.

ACTIVIDAD: Cultivar pequeñas alegrías: Programar actividades placenteras

Paso 1. En tu libreta, haz una lista de las actividades que te despejan y traen alegría. Esta breve actividad de escritura puede ayudarte a recordar o fijarte en pequeñas fuentes de placer en tu vida cotidiana. Las actividades más sencillas o rutinarias como comprar tu hogaza favorita en la panadería de la esquina son igualmente importantes. Pongo ejemplos:

- Tomar una ducha caliente o un baño tibio
- Recibir un masaje
- Bailar en tu salón
- Ver una comedia
- Cuidar tu huerto o jardín o tus plantas de interior
- Escribir una carta (no un mail) a un amigo
- Leer una novela
- Quedar con un amigo para comer
- Pasar tiempo con los más pequeños de la familia
- Salir a observar las aves
- Limpiar el coche
- Escribir un poema
- Probar una receta
- Cenar en un restaurante nuevo
- Pintar, hacer manualidades, crear
- Jugar con tu mascota
- Asistir a un concierto

Paso 2. Cultiva pequeñas alegrías programando una actividad placentera al día —o más, si lo deseas, pero no menos— durante una semana. Especifica la actividad, la hora y el lugar, y apúntatelos en tu calendario. Por ejemplo, visita al museo de arte el miércoles a las 12. Plantéate invitar a alguien a que te acompañe para disfrutarlo más y para comprometerte.

Paso 3. Cada vez que realices una actividad placentera, observa tu cuerpo y tus emociones antes y después registrando tu nivel de dolor y de estrés o ansiedad. Puedes utilizar la escala tradicional de 0 a 10 (0 = ningún dolor, 5 = moderado, 10 = agudo), o simplemente describir cómo te sentías física y emocionalmente antes y después de la actividad.

CONSEJOS DOY...

- Las cosas que nos dan placer y felicidad van mucho más allá de las aficiones y las actividades. Pueden ser recuerdos, lugares, momentos, pensamientos, como un mensaje de voz inesperado, la «palabra del día» (Sarah, la bióloga de fauna salvaje con dolor abdominal crónico, lo enumeró como una pequeña alegría), recuerdos de tu abuelo o encontrar el lugar perfecto para aparcar. Al igual que algo tan pequeño y fugaz como que un conductor apresurado te corte el paso puede darte el día, fijarte en las pequeñas cosas buenas también puede levantarte el ánimo y darte una alegría. Acostúmbrate a llevar contigo una pequeña libreta para apuntar algunas de las cosas buenas que te pasan cada día.
- Otra opción para cultivar emociones positivas es empezar con una práctica personal de gratitud. Los beneficios de esta práctica cuentan con un respaldo científico aplastante, y es extremadamente simple de hacer. Siéntate todos los días a la misma hora y escribe entre tres y cinco cosas —¡o más, si las

tienes!— por las que estés agradecido. Al inicio puedes de-
dicarle tan solo cinco minutos al día. Recuerda incluir cualquier mejora en tu estado de salud o alivio del dolor a medida que vayas avanzando. Estar atentos a las mejoras, por
pequeñas que sean, nos hace estar un poco más optimistas
además de recordar que el dolor no es algo fijo, sino que
cambia.
• Si esta actividad te resulta difícil, te recomiendo que leas
14,000 Things to Be Happy About de Barbara Ann Kipfer.
Encontrarás algunas sugerencias estupendas y puede que te
sirva de inspiración.

2. Aprovechar los beneficios de la luz solar y la naturaleza

La luz del sol, los árboles, el aire fresco y los espacios verdes
también son medicinales. Si ciertos sonidos de la naturaleza, como la lluvia y las olas del mar, nos tranquilizan y
ayudan a conciliar el sueño, es porque la exposición a la
naturaleza y a la luz solar libera sustancias químicas cerebrales como la dopamina, la serotonina y las endorfinas,
que nos hacen sentir mejor. La luz solar también estimula
la producción de vitamina D, esencial para el buen funcionamiento del sistema inmunitario, la salud de la estructura
ósea y la fuerza. El calor del sol, nuestra almohadilla eléctrica natural, contribuye a la relajación muscular. La luz
solar programa nuestro reloj biológico, regula nuestros ritmos circadianos y mejora la calidad del sueño; es tan importante que las personas que no la reciben en cantidad
suficiente pueden desarrollar varios problemas, desde defi-
ciencias vitamínicas e inmunosupresión hasta hipertensión y estados depresivos. Por eso las cabinas de fototerapia
que imitan la luz solar natural se han convertido en un

tratamiento de primera línea para estas afecciones. Aunque la mayoría de nosotros pasamos demasiado tiempo en interiores, afortunadamente la luz del sol es un medicamento fácil de conseguir.

ACTIVIDAD: Sol y naturaleza

Paso 1. Para empezar, hazte las siguientes preguntas:

- ¿Cuántos minutos al día tomo el sol?
- ¿Cuántos minutos paso cada día al aire libre o en la naturaleza?
- ¿Qué pequeños cambios en mi rutina diaria o semanal puedo hacer para aumentar ese tiempo al aire libre, para tomar el sol?

Paso 2. Introduce cualquiera de los siguientes cambios:

- Sal a pasear al aire libre diez minutos cada día, y llévate todo lo que necesites: un sombrero o una sombrilla, una chaqueta, incluso un andador. Si no puedes caminar, quédate fuera al sol. Si no brilla el sol, tan solo sal esos diez minutos a que te dé el aire fresco.
- Disfruta de al menos una comida al aire libre cada semana.
- Ve a un parque local, siéntate en un banco y lee.
- Pide a tus amigos o familiares que te acompañen a comer o a hacer una actividad al aire libre.
- Cuando realices las actividades que te propongo en este libro, intenta practicarlas al aire libre, por ejemplo, prueba a realizar la exploración corporal al aire libre sobre una manta, o la respiración diafragmática en el parque, sentado en un banco.
- Cuando hagas ejercicio o caminatas para «marcar el ritmo», prioriza el aire libre sobre el gimnasio.

- Planifica organizar o acudir a algún espectáculo o evento social este mes al aire libre.
- Lleva al perro, a tus hijos o a un amigo de excursión por la naturaleza. No importa la duración; puede ser incluso una caminata corta. Si el tiempo no permite realizar actividades al aire libre, encuentra otras formas de abastecerte de la medicina que la naturaleza provee: da un paseo en coche y contempla el paisaje. Si no tienes otra manera de escuchar los sonidos de la naturaleza, como las olas del mar o las tormentas, utiliza alguna de las aplicaciones que ofrecen sonidos de este tipo para dormir o vídeos con sonidos de la naturaleza. Compra plantas de interior, pon un comedero para pájaros junto a tu ventana, túmbate en el sofá y observa cómo pasan las nubes. Si vives en un lugar donde los inviernos son oscuros y fríos, las lámparas solares pueden ser un gran aliado al ofrecerte los beneficios biológicos de la luz del sol.

3. Expresar, no guardártelo

La lista de puntos físicos en los que las emociones se manifiestan es tan extensa como la de las partes del cuerpo: tensión en los hombros, presión en la mandíbula, nudo en el estómago. Dedica este momento a prestar atención única y exclusivamente a tu cuerpo: ahora mismo, ¿en qué parte se están concentrando el estrés y la tensión? Nuestras emociones necesitan una salida, por eso cuando las liberamos decimos que nos «desahogamos». Mateo, el niño que perdió el antebrazo por un petardo, lo supo en primera persona: expresar cómo se sentía en la sesión fue el primer paso para aliviar un dolor emocional que llevaba mucho tiempo reprimido.

Hay muchas formas saludables de expresar las emociones:

- Escribir (puede ser un diario)
- Gritar en el coche
- Llorar a gusto
- Hacer ejercicio: salir a correr, levantar pesas, hacer estiramientos, flexiones
- Golpear una almohada
- Hacer trizas periódicos o revistas
- Probar con el boxeo
- Crear: dibujar, pintar, bailar, actuar, cantar en voz alta, tocar un instrumento
- Hablar con alguien: llamar a un amigo, probar con la terapia (¡atento a los consejos para encontrar un buen terapeuta!)

Escribir un diario, también conocido como escritura expresiva, puede ser mano de santo.[11] Empieza por escribir acerca de tu experiencia de dolor: cuándo empezó, qué estabas pasando en ese momento, qué tratamientos has probado, cuán inútiles han sido. Vierte toda tu frustración y angustia: el papel lo aguanta todo. Escribe sobre las cosas que te han molestado, desde el trabajo hasta el dolor o las relaciones. Desahógate sobre lo que te agobia y libera tu rabia. Permítete sentir cada sensación. Sé lo más sincero posible sin preocuparte por la ortografía o la gramática. Escribir un diario es una forma segura y eficaz de liberar emociones reprimidas, cultivar la conciencia plena y conocer mejor tu propia mente.

ACTIVIDAD: Desahogar

Paso 1. Antes de poder expresar una emoción, primero hay que identificarla. Empieza por contestar a las siguientes preguntas:

- ¿Cómo te das cuenta de tu enfado, miedo, ansiedad o tristeza?
- ¿En qué punto de tu cuerpo notas cada una de estas emociones?
- ¿Qué situaciones, noticias, personas o pensamientos desencadenan cada una de estas emociones?

Para las personas que viven con dolor, una de las emociones más comunes (e ignoradas) es la pena: pena por lo que el dolor se ha llevado, como funciones o actividades específicas, o pena por la parte del cuerpo que duele. La ansiedad también es muy habitual: ansiedad por el estado en que se halla el cuerpo, por lo que pasará y por si se curará o no. En tu libreta, haz una lista de tus emociones y de lo que crees que son sus causas. Por ejemplo: «Tengo miedo cuando voy al médico para ver si el tumor se ha reducido o no». Si esto te cuesta mucho, prueba con una práctica de atención plena. Haz una exploración corporal y observa tu cuerpo. Luego, prueba esta actividad cada día durante una semana entera: cuando sientas una emoción negativa, coge la libreta y registra la intensidad de esa emoción en una escala de 0 a 10, y también tu nivel de dolor. Recuerda tomar nota de todos los puntos de tu cuerpo en los que sientes estas emociones.

Paso 2. Una vez que hayas apuntado las emociones y de dónde vienen, puedes empezar a expresarlas. Cuando sientas una emoción fuerte, vuelve a la lista anterior y elige una manera de desahogarte. Observa cómo cambian sus emociones. No hace falta que te desahogues durante mucho tiempo: para empezar, quince minutos pueden ser más que suficientes. Apunta cómo te sientes antes y después, en los aspectos físico y emocional. Si no estás acostumbrado a expresar tus emociones, ve probando las sugerencias de la lista anterior, una distinta cada día durante una semana hasta que encuentres la que mejor te funciona. Añade a la lista tus propias formas saludables de desahogarte y haz del desahogo una práctica diaria.

V. Terapia bioconductual: cambiar comportamientos para cambiar la biología

¿Recuerdas el ciclo del dolor, ese bucle de retroalimentación negativa de pensamientos, sentimientos y comportamientos que mantiene nuestro sistema del dolor sin freno ni control? Para romper estos ciclos, los científicos han creado los llamados tratamientos bioconductuales: *bío-* porque van dirigidos a nuestra biología y neuroquímica, y *conductuales* porque aprovechan nuestra capacidad de cambiar nuestros comportamientos, con sus pensamientos y emociones asociados, para llevarlos a cabo. Uno de los más exitosos y comprobados es la terapia cognitivo-conductual para el dolor crónico, o TCC-CP (por sus siglas en inglés).*

* El impacto de la TCC-CP ha sido históricamente difícil de medir porque carece de una definición operativa universal y de un protocolo estándar. En los estudios disponibles, la TCC- CP se define, aplica y mide de forma diferente, variando el número de sesiones, los formatos (virtual o presencial, individual o en grupo), las prácticas a domicilio y las técnicas utilizadas. Pero incluso con estas incoherencias, la TCC-CP parece aliviar sistemáticamente el dolor y mejorar el funcionamiento en muchas dolencias crónicas.

Se trata de una forma muy específica y personalizada de terapia cognitivo-conductual diseñada para tratar el dolor crónico, mejorar el funcionamiento y ayudarnos a volver al trabajo, a la vida y a nuestros placeres (a semejanza de la TCC-I para el tratamiento del sueño). Bien aplicada, actúa sobre todos los ingredientes de la receta del dolor, desde el bienestar emocional al social, hasta la salud física. Contrariamente a los prejuicios habituales, no es un tratamiento de salud mental, para el trauma o para procesar una infancia dolorosa. El objetivo específico de la TCC-CP es ayudar a romper el ciclo del dolor partiendo de los comportamientos, pensamientos y emociones que impiden bajar su volumen.

Se ha demostrado que la TCC-CP reduce la intensidad y la percepción del dolor al cambiar la forma en que nuestro cerebro procesa los mensajes físicos de peligro.[12, 13] Para ello recurre, por ejemplo, a nuestra vieja amiga la neuroplasticidad. Tras aplicar el tratamiento a personas con dolor crónico, se han observado cambios en la estructura y el funcionamiento de las regiones cerebrales que fabrican el dolor. Los médicos se han referido a ella como un antídoto potencial contra la epidemia de opioides por su éxito a la hora de reducir el dolor y la necesidad de estos.[14] Por su comprobada eficacia, la TCC-PC se ha convertido en un tratamiento de primera línea para el dolor crónico:[15]

- Dolor oncológico
- Lumbalgia
- Artritis reumatoide y artrosis
- Dolor neuropático (nervioso), incluida la neuropatía diabética
- Dolor orofacial
- Fibromialgia
- Migraña crónica y cefalea tensional

- Síndrome del intestino irritable
- Otras afecciones crónicas

Seguir denostando este tratamiento como «solo psicológico» tampoco nos ayuda, al privarnos de rutas alternativas más directas y seguras hacia la curación. Otros tratamientos bioconductuales diseñados específicamente para el dolor crónico son:

- La terapia cognitivo funcional (TFC), un tratamiento desarrollado por expertos fisioterapeutas que incide en los ingredientes físicos, emocionales y cognitivos del dolor para tratar el dolor y la discapacidad. Se ha mostrado muy efectiva para tratar el dolor, en particular el dolor de espalda crónico.[16] La TFC suele desarrollarse en tres etapas: comprensión del dolor, exposición controlada al movimiento y la actividad, y cambios en el estilo de vida.
- Capacitación para el autoalivio (*Empowered Relief*), una formación de dos horas y una sola sesión desarrollada en Stanford que enseña al paciente habilidades para controlar el dolor. Se ha demostrado que ayuda a controlar el dolor reduciendo la necesidad de opiáceos.
- Terapia de reprocesamiento del dolor, una rama de la terapia cognitivo-conductual que se ocupa específicamente de la vertiente cognitiva del dolor y se centra en modificar las creencias catastrofistas y negativas.

En la siguiente sección «Consejos doy...», compartiré algunas sugerencias para encontrar proveedores formados en estas modalidades.

VI. Ejercicio mental: psicoterapia

Cuando tenemos dolor, la palabra *terapia* suena fatal. Casi nadie se plantea ir al psicólogo porque algo le duele, y eso es porque a casi todos nos han dicho que el dolor «está todo en nuestra cabeza», sobre todo a las mujeres y las minorías. Ahí está el caso de Serena Williams para recordárnoslo. Si no se fían del dolor que sentimos y encima buscamos psicoterapia, nos arriesgamos a validar la sospecha infundada de que estamos fingiendo.

Además, nos han enseñado que el dolor es puramente biológico, lo que nos condiciona a confiar solo en los tratamientos orientados a las causas físicas y a no acercarnos siquiera a algo que no sea tratar la parte que duele. Pero, aunque el estigma sigue vigente, la neurociencia moderna nos ha ofrecido un conocimiento más amplio que el de nuestros padres y abuelos. Sabiendo hasta qué punto las emociones afectan al dolor, sería negligente por nuestra parte desaprovechar este conocimiento.

Hay muchos tipos de psicoterapia para elegir. Entre todos ellos, la terapia cognitivo-conductual (TCC) ha resultado ser la más eficaz para tratar los problemas vinculados a la amplificación del dolor, como el estrés, la depresión, la ansiedad (incluido el trastorno obsesivo-compulsivo, las fobias y la ansiedad social como la de Sarah) y los traumas.[17] Existen muchos subtipos de TCC; su forma más básica se desarrolló para mejorar la salud emocional. La TCC no requiere que te tumbes en un diván y hables sin filtros de tu madre, aunque puedes hacerlo si lo deseas; más bien consiste en poner en tus manos estrategias y herramientas concretas y factibles para:

- Mejorar la salud mental y la funcionalidad
- Mejorar el estado anímico

- Reducir el estrés y la ansiedad mediante técnicas de relajación
- Mejorar las habilidades para afrontar situaciones y resolver problemas
- Sostener experiencias difíciles como el dolor crónico

Los beneficios de la psicoterapia, con independencia de la que elijas, son numerosos. El primero es contar con un espacio seguro para desahogarnos, entender las emociones y desarrollar nuestra inteligencia emocional. La psicoterapia también nos ayuda a comprender mejor nuestras pautas de comportamiento y a entender qué estrategias de afrontamiento nos funcionan y cuáles no, dotándonos de herramientas concretas para mejorarlas; amplía nuestra red de apoyo social, ofreciéndonos un profesional capacitado en el que apoyarnos en los momentos difíciles. Los terapeutas aportan su perspectiva neutra y profesional y herramientas avaladas por estudios científicos, a diferencia de las que nos puede proporcionar un amigo.

Contrariamente a la creencia equivocada de que se destina solo a personas con un diagnóstico de salud mental, hay que subrayar que la terapia es para todos. Así como el ejercicio físico nos hace estar más en forma, más fuertes y sanos, la psicoterapia es un ejercicio mental que hace que nuestro cerebro esté más en forma, más fuerte y, en última instancia, más capacitado para lidiar con el dolor. Si está bien acudir a un entrenador de fútbol para ser mejores jugadores, sin duda está bien recurrir a un entrenador experto en dolor, como es el caso de un psicoterapeuta, para ayudarnos a convivir mejor con el dolor.

CONSEJOS DOY... (para las secciones V. Terapia bioconductual y VI. Ejercicio mental: psicoterapia)

- Prueba con varios terapeutas antes de tomar una decisión. La mayoría de la gente sigue con el primer terapeuta que encuentra. Esto es un gran error, que lleva a una relación terapéutica que no encaja, luego a una mala experiencia y por fin a convencerse de que la terapia «no ayuda». Si nos probamos diez zapatos diferentes antes de decidirnos, ¡y eso solo para nuestros pies!, ciertamente nuestro cerebro no se merece menos. Cuando te reúnas con diferentes terapeutas, hazte un par de preguntas: ¿me gusta esta persona?, ¿me siento cómodo con ella, que puedo hablar con ella? Si la respuesta es no, sigue buscando.
- Para encontrar un terapeuta formado en TCC (para tu salud emocional pero que puede, a su vez, reducir el volumen de dolor) o en TCC-PC (y, de manera específica, para el dolor crónico), pide una lista de proveedores a tu seguro de salud o busca en internet. También puedes buscarlos en los enlaces que indico en mi página web, Zoffness.com.
- Hay terapeutas de varios tipos y niveles de formación: psicólogos licenciados o doctores, terapeutas matrimoniales y familiares, trabajadores sociales clínicos licenciados y otros. Los títulos académicos y los años de experiencia no garantizan en absoluto que un terapeuta sea el más adecuado para ti. Uno de los factores que más influyen en la terapia es la relación o alianza terapéutica: hasta qué punto te gusta tu terapeuta, confías en él y tienes ganas de hablar con él.
- Es bastante difícil que el seguro de salud ofrezca un reembolso o compensación en concepto de psicoterapia, en particular en el marco de un protocolo contra el dolor. Las aseguradoras tienen la mala (y justificada) reputación de retrasar o denegar

las reclamaciones para minimizar los pagos y aumentar sus ganancias. Una prescripción de tu médico para la TCC y otros tratamientos bioconductuales puede marcar la diferencia. Si tu compañía de seguros rechaza tu reclamación, llama para informar que estos tratamientos han sido prescritos por tu médico y son «médicamente necesarios». Documéntalo todo por escrito, incluyendo la fecha y el nombre de la persona con quien has hablado. Escala tu reclamación según sea necesario. Mis pacientes y yo hemos comprobado que persistir *compensa* (literalmente).

- Proveedores sanitarios:
  - Prescribe la TCC y otros tratamientos de este libro como lo harías con cualquier medicamento, y escríbelos en un talonario de recetas. Esto puede ayudar a los pacientes a obtener el reembolso del seguro. También puede ayudar a cambiar la forma de pensar con respecto a la medicina del dolor y a legitimar tratamientos como la psicoterapia, la biorretroalimentación y otras intervenciones no farmacológicas.
  - Crea una lista de terapeutas de TCC y psicólogos del dolor en tu zona a los que puedas derivar los pacientes y entrégasela. Si no encuentras proveedores a nivel local, busca más lejos. Técnicamente, cualquier psicoterapeuta titulado o colegiado puede ofrecer tratamiento a distancia a cualquier paciente en el mismo país. Aunque el tratamiento presencial es preferible, existe evidencia científica de que también es efectivo a distancia, y más accesible y cómodo, sobre todo para los discapacitados.
  - Coordinar la atención sanitaria es fundamental para todos los profesionales de la salud: fisio y psicoterapeutas, terapeutas ocupacionales y médicos. La mejor manera de aumentar la calidad y la eficacia de la atención, y de salvar la

distancia entre el dolor físico y el emocional, es coger el teléfono. Lleva su tiempo, pero estas llamadas tienen un valor clínico incalculable y suele pagarlas el centro clínico o institución.

o Los manuales de tratamiento del dolor son tus aliados: asequibles, accesibles y aptos para casi cualquier paciente con cualquier diagnóstico.

13

EL PODER DE CAMBIAR LA PERSPECTIVA

Estrategias cognitivas contra el dolor

Hemos visto cómo ciertas estrategias cognitivas —como revisar nuestras creencias o prestar atención a otras cosas— pueden cambiar radicalmente el dolor. Pero ¿y si te dijera que ya has empezado a utilizarlas? Cuando el más pequeño de la familia se cae y se raspa la rodilla, le das un beso y le cuentas una historia divertida para que se distraiga y deje de llorar. Cuando te sacan sangre, le hablas a la persona que te va a pinchar para apartar tu mente de la aguja. Y cuando tu pareja entra en quirófano, le transmites serenidad con una sonrisa y diciéndole que todo irá bien..., aunque te esté dando un ataque de pánico. Es difícil exagerar cuando hablamos de las bondades del lenguaje y la distracción para ajustar el dial del dolor, y tú mismo has visto estas estrategias de control del dolor en acción. Ahora, con la ayuda de la ciencia, te ayudaré a aprovecharlas mucho mejor.

I. El ciclo de curación

Palabras que hacen daño, palabras que hacen bien

Reza un dicho que «palos y piedras pueden romper mis huesos, pero las palabras nunca me harán daño». Sabemos que en realidad esto es una patraña.[1] El doctor Peper, profesor y experto en biorretroalimentación, nos mostró cómo los pensamientos estresores pueden tensar la musculatura, disparar el ritmo cardíaco y alterar la temperatura corporal. Hemos visto repetidas veces cómo los mensajes nocebo, o mensajes de peligro, pueden secuestrar la alarma de emergencia del cerebro, y cómo la desesperanza puede provocar el estrés y pensamientos autodestructivos. El señor A es un ejemplo de cómo una expectativa negativa, como creer que había sufrido una sobredosis de una droga potente (que no de azúcar), puede trastocarnos físicamente de forma radical.

Pero al igual que un lenguaje negativo, pesimista y ominoso es capaz de subir el volumen del dolor, los mensajes de seguridad, que apaciguan y nos dan esperanza, tienen la capacidad de bajarlo, alterando nuestra química cerebral y nuestros parámetros fisiológicos.[2] Lo vimos en el caso de Kai, cuya expectativa de que unas gominolas placebo aliviaran su dolor abrió la farmacia de su cuerpo de par en par, provocando la liberación de neuroquímicos que realmente disminuyeron el volumen del dolor. Vimos cómo una combinación de creencias, mensajes y otros factores puede aliviar los síntomas de enfermedades muy reales, como la de Fabry y el párkinson. Las palabras que nos hacen bien pueden realmente hacernos sentir mejor.

Ellas ponen en marcha lo que llamo el ciclo de curación, que es lo contrario del ciclo del dolor que se hace crónico al vincular pensamientos, emociones, comportamientos y sensaciones físicas de los que hablamos en el capítulo 6. El ciclo de curación demuestra cómo este entramado de factores también puede actuar en sentido contrario, en nuestro beneficio: activa la neuroplasticidad, utiliza la farmacia del cuerpo y acelera el proceso de curación.

Una manera de poner en marcha este ciclo es reemplazar algunos de nuestros pensamientos y creencias. Por ejemplo, este proceso podría comenzar con la sustitución de un viejo pensamiento por otro que pueda ayudar en lugar de perjudicar. Este lenguaje no tiene por qué ser necesariamente optimista o siquiera positivo; basta con que sean unos mensajes un poco más realistas y con fundamento científico. Por ejemplo, si la voz del dolor te dice: «Estoy hecho polvo, ya no hay mejora posible», y eso te hace sentir miedo, tristeza y desesperación, la sustituiremos por un nuevo pensamiento, por ejemplo: *Si el cerebro puede cambiar, el dolor también*. Este nuevo mensaje inspira nuevas emociones. Podemos sentirnos esperanzados, menos estresados, más motivados y en paz con nosotros mismos.

EL CICLO DE CURACIÓN

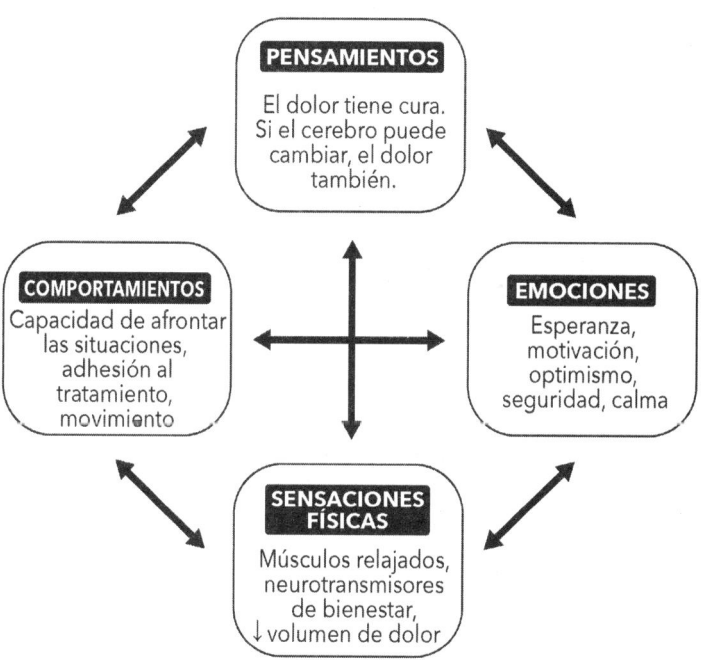

Nuestros pensamientos, emociones, sensaciones físicas
y comportamientos actúan conjuntamente creando
un ciclo de curación.

Por consiguiente, nuestro cuerpo responde con cambios físicos. *Si el cerebro puede cambiar, el dolor también*: la farmacia del cuerpo se activa. Se libera una avalancha de neurotransmisores que mejoran el estado de ánimo y reducen el dolor, como las endorfinas, la dopamina y la serotonina. En cambio, las hormonas del estrés que amplifican el dolor, como la adrenalina y el cortisol, empiezan a disminuir. *Si el cerebro puede cambiar, el dolor también*: nuestros músculos se relajan, aumenta la energía, mejora el sueño. Nuestras decisiones y comportamientos también empiezan a cambiar: puede que nos sintamos con fuerzas para retomar actividades, movernos más, volver poco a poco a la vida social, comer más sano. Es así como *un simple pensamiento puede interrumpir por completo el ciclo del dolor*.

Veamos cómo funcionó el ciclo de curación para Fallon, la artista con síndrome de dolor regional complejo:

Vieja creencia: *Estoy destrozada; ya no voy a mejorar.*
Nueva creencia: *Existe tratamiento para el dolor crónico.*
Nuevas emociones: *Esperanzada, tranquila, menos estresada y ansiosa, motivada, con más autonomía.*
Nuevos comportamientos: *Participar en el tratamiento, incluyendo fisioterapia, terapia ocupacional y psicoterapia; programar noches de cine para volver a estar con amigos; hacer cambios en la dieta; volver al tiro con arco, a los paseos y a otras actividades.*
Nuevos cambios físicos: *La hipersensibilidad de la piel se ha calmado, se han curado las lesiones de las piernas, han mejorado la circulación, la calidad del sueño y la energía, han aumentado la fuerza y la movilidad, ha bajado el dolor en la médula espinal y la percepción del dolor.*

En este capítulo, aprenderás a utilizar la farmacia de tu cuerpo y a crear tu propio ciclo de curación utilizando los beneficios del lenguaje. Te enseñaré a cambiar ciertos pensamientos y mensajes, palabras e imágenes. Para empezar, aprenderemos a identificar los nocebos en tu vida cotidiana: palabras que hacen daño en lugar de curar.

II. Identificar mensajes dañinos: la voz del dolor y los nocebos externos

Los mensajes nocebo suelen estar ocultos a plena vista. Pero no podemos hacer mucho para disminuir el impacto que tienen hasta que aprendamos a identificarlos. La buena noticia es que una vez que aprendemos a hacerlo, cambiarlos resulta infinitamente más fácil. Estos dañinos mensajes de peligro nos llegan sobre todo de dos fuentes:

1. *El mundo exterior.* Los nocebos externos pueden ser cualquier mensaje de peligro del mundo exterior que nos produce estrés o infunde sentimientos de miedo, desesperanza o pesimismo. Ellos suelen influir, aunque sin motivo, en la forma en que entendemos el dolor, por ejemplo, que siempre es un síntoma de un daño o enfermedad latente, que el dolor en sí no tiene cura, o que se halla exclusivamente en una parte del cuerpo. Algunas de esas fuentes exteriores son internet, donde leemos que el dolor crónico no tiene tratamiento ni cura, lo cual es falso; los *influencers* de las redes sociales y páginas web de «expertos» plagadas de mitos e información no contrastada, y profesionales sanitarios, amigos y familiares bienintencionados que no han estudiado el dolor y lo mencionan en términos catastrofistas o pronostican lo peor.

2. *Nuestro mundo interior.* Los nocebos internos o autogenerados son pensamientos, expectativas, predic-

ciones y creencias negativas. Son tu voz del dolor, la que conociste en el capítulo 6. Los pensamientos de la voz del dolor suelen ser negativos, pesimistas, desalentadores e incluso catastróficos. Para ellos todo es mal agüero, y así dan alas a nuestros miedos y sensaciones de peligro. Son la voz de las preocupaciones, de los «y si...» y de los peores escenarios. La voz del dolor de Kiran, por ejemplo, la engañó al insinuar que su dolor se debía a un cáncer de estómago y no a un cálculo renal. La de Hallie sentenció que el dolor pélvico le impediría tener relaciones sexuales de por vida y que no podría ser madre. Son lo que se suele llamar «pensamientos trampa» porque, aunque parecen verdaderos, en realidad son distorsiones que nos atrapan en una espiral de ansiedad, pesimismo y dolor. Puede que incluso los repitamos en voz alta, a nosotros mismos y a los demás, retroalimentando nuestro cerebro para que los asimile, lo que solo aumenta aún más la alarma del dolor, porque tu cerebro escucha todo lo que sale de tu boca.

Activa tu ciclo de curación: *cázalo, contrástalo, cámbialo*

Mi método favorito para quitarme de encima los mensajes nocebo del tipo que sean, internos o externos, es el de las 3 C: Cázalo, Contrástalo, Cámbialo.*

El primer paso, Cázalo, nos enseña a reconocer y atrapar al vuelo los pensamientos engañosos de la voz del dolor y los mensajes nocebo del mundo exterior. El segundo paso, Contrástalo, nos muestra cómo comprobar su veraci-

---

* La técnica de las 3 C tiene su origen en la terapia cognitivo-conductual (TCC).

dad, como si le diéramos una patada a los neumáticos de un coche para asegurarnos de que están bien, y saber si son verdaderos o falsos. El tercer y último paso, Cámbialo, nos ayuda a transformar los pensamientos y mensajes nocebo en otros más útiles, realistas y esperanzadores.

Esto, a su vez, activa el ciclo de curación: una serie de nuevos pensamientos, emociones, comportamientos y respuestas fisiológicas que nos ayudan a curarnos activando la neuroplasticidad y acudiendo a la farmacia de nuestro cuerpo. Quienes utilizan estas estrategias informan de que se sienten más funcionales y capacitados, con un mejor estado de ánimo y menos dolor.[3, 4] En cuanto sepas cómo hacerlo, podrás aplicar las 3 C en cuestión de minutos.

1. Cázalo

Al igual que cuando aprendes una nueva palabra, una vez que hayas aprendido a reconocer los pensamientos de la voz de dolor y los mensajes nocebo, no se te escapará ni uno. Después de escuchar a mis pacientes durante años, hoy puedo detectar enseguida estos mensajes negativos en las noticias, en el hospital, incluso mientras hago cola en la cafetería. Pronto tú también lo harás.

La primera señal es que, aunque a primera vista suenen verosímiles, los mensajes de peligro y los pensamientos de la voz del dolor no son más que hechos distorsionados, inútiles y falsos. Suelen ser desalentadores, pronostican resultados terribles y nos hacen esperar lo peor. Los has leído en todos los casos que has conocido en este libro hasta ahora. Por ejemplo, a Todd, el maratonista que completó más de 500 km en solo nueve días, después del accidente de coche que sufrió, le dijeron que nunca volvería a correr. A Joyce la aterrorizaron comparando su espalda con «la de una persona de ochenta años». A continuación, señalo otros mensajes nocebo, externos (del mundo exterior) e internos (generados por nuestro cerebro). Añade los que te resulten familiares a tu receta rica en dolor en la página 244. En la próxima actividad, te enseñaré a desenmascarar e identificar tus propios nocebos.

Mensajes de peligro externos

«Las personas con esta enfermedad tienen dolor para el resto de su vida.»

«No hay tratamiento ni cura para el dolor crónico.»

«Esto solo va a ir a peor.»

«Huesos rotos no sanan» o «Si te caes, te rompes».

«El movimiento es peligroso.»

«Esto va a doler.»

«Te duele por la edad» o «Como es degenerativo, cada vez duele más».

«Tu dolor lo provoca la asimetría.» (Nota: todos los terrícolas somos asimétricos, incluido, como recordarás, el campeón olímpico Usain Bolt.)

Pensamientos de la voz del dolor

«Estoy roto, jamás tendré arreglo.»

«¿Y si nunca más puedo [correr, jugar al fútbol, tener relaciones sexuales]?»

«Tengo la espalda demasiado frágil, no puedo_____.»

«La depresión y el dolor crónico son hereditarios; forman parte de mi vida.»

«El dolor es un castigo por_____» (por ejemplo, haber sobrevivido a la guerra en Irak cuando mis compañeros fallecieron).

«Sé que tengo algo muy grave.»

«Este dolor solo puede deberse a una enfermedad.»

«Soy una carga para los míos.»

«Este dolor no acabará nunca.»

«El cuerpo me falla.»

Pero la diferencia entre los mensajes y pensamientos trampa y los que son verdad no siempre resulta tan obvia. La próxima actividad te permitirá salir de dudas. Los examinaremos a partir de las dos fuentes principales: los mensajes que llegan del mundo exterior y los que genera tu cerebro sobreprotector.

ACTIVIDAD: Cázalo: Rastrear el origen de los mensajes

Paso 1. Contesta a las siguientes preguntas en tu libreta para enumerar los mensajes de peligro que has recibido. Es importante recordarlos porque han influido en tus creencias actuales sobre tu cuerpo y tu recuperación. Pueden haber llegado a ti a través de un libro o un artículo, de las redes sociales, de un profesional o un amigo.

- ¿Qué mensajes negativos te han transmitido en el pasado, preocupantes o desalentadores, que sugieran peligro o daño? ¿De dónde han venido?
- ¿Cómo sonaban estos mensajes? (Por ejemplo, «Tus discos medulares están degenerando», «Tu dolor solo irá a peor», «La fibromialgia no se cura» o «Esto te va a doler».)
- ¿Alguna vez has perdido la esperanza en tu tratamiento, o debido a un pronóstico o prueba? ¿Qué mensajes o qué información contribuyeron a ello?

Paso 2. A continuación, empieza a prestar atención a los nuevos mensajes negativos y nocebo del mundo exterior a medida que te vayan llegando, en tiempo real. Estate al tanto, atiende bien a lo que te dicen sobre tu dolor y las probabilidades de recuperarte. Al igual que con los mensajes anteriores, estos pueden proceder de varias fuentes. Anótalos en tu libreta a medida que los vayas escuchando, y añade el quién, el qué, dónde y cuándo: *Lunes en el trabajo, leyendo un artículo en la revista _____ de un experto que dice que la cirugía es la única solución para el dolor de espalda.*

Después, añade estos mensajes nocebo a tu receta rica en dolor del capítulo 10.

Paso 3. Empieza a documentar la voz del dolor: tus propios pensamientos, presagios y temores ante lo que pueda ocurrir. Esto es «rastrear pensamientos». Para identificar la voz del dolor, para saber cuándo es el dolor el que está hablando, acuérdate de llevar tu libreta en el bolso durante el día y tenerla junto a la cama por la noche, fijándote en los pensamientos que te preocupan, los diálogos negativos que mantienes contigo mismo, los pronósticos que, en vano, aún haces. La voz del dolor se suele distinguir mejor por la noche, cuando se está tumbado en la cama. No por casualidad nos quita el sueño: muchas veces, cuando el mundo se calma y se van las distracciones, la voz del dolor se echa a gritar. Contestar a preguntas como estas puede ayudarte a reconocer la voz del dolor:

- ¿Qué pronósticos pesimistas he hecho de mis dolores o mi salud física? ¿Qué malas expectativas tengo respecto al futuro de mi trabajo y mis relaciones, o de mi salud o el dolor que sufro? ¿Qué sombríos escenarios estoy proyectando?
- Cuando me preocupo, me angustio o me siento triste, ¿qué tipo de pensamientos me agobian o desmotivan?
- ¿Con respecto a qué me pregunto «y si...»? (Por ejemplo: ¿Y si no hay mejora? ¿Y si no puedo volver a caminar / correr / practicar sexo / viajar? ¿Y si mi dolor es crónico?)
- ¿Qué situaciones, emociones, personas o acontecimientos ocasionan pensamientos y pronósticos negativos? (Regístra-

los a conciencia, ya que son esos los contextos sociales y ambientales que interpelan la voz del dolor.)

Paso 4. Aunque el dolor puede hablar por ti, su voz no es la tuya. Una vez que sepas reconocerla, ponle nombre, como Petunia, la Voz del Dolor. Esta técnica se llama *externalización* y te ayuda a distinguir lo que piensas de quién eres, manteniendo cierta distancia y objetividad. A partir de ahora, cada vez que oigas un pensamiento de la voz del dolor, podrás verlo tal como es: un pensamiento sobreprotector e inútil generado por Petunia (o como la llames), la parte bienintencionada pero demasiado protectora de tu cerebro. Añade «Petunia, la Voz del Dolor» a tu receta rica en dolor de la página 244 en representación de tus pensamientos potenciadores del dolor.

CONSEJOS DOY...

- Si te cuesta escuchar tus pensamientos, practica la atención plena para ralentizar el proceso de pensamiento y acallar el ruido externo.
- Expresarte a través de un diario u otro tipo de texto, tal como aprendiste en el capítulo 12 (página 306), es otra forma estupenda de atrapar pensamientos negativos e inútiles.
- Probar la terapia cognitivo-conductual o cognitivo-funcional puede ayudarte a hacer el seguimiento de tus pensamientos y a aplicar las 3 C. En la página 314 te doy algunos consejos para encontrar proveedores.

2. Contrástalo

Ahora que hemos identificado algunos pensamientos negativos y mensajes de peligro, ¿cómo podemos saber a ciencia cierta que son trampas? En el siguiente paso, investigarás la veracidad de esos pensamientos y mensajes. Tendremos que evaluarlos y reunir algunas pruebas. Para ayudarte en esta tarea, he desarrollado una serie de diez «preguntas de sabueso». Las respuestas te proporcionarán pensamientos racionales y contrastados, mensajes que utilizarás como argumentos para desafiar los mitos sobre el dolor que lees durante el día y los pensamientos distorsionados de la voz del dolor que te acechan por la noche.

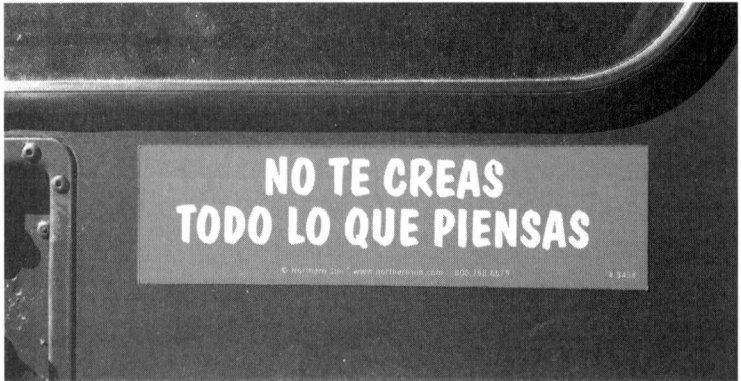

ACTIVIDAD: Preguntas de sabueso

Esta actividad nos ayuda a adquirir el hábito de cuestionar nuestros pensamientos y los mensajes que nos llegan en lugar de aceptarlos sin pensar. Si no son verdaderos, sino trampas, el simple hecho de cuestionarlos hará que pinchen y se desinflen como globos. A su vez, las respuestas nos guiarán hacia nuevos pensamientos esperanzadores y comportamientos saludables con los que iniciar el ciclo de curación.

Paso 1. En la parte superior de la página, escribe el pensamiento o mensaje que estás investigando. Por ejemplo, «Tu dolor solo irá a peor», como le dijeron a Kai sobre su afección genética, la enfermedad de Fabry. Puede que en un principio suene verdadero, como a Kai y a su familia, sobre todo si lo transmitió una fuente de confianza, y puede que sea cierto. Pero ¿y si se trata de una trampa? Indaguemos al respecto.

Paso 2. En tu libreta, escribe en frases completas las respuestas a las siguientes preguntas de sabueso. Si la pregunta no se aplica a tu situación, pasa a la siguiente. Las respuestas de Kai se muestran como ejemplos.

1. Pregunta: Este pensamiento o mensaje ¿es un hecho? (*Hecho* significa que es incuestionable, absolutamente cierto. Si no es cierto, márcalo como un probable nocebo.) *La respuesta de Kai: No, no es un hecho que mi dolor solo irá a peor. Es una posibilidad, no una certeza.*

2. ¿Este pensamiento o mensaje pronostica algo malo? (Si la respuesta es afirmativa, se trata de un nocebo, no de un hecho. Incluso el pronóstico de un médico, que puede implicar expectativas sobre cómo evolucionará tu enfermedad, no es un hecho, sino una suposición.) *La respuesta de Kai: Sí, este mensaje implica un pronóstico negativo. El futuro no lo conoce nadie, ni siquiera los mejores médicos.*

3. ¿Qué otra cosa —neutra o positiva— podría ocurrir en esta situación aparte de lo que preveo o me dicen? *La respuesta de Kai: Mi dolor podría no empeorar. Puede que se mantenga, que mejore o incluso desaparezca por completo. Aunque mi dolor persista, podría mejorar de forma significativa si aprendo a vivir con él y a controlarlo. Si los resultados de una prueba pueden ser negativos, también pueden no serlo: la probabilidad es la misma.*

4. ¿Cómo me hace sentir este pensamiento o mensaje? (Si te produce ansiedad o estrés, o te hace sentir triste o abatido, el mensaje está activando su alarma del dolor.) *La respuesta*

*de Kai: Este mensaje me causa una sensación de impoten-
cia, temor y desesperanza.*

5. ¿Se trata de un mensaje de seguridad o de peligro? (Los
   mensajes de peligro son nocebos potenciales.) *La respuesta
   de Kai: Es un mensaje de peligro.*

6. ¿Me ayuda o es nocivo? (Si es nocivo, será un nocebo, probablemente.) *La respuesta de Kai: Este mensaje es nocivo.*

7. ¿Confunde dolor con daño? Por ejemplo: «La exploración
   de tu espalda muestra una compresión discal / una hernia
   discal / una enfermedad degenerativa del disco; esta es la
   causa de tu dolor», como le dijeron a Joyce. (Si la respuesta
   es afirmativa, se trata de un nocebo. El dolor no se limita al
   daño.) *La respuesta de Kai: No se ajusta a mi situación
   porque este mensaje no habla de daños.*

8. ¿Contiene un lenguaje simplista, que todo lo reduce a blanco y negro? Ejemplos de términos que utiliza: todo o nada,
   todo el mundo o nadie, siempre o nunca, lo mejor o lo
   peor. (Si la respuesta es afirmativa, es probable que sea un
   nocebo: la realidad contiene muchos matices, no todo es
   blanco y negro.) *La respuesta de Kai: Este mensaje predice
   que no habrá mejora, nunca. Es un mensaje simplista, en
   términos de blanco o negro, que bien podría ser falso.*

9. ¿Qué pruebas tengo de que esto pueda no ser cierto? *La
   respuesta de Kai: He leído casos de personas en las que el
   dolor cambió por completo y remitió. Puede que el mío
   también.*

10. ¿Este mensaje parece más bien verdad o trampa? *La res-
    puesta de Kai: Este mensaje es una trampa.*

Paso 3. Si aún no estás seguro de si es verdad o trampa
después de contestar a las preguntas de sabueso, prueba a in-
troducirlas en una tabla como la siguiente. En la primera fila

verás el ejemplo de Kai. He añadido dos de las trampas más comunes debajo de la suya. A la izquierda, escribe la posible trampa. Después de contestar a las diez preguntas, escribe un resumen de cada una en la columna de la derecha, Verdad. Ponerlo negro sobre blanco es un poderoso antídoto contra las distorsiones y el miedo. Cambiar creencias, como la de que dolor y daño siempre son lo mismo, nos permite interpretar las experiencias de otra manera y cambiar el dolor que sentimos.

Trampa	Verdad
«Tu dolor solo irá a peor.» (Kai)	No es un hecho que mi dolor vaya a peor. Mi dolor también puede mejorar o desaparecer por completo. Si el cerebro puede cambiar, el dolor también.
Si hay dolor, siempre hay daño.	Existe dolor físico sin daño, y daño sin dolor físico. El dolor crónico es la alarma de peligro del cerebro en alerta máxima.
El dolor solo afecta a la parte que duele.	El dolor lo fabrica el cerebro a partir de la información del cuerpo y del entorno, y bajo la influencia de muchos factores.

3. Cámbialo: palabras que curan

Ha aprendido a Cazarlo y a Contrastarlo. Ahora aprenderás a Cambiarlo paso a paso para transformar los pensamientos y mensajes negativos en tu voz sanadora. El poder de esta voz procede de la verdad y la lógica, no de mensajes que siembran la duda y el miedo. Lo haremos utilizando dos estrategias cognitivas:

1. Cultivar la esperanza y el optimismo para cambiar la perspectiva, y
2. Utilizar pensamientos para afrontar la situación y mensajes de seguridad.

Este tipo de estrategias cognitivas, que cambian nuestra perspectiva —pensamientos, expectativas y creencias—, fueron las mismas que ayudaron a convertir la gominola de cereza de Kai en un potente analgésico. Aunque tratar el dolor no es solo una cuestión de fuerza de voluntad, y no basta con pensar que ya no nos duele, las técnicas que te presentaré pueden ser una valiosa ayuda para ajustar tu dial del dolor. De hecho, los nuevos pensamientos y mensajes que te permitirán generar se convertirán en ingredientes fundamentales de tu receta baja en dolor.

1. Una dosis diaria de esperanza

Sería lícito dudar de que las palabras sean tan importantes. Pero un estudio realizado con más de doscientas veinte mil personas demostró que existe un vínculo significativo entre una perspectiva optimista y un mejor estado de salud, menos dolor e incluso un menor riesgo de mortalidad,[5] un resultado que estudios posteriores han corroborado una y otra vez.[6, 7] En vista de lo mucho que influyen nuestros pensamientos en nuestro cuerpo, es importante asegurarnos de que nos estamos alimentando a base de mensajes saludables y esperanzadores. Esto puede resultar abrumador cuando el dolor está muy presente. Aquí te ofrezco un atajo: un antídoto contra la desesperación y una poderosa receta que puedes tomar a diario.

ACTIVIDAD: La receta de la esperanza

Intenta repetir estos pensamientos una vez al día todos los días, y más a menudo si hace falta. Estas palabras son importantes para aumentar tu sensación de autonomía, capacidad y control sobre tu cuerpo y tu salud. Conviértelas en tus nuevas consignas.

- Si el cerebro puede cambiar, el dolor también.
- Tengo el poder de ajustar el volumen del dolor.
- Mi cuerpo es capaz de curarse.
- Aprendo mi receta del dolor para controlar los ingredientes.
- El dolor crónico tiene cura y estoy en ello.
- Más vale paso que dure que trote que canse.
- Si el dolor siempre cambia, puede que un día ya no esté.
- Tengo la viva esperanza de que voy a mejorar.
- Cada día es bueno para estar mejor que ayer.

CONSEJOS DOY...

- El truco para activar la neuroplasticidad es reproducir una y otra vez estos mensajes de seguridad, autonomía y esperanza. Para ello debemos acostumbrarnos a oírlos, leerlos y pensarlos. Escríbelos en tu libreta, pégalos en la nevera, enmárcalos y cuélgalos en la pared. Los mensajes que más se repiten son los que más tendemos a creer.
- Pide a tu familia, a tus amigos y cuidadores que te los repitan. Cuando vivimos con dolor, la esperanza y la autoestima nunca están de más.
- El objetivo no es negar la enfermedad, lesión o dolencia. Una cosa no quita la otra: puedes tener una enfermedad muy real y alarmante y a la vez puedes bajar el volumen del

dolor ayudando a tu cerebro a sentirse más seguro y espe-
ranzado.

- Esto tampoco es lo mismo que el pensamiento mágico, ni
una invitación a esperar sentados a que el dolor se vaya. Sin
embargo, cambiar la perspectiva es una forma eficaz de activar vías neurobiológicas que aceleran la curación, de ahí su
poder terapéutico.

2. Pensamientos para afrontar la situación

Los pensamientos de afrontamiento son aquellos que nos
dan calma y sosiego para superar un mal día, sobre todo
cuando la voz del dolor nos habla a gritos. Estos pensamientos nos ayudan a realizar tareas y a seguir adelante, a
lograr objetivos y a controlar los brotes. Son similares a
los pensamientos esperanzadores que generamos en la actividad anterior, con una ligera variación: en este caso,
tienen por objetivo aumentar nuestra capacidad para
afrontar el dolor y cultivar la autocompasión. Suenan
como las palabras alentadoras y comprensivas que dirigi-
mos a nuestros seres queridos en los momentos difíciles, y
que ellos nos dirigen a nosotros. Por ejemplo, piensa en
qué le dirías a un amigo cercano que lo está pasando mal,
y él a ti.

Se trata de una forma de transmitirnos amabilidad,
cuidado y preocupación: un caldo de pollo para el alma.
Estos mensajes empáticos y cariñosos tienen el poder de
cambiar nuestro cerebro, regular los neurotransmisores y
las hormonas y protegernos contra la inflamación. Se ha
demostrado con creces que pueden reducir la angustia,
aumentar nuestra capacidad funcional y disminuir el dolor.[8, 9]

ACTIVIDAD: Pensamientos de afrontamiento compasivos

Escríbelos en tu libreta y luego léelos en voz alta frente a un espejo. Para activar la neuroplasticidad, esta práctica requiere asiduidad, paciencia y constancia.

- He tenido cientos de brotes de dolor y he sobrevivido a todos ellos. A este también.
- Todas las sensaciones son transitorias. Esta también pasará.
- Estoy a salvo. Mi cuerpo está a salvo.
- Todo irá bien. Yo estaré bien.
- Soy fuerte. Esto no podrá conmigo.
- Sé cómo afrontar esto. Para bajar la alarma del dolor, sé que me funciona [tomar un baño caliente, distraerme, llamar a un amigo, escuchar música, aplicar frío/calor o tomar un analgésico].
- Vivir con dolor no es fácil. Puedo estar triste o sin ganas de nada. Me lo permito.
- Por supuesto que me caigo, y por supuesto que me levanto.
- Solo respira. Un día, y un minuto, cada vez.

CONSEJOS DOY...

- Si no tienes la costumbre de automotivarte, de dirigirte una palabra amable, estas actividades pueden resultar extrañas al principio. Pero el dicho «empiezas fingiendo y terminas creyendo» encierra una gran verdad. Las neuronas de nuestro cerebro son como los músculos de nuestro cuerpo: cuanto más las utilizamos, más crecen y se fortalecen. Del mismo modo que la vía peligro-dolor se ensancha y se refuerza con la práctica y el uso, también la vía seguridad-sanación crecerá y se fortalecerá con el tiempo.

> • Además de imaginar lo que tus amigos más cercanos o tus seres queridos podrían decirte en un momento difícil, y lo que tú les dirías a ellos, también puedes cultivar la autocompasión con la ayuda de libros y audios. Mis dos guías favoritas de autocompasión son Kristin Neff (Self-Compassion.org) y Tara Brach (TaraBrach.com).

III. Visualizaciones guiadas

¿Recuerdas a los monjes contemplativos imaginando fuego en sus cuerpos mientras generaban calor suficiente para secar sábanas y derretir la nieve? Una de las estrategias que emplearon fue la proyección mental de imágenes, también conocida como visualización. Se trata de una herramienta muy poderosa para inducir cambios fisiológicos, puesto que el cerebro humano piensa en imágenes. Prueba a imaginar la cena de esta noche, ya sea una deliciosa pasta con salsa de carne, un reconfortante plato de sopa o una suculenta porción de pizza. Describe el plato con lujo de detalles, imaginando su aspecto, olor y sabor. Imagínate llevando la comida a la boca. Si empiezas a salivar es porque tu cerebro está utilizando imágenes para anticipar el proceso de degustación e ingestión, respondiendo como si en realidad estuviera a punto de comer. Nuestro cerebro utiliza imágenes todo el tiempo, incluso cuando no lo hacemos de forma intencional. Si alguna vez te has despertado sudando de una pesadilla o te has excitado con una fantasía sexual, ya sabes cómo las imágenes cerebrales afectan y cambian partes de tu cuerpo.

Pero las imágenes no solo afectan a nuestra circulación, nos hacen salivar o tener erecciones. También afectan a nuestro dolor. Cuando Kiran visualizó el cáncer de su padre y la forma en que destrozaba su cuerpo, su alarma de dolor se amplificó al instante. Las imágenes mentales de las maltrechas terminaciones nerviosas de sus pies también dispararon la alarma del dolor de Kai.

Este mismo fenómeno se repite en hospitales y consultas médicas de todo el mundo. A las personas con lumbalgia, por ejemplo, se les suele decir que lo suyo se debe a una «hernia discal», una expresión que evoca la imagen de una parte del cuerpo endeble y desplazada. Pero ¿y si yo te dijera que los discos de tu espalda están tan unidos a tus vértebras que ya no pueden deslizarse? Esa es la verdad. Sin embargo, estas imágenes al uso alimentan al cerebro con datos inexactos e inflamatorios que disparan la alarma del dolor.[10, 11] Las imágenes reales también pueden amplificar el dolor, por lo que la simple visualización de una resonancia magnética «anormal» de tu espalda puede hacer que te duela más todavía, aunque solo revele cambios normales relacionados con la edad.[12, 13]

Este fenómeno se debe a que cuando visualizamos o imaginamos el dolor, se activan las mismas partes de nuestro cerebro que cuando lo sentimos de veras.[14, 15] El resto del cuerpo también responde, desde los músculos hasta las hormonas, pasando por la respuesta inmunológica.[16]

Sin embargo, también podemos utilizar el poder de las imágenes para que nos den alivio. Kiran lo vivió de primera mano: su dolor menguó en el instante en que vio la imagen del cálculo renal en la pantalla. La visualización es un método para inducir cambios fisiológicos en el cuerpo humano mediante imágenes mentales que se ha mostrado eficaz en el tratamiento de varios problemas de salud, como náuseas, hipertensión, temblores asociados a la enfermedad de Parkinson y todo tipo de dolor, incluido el oncológico.[17] Ahora, lo utilizaremos para ayudar a regular tu dial del dolor.

ACTIVIDAD: Visualización curativa

Si imaginar que los discos intervertebrales ceden y que la metástasis avanza puede hacer saltar la alarma del dolor, ¿qué ocurriría si imagináramos lo contrario? En este capítulo aprenderás a aplicar· la visualización como un antiinflamatorio al igual que harías con una crema o ungüento. La visualización curativa es una práctica que recurre a técnicas de visualización para imaginar que tu cuerpo se cura de enfermedades, lesiones y dolores. Aúna relajación, respiración y estrategias cognitivas para apuntalar los procesos naturales de curación del cuerpo. Suele tener muy buena acogida entre los pacientes a quienes se la enseño. A uno de ellos, Tom, bombero, le dio tan buenos resultados a la hora de aliviar su dolor abdominal crónico que se la enseñó a todos sus compañeros de brigada.

Paso 1. Para empezar, presta mucha atención a la imagen que tienes de tu dolor y a las palabras que utilizas para describirlo. ¿Puedes «ver» el dolor en tu cuerpo? ¿Qué te han dicho sobre qué pudo haberlo causado? ¿Cómo te imaginas lo que estará pasando en tu cuerpo? Siempre escucho atentamente la imagen del dolor: la hernia discal o la columna comprimida, el «hueso contra hueso», el cáncer en lugar del cálculo renal. ¿Qué imágenes peligrosas acarrea tu historia con el dolor? ¿Qué pensamientos, creencias y emociones despierta en ti? Si la imagen te asusta, desespera o debilita, debemos cambiarla con urgencia.

Paso 2. Túmbate en un lugar tranquilo donde nadie te interrumpa. Apaga las pantallas, mantenlas lejos de ti y cierra los ojos. Observa interiormente tu cuerpo y tus emociones, valorando tu grado de dolor (0 = ningún dolor, 5 = moderado, 10 = agudo) y tu nivel de estrés o ansiedad (0 = ninguno, 5 = moderado, 10 = extremo). Practica la respiración diafragmática hasta que tu cuerpo empiece a relajarse.

Paso 3. Recorre el interior de su cuerpo, centrándote en la parte que te duele. Examina tu dolor, describiéndolo con detalle: color, temperatura, tamaño, forma y textura. ¿Dirías que es oscuro o brillante, caliente o frío, pesado o ligero, que se mueve o se queda estático? Esa es la imagen adolorida. Cuando te asomes a tu interior, esta imagen puede ser la misma que en el paso 1, o puede ser distinta. Esto es normal.

Paso 4. Ahora visualiza esta parte de tu cuerpo libre de dolor. Cuando esté liberada, sana, ¿qué color, temperatura, tamaño, forma y textura crees que tendrá? Si antes estaba roja y caliente, ¿la ves ahora azul y fría? Si era punzante y aguda, ¿la percibes ahora suave y tranquila? Esta es la imagen sanada.

Paso 5. Activa tu imaginación. ¿Qué proceso de curación es necesario para transformar tu imagen de dolor en la imagen sanada? Este proceso de transformación puede implicar un cambio de color, temperatura, tamaño, velocidad o textura. Puedes transformar el dolor de caliente a frío, lanzar una refrescante cascada por tus piernas, cambiarlo de naranja a azul, encogerlo o expandirlo, ofrecerle un relajante baño de sol o un masaje profundo, cambiarle la forma y la textura. Haz lo que tengas que hacer para cambiar tu dolor. Imagina que puedes hacerlo.

Paso 6. Con los ojos aún cerrados, envía este proceso curativo transformador a la parte del cuerpo que te duele, imaginando que tu dolor cambia. Imagina que este proceso sanador está funcionando y que estás modificando tu dolor.

Paso 7. Vuelve a centrar lentamente tu atención en la habitación donde te encuentras. Observa interiormente tu cuerpo y tus emociones atendiendo a la forma en que tus sensaciones y emociones han cambiado. Cada vez que utilices esta práctica, vuelve a mirar de nuevo hacia dentro de tu cuerpo para ver qué necesita.

CONSEJOS DOY...

- Es mejor empezar a practicar la visualización curativa con la ayuda de un audio, es decir, escuchando una grabación en la que alguien te guía paso a paso. En mi página web podrás encontrar algunas recomendaciones de audios en inglés: Zoffness.com.
- Puedes buscar un profesional sanitario formado en visualización que te proporcione apoyo y orientación adicionales, ya sea un psicólogo, trabajador social, enfermero, terapeuta corporal u otro tipo de profesional.

IV. Estrategias de distracción: despistar al gorila

Hace unos días saqué una sartén caliente del horno eléctrico con un guante de cocina. Sonó mi teléfono, me quité el guante para contestar y la sartén se quedó sobre la encimera. Distraída por la conversación, cogí la sartén caliente con los dedos desnudos. Ardía como lava. Dejé caer la sartén en un santiamén. Tenía las yemas de mis dedos rojas, la piel empezó a arrugarse y ampollarse. (Si estás haciendo una mueca de dolor, se lo debes a tus neuronas espejo, que te ayudan a «sentir» mi quemazón.) Las pasé por agua fría, luego me apliqué vaselina y vendas. Pero el dolor no daba tregua. Los dedos me ardían y palpitaban. Me habían invitado a la fiesta de cumpleaños de una amiga esa tarde y no me la quería perder, así que cogí mi abrigo y salí corriendo por la puerta. Durante el trayecto en taxi, iba transida de dolor. Pero en cuanto me senté en el restaurante con mis amigos, el dolor desapareció entre las risas, la comida y las charlas. No solo un poco, sino por completo. Solo cuando volví a subirme al taxi de regreso a casa empezaron otra vez a palpitarme los dedos.

Como vimos en el capítulo 6, la distracción aleja la corteza prefrontal —la lupa del cerebro— de la zona afectada, lo que reduce drásticamente la percepción de dolor. Esto no solo ayuda cuando aquel es agudo y pasajero, como el mío, también puede reducir la intensidad y la gravedad del dolor crónico.[18] A semejanza del alivio que sintió Kamal mientras estaba en su patio, absorto en recuerdos felices y jugando con su cachorro, las maniobras de distracción pueden reducir el dolor de afecciones crónicas, desde la artritis reumatoide hasta el cáncer, según demuestran los estudios.[19] Es muy probable que también puedan ayudarte a superar la próxima crisis de dolor.

Existen muchas estrategias de distracción. Lo único que tienen en común es el poder de alejar nuestros cerebros de nuestros gorilas, apartándolos de nuestro campo de visión. Pueden ser actividades, como aficiones o movimiento; pueden ser estrategias cognitivas, que implican al cerebro en una tarea compleja o utilizan la imaginación; pueden ser sensoriales, en las que intervienen el tacto u otras sensaciones (profundizaremos en ello en el próximo capítulo); o pueden ser emocionales, que hagan partícipe a tu cerebro emocional para cambiar el dolor. Los mejores tipos de distracción, como cuando yo estaba en el restaurante con mis amigos, son multisensoriales, en el sentido de que implican a varias partes del cerebro a la vez. A continuación, te guiaré paso a paso para definir tu propio plan de distracción personalizado: un protocolo que tendrás a mano si surge una crisis, igual que los analgésicos que guardas en el botiquín por si acaso.

ACTIVIDAD: Elaborar un plan de distracción

Paso 1. En tu libreta, contesta a las siguientes preguntas:

* ¿En qué momentos el dolor ha acaparado tu atención y has notado que te empezaba a doler más? Por ejemplo, ¿en la cama por la noche sin otras distracciones, cuando estás solo en casa o cuando, con insistencia, te preguntan por él?
* ¿Y lo contrario? Enumera algunas ocasiones en las que te vuelcas en actividades placenteras o interesantes a tal punto que el dolor parece pasar a un segundo plano. Por ejemplo, al ver una película que te hace reír, jugar con tus hijos o distraerte con uno de tus pasatiempos favoritos.

Paso 2. Situaciones como las siguientes tienden a centrar la atención en el dolor y a empeorarlo. Léelas y reflexiona sobre cómo podrías empezar a minimizarlas:

* Centrarte en el dolor hablando de él, pensando en él o preocupándote por él.
* Que te pregunten repetidas veces por tus achaques y tus síntomas.
* Quedarte en casa y faltar al trabajo/colegio/eventos porque te duele.
* Hacer un seguimiento de los síntomas y valorar el dolor durante meses (dependiendo de tu diagnóstico, entre unas semanas y un mes debería ser tiempo más que suficiente para establecer un patrón básico).

Si notas que estos ingredientes pueden empeorar la situación, añade «centrarte en/pensar en/hablar de/hacer el seguimiento del dolor» a tu receta rica en dolor.

Paso 3. Valora cuál de las siguientes estrategias de distracción te podría funcionar.

- Distráete con tus actividades y aficiones preferidas: hacer senderismo, trastear en el garaje, hornear pan, pasar tiempo con tus amigos, descubrir nuevas recetas, ver películas, practicar algún deporte. Escríbelas en tu libreta.
- Distráete con tareas cognitivas. ¿Qué ejercicios mentales mantienen tu cerebro ocupado y apartan tu mente del dolor? Quizá te guste leer libros, escribir, o dedicarte a las artes plásticas o manualidades. Entre los juegos y los rompecabezas, los sudokus o crucigramas son una buena opción. Construye una maqueta de avión, escucha audiolibros, investiga tu árbol genealógico. Plantéate un curso online de astronomía o de cómo arreglar un reloj. Prueba la visualización. Haz una lista de ideas.
- Distráete con tus cinco sentidos: vista, oído, gusto, tacto y olfato. Frota o toca el punto que te duele y nota cómo cambia el dolor. Date un masaje. Aplícate hielo o una almohadilla térmica. Date un baño caliente, una ducha de agua fría o un chapuzón para estimular los receptores táctiles de la piel y activar la corteza somatosensorial del cerebro. Escucha música, compón o toca algún instrumento. Sal al exterior y disfruta de las vistas, los sonidos y los olores de la naturaleza: sabemos cómo hacerlo resulta miorrelajante y analgésico. Añade a tu lista las actividades que más te gusten.
- Distráete a través de las emociones. Cada una de ellas puede generar sensaciones distintas. ¿Qué cosas cambian tu estado de ánimo, cuáles te alegran o te hacen reír? Pueden ser tu colección preferida de tebeos, un rato con un amigo divertido, comedias, libros o programas de humor. ¿Qué emociones te atrapan? Prueba con el suspense: implica a tu cerebro

escuchando un pódcast de casos de policía o leyendo sobre un crimen misterioso. Por último, enumera actividades que te ayuden a calmarte. Puede ser música relajante, yoga, respiración diafragmática o atención plena.

Paso 4. Diseña tu plan de distracción escogiendo una serie de actividades de cada categoría, en función de cuáles podrían valerte en un apuro. Si tienes que someterte a una intervención médica, por ejemplo, recuerda llevar música y auriculares y guarda o bájate previamente vídeos que te distraigan. Si las noches son especialmente duras, resérvate el tiempo suficiente para acabar el día con un baño caliente mientras escuchas un pódcast que te entretenga y te dé un respiro.

Consejos para el personal sanitario: tú eres el placebo

Dada la importancia de las palabras, este es un tema especialmente importante para los profesionales sanitarios. Te doy algunos consejos para utilizar las estrategias cognitivas y el lenguaje de la forma más beneficiosa para tus pacientes. Junto con las herramientas que he compartido en la parte III, pueden mejorar de forma considerable los resultados del tratamiento. Como profesionales sanitarios, somos una parte fundamental de la medicina que recetamos, desde el modo como transmitimos la información y nos expresamos, sin olvidar nuestro tono de voz.

- En la medida de lo posible, evita el lenguaje catastrofista, alarmista o exaltado. El miedo es un claro amplificador del dolor.

- Evita formular predicciones más allá de los diagnósticos y pronósticos necesarios, y evita en particular las predicciones negativas. Recuerda puntualizar que solo barajas porcentajes y posibilidades, no certezas. Deja siempre espacio para la esperanza.

- Nunca digas a los pacientes que su dolor es incurable. Aunque una enfermedad pueda ser incurable, el «proceso de la enfermedad» y el «proceso del dolor» son dos cosas distintas. Una enfermedad incurable no implica un dolor incurable, como vimos en el caso de Kai con la enfermedad de Fabry.

- Cuando se trate de tratamientos y medicamentos, haz hincapié en la escasa o nula probabilidad y frecuencia de los efectos secundarios y resultados adversos. Incluso con fármacos tan comunes como las estatinas para el colesterol, los estudios demuestran que es más probable sufrir efectos secundarios potenciales, como dolor muscular, cuando se ha mencionado que podrían producirse.[20]

- Prefiere términos que inspiren serenidad. Informa a tus pacientes de que los estudios apuntan a la posibilidad de tratar el dolor, y explica su mecanismo básico en unas pocas frases. Por ejemplo: «El dolor lo fabrica el cerebro, y siempre está cambiando. Este cambio constante se llama *neuroplasticidad*. La ciencia demuestra que aprender a aprovechar el poder de la neuroplasticidad puede ayudarnos a modificar el sistema del dolor. Aquí tienes algunas herramientas y recursos para empezar».

- Es mejor describir el protocolo de tratamiento y su finalidad o parafrasear la sensación general que puede tener el paciente, que ponerlo sobre aviso de que va a sentir un dolor terrible. Como hemos visto, un 10/10 en la escala de dolor para una persona es un 4/10 para otra. Además, sembrar expectativas que provoquen ansiedad por anticipación solo puede contribuir a amplificar el dolor. Fíjate en estos ejemplos:

- ○ «Primero, la enfermera te limpiará el brazo, luego sentirás la compresa fría de alcohol.»
- ○ «Voy a inyectarte un anestésico para adormecer la zona y que estés cómoda durante el procedimiento.»
- ○ «Esto puede parecer una sensación de calor.»
- ○ «La gente suele sentir cierta presión.»

- Algunas intervenciones duelen: es inevitable. Pero existen muchas estrategias que puedes emplear a partir de ahora para ayudar a reducir el dolor agudo y las molestias ocasionadas por los procedimientos durante las visitas al médico. Las mejores de ellas combinan herramientas cognitivas, emocionales y sociales para distraer y calmar la alarma de dolor. Empieza por algo tan sencillo como el lenguaje que utilizas:

  - ○ «Frotarte o masajearte la piel en este punto te ayudará.»
  - ○ «Para que te sea más cómodo, respira hondo, relaja los músculos e imagina tu brazo flácido como espagueti.»
  - ○ «Voy a hacerte algunas preguntas para distraer tu cerebro.»
  - ○ «Con tu permiso, te tocaré el brazo como mecanismo calmante.» (He visto a ginecólogos y obstetras recurrir con éxito a estrategias basadas en el lenguaje y el tacto antes de los exámenes pélvicos, e incluso a un dentista que contrató a un masajista

para que masajeara los pies de sus pacientes durante procedimientos odontológicos dolorosos.)

○ «Aquí tienes una pelota para apretar.»

○ «Cuando vengas a la intervención la semana que viene, recuerda traer auriculares, música y pódcast que te ayuden a distraerte y relajarte.» (Siempre recomiendo a mis pacientes que lleven auriculares, música y otras herramientas de distracción y relajación a todas las intervenciones y citas que les provoquen ansiedad. No os podéis imaginar hasta qué punto es eficaz.)

- Las sugerencias verbales también ayudan a bajar la alarma del dolor, por ejemplo:

○ «Imagina una sensación calmante y fría inundando la zona que te molesta, como las olas en la playa.»

○ «Con cada exhalación, suelta el malestar y deja que se libere poco a poco y se vaya.»

○ «Respira hondo tres veces y, con cada exhalación, imagina que expulsas la sensación lejos de tu cuerpo.»

Esto se conoce como «analgesia hipnótica», y funciona.[21, 22] En todo el mundo hay un cuerpo de profesionales sanitarios formados en hipnosis médica o clínica. Esta técnica necesita con urgencia un cambio de nombre, ya que la gente no suele querer que la hipnoticen. Se trata de un término erróneo. En pocas palabras, la hipnosis clínica es un método que emplea el lenguaje para alterar experiencias físicas y emocionales como el dolor. Es una valiosa herramienta que merece la pena aprender si tienes tiempo y recursos.

- La empatía es un elixir. En un estudio de unos mil quinientos pacientes con dolor crónico que publicó *Journal of the American Medical Association*, los resultados clínicos de aquellos que fueron tratados por médicos muy empáticos eran comparativamente mucho mejores: menos dolor, mayor autonomía a nivel funcional, mejor calidad de vida.[23] Los estudios han demostrado incluso que la empatía y la calidez ' pueden hacer que los medicamentos, como las cremas para las erupciones cutáneas, sean más eficaces. Los proveedores empáticos valoran las emociones, hacen preguntas, escuchan con atención y muestran que el paciente les importa. Otros consejos son establecer contacto visual y llamar a los pacientes por su nombre. Algunas formas eficaces de expresar empatía son:

  o «Tu dolor es real.»
  o «Te creo.»
  o «Parece que esta situación se viene arrastrando y resulta muy frustrante.»
  o «Puedo entender tu miedo/preocupación/enfado.»
  o «Entiendo que estás sufriendo.»

- Cuando atiendas a personas con dolor, pregúntate a ti mismo (y a tu paciente):

  o ¿Qué necesita esta persona para recuperar la esperanza?
  o ¿Cómo puedo transmitir esperanza sin comprometer mi honestidad y rigor?
  o ¿Cómo puedo aumentar la implicación y la motivación de mi paciente para seguir un tratamiento y unos cuidados biopsicosociales eficaces?

○ Delega, delega, delega. Un equipo de tratamiento multidisciplinar es tu mejor aliado. Ten a mano una lista de fisioterapeutas y otros terapeutas físicos, ocupacionales, de biorretroalimentación, psicoterapeutas especializados o no en tratamiento de traumas, TCC y otros a quienes puedas derivar tus pacientes. Para los niños y adolescentes, los especialistas en vida infantil aportan un valor inestimable y están infrautilizados.

○ Receta este libro.

14

MEDICINA SOCIAL

Florece donde estás plantado

Si los factores sociales son determinantes para nuestra salud, el aislamiento acorta nuestra esperanza de vida y la pérdida de vínculos nos hace daño, ¿cómo podemos cambiarlo? Muchos factores parecen estar fuera de nuestro control: no elegimos el entorno en el que crecemos, ni la clase social o el poder adquisitivo de nuestros padres, ni si los hogares de nuestra infancia fueron lugares seguros. No elegimos el color de nuestra piel, ni nuestro sexo, ni cómo nos tratan por ello. No elegimos nuestra familia, ni la genética, los abusos o la disfunción que la acompañan. Y, a veces, la soledad es tan solo un hecho de la vida. Se nos dice que «florece donde estás plantado», pero la semilla no siempre puede elegir su suelo.

Dicho esto, hay muchos factores sociales y ambientales que podemos controlar, sobre todo a medida que crecemos. Podemos decidir de quiénes nos rodeamos, eligiendo amistades y parejas cariñosas, comprensivas y amables. Podemos apoyarnos en nuestras comunidades y pedir ayuda, como hizo el entrenador Murph durante su tratamiento contra el cáncer. Podemos identificar modelos de conducta y compañeros que nos motiven, como hizo Mateo para superar el dolor de su miembro fantasma. Podemos poner límites a las relaciones enfermizas, evitar exponernos a factores ambientales que nos causan estrés, como las noticias y las redes sociales, y buscar información en fuentes de calidad, no en la pseudociencia. Podemos ser conscientes de los prejuicios implícitos, convertirnos en nuestros propios defensores y reclamar una asistencia sanitaria de calidad y más equitativa. Y podemos romper los ciclos de abuso tratando nuestro propio trauma, como hizo Hallie cuando se mudó del hogar violento de sus padres y buscó ayuda. En este capítulo encontrarás un protocolo para poner en práctica tu propia medicina social del dolor.

I. Sanamos en comunidad

En todas las historias que he compartido contigo hasta ahora, los lazos sociales desempeñan un rol importante en la recuperación. No es casualidad. Los estudios demuestran que el amparo de los demás, el contacto físico seguro y las relaciones sanas son analgésicos naturales, hasta el punto de que algunos profesionales sanitarios, como yo misma, creemos que deberíamos recetar medicina social con la misma frecuencia con que recetamos la que se compra en las farmacias.[1, 2] Esto se aplica en particular a las personas que padecen dolor crónico, cuya vida social suele ser limitada.

La interacción social puede resultar todavía más difícil o intimidatoria si tu músculo social se ha atrofiado por falta de hábito, o si la vida social desencadena dolor o ansiedad, como le ocurrió a Sarah, la bióloga de fauna salvaje con dolor abdominal crónico. Pero esto tiene remedio. El siguiente ejercicio te ayudará a establecer objetivos cómodos y te dará herramientas para progresar con confianza. Lo que falta son formas de aumentar tu consumo diario de medicina social. Haremos una lluvia de ideas para identificar las opciones que te pueden servir. Lo más importante que debes recordar es esto: el dolor no controla tu vida social ni tu alegría de vivir.

Las controlas tú.

ACTIVIDAD: Medicina social

Paso 1. Si has interrumpido o reducido tu vida social a causa del dolor, o te has sentido solo, aislado o desamparado, añade este ingrediente a tu receta rica en dolor de la página 244. Prosigue tu investigación contestando a las siguientes preguntas:

- ¿Me siento solo o aislado? ¿Podría beneficiarme del apoyo de alguien más?
- ¿Cuento con una red de apoyo social fiable y sólida? En caso afirmativo, ¿quién forma parte de ella (por ejemplo, familia, amigos, grupo religioso o club)? Si no es así, sigue contestando a las preguntas siguientes.
- ¿Con qué frecuencia asisto u organizo actos sociales durante la semana?
- ¿Qué actividades sociales he abandonado o reducido desde que empezó el dolor? ¿Cuáles echo de menos y quiero retomar?

Paso 2. Piensa en formas de aumentar las interacciones sociales saludables que te resulten cómodas y factibles. Murph y Rose implicaron a toda su comunidad durante la recuperación del cáncer de Murph, animándolos a que los visitaran, les mostraran su cariño y les llevaran comida. Mateo, que había estado aislado durante meses tras perder el brazo, reforzó su red de apoyo social a través de profesionales sanitarios de confianza y modelos que seguir como Emmett. Hallie se apuntó a una clase de yoga al aire libre. Como parte de tu lluvia de ideas, contesta a las siguientes preguntas:

- ¿Cómo puedes encontrar más apoyo social y reducir a la vez tu aislamiento? ¿Con qué amigos, familiares o miembros de la comunidad te gustaría pasar más tiempo?
- Afianza tu apoyo social realizando actividades de tu agrado. ¿Qué te gusta hacer? Haz una lista: piano jazz, construcción, observación de aves, programación, tardes de trivial, pádel.
- ¿Cómo podrías dedicar más tiempo a estas actividades con otras personas? (Por ejemplo, únete a un club de lectura, a un coro o a un grupo de senderismo; apúntate a una clase de cerámica o de pintura naturalista; busca un grupo de apoyo online; programa citas semanales por videollamada; frecuenta un gimnasio.)
- ¿Cómo puedes aprovechar tus redes, tu comunidad e incluso internet para generar ideas? ¿Qué formas de socialización te atraen? Investiga un poco y haz una lista de opciones accesibles: la cafetería de la esquina, la biblioteca, la protectora de animales, la parroquia, asociaciones de vecinos, charlas y cursos en centros cívicos, comedores sociales, centros de mayores, centros deportivos. Busca clases cerca de tu casa, cursos online, acciones de voluntariado y encuentros comunitarios. Plantéate probar la terapia para conseguir un tipo de apoyo profesional. Si tienes hijos, ¿puedes llevarlos al parque para estar con otros padres o unirte a la AMPA? ¿O llevar tu perro al pipicán y hablar con otras personas que también llevan allí los suyos?

Paso 3. Repasa todas las alternativas de medicina social, clasificándolas del 1 (más fácil) al 5 (más difícil). Marca con un círculo las que has clasificado con 1 y 2 y empieza por estas. Si eres una persona extrovertida y te resulta fácil entablar conversación y hacer contactos, elige la que quieras. Prueba una o dos actividades esta semana, anotando dónde, cuándo y cómo las realizarás. Cuanto más asequibles, realistas y concretos sean tus objetivos, más probabilidades tendrás de alcanzarlos. Te pongo ejemplos: *Martes al mediodía, invitar a Cam a comer. Sábado a las 9 de la mañana, rellenar la solicitud de voluntariado para la Cruz Roja. Jueves a las 4 de la tarde, llevar a los niños al entrenamiento y hablar con alguno de los padres. Domingo a las 8 de la tarde, enviar un correo invitando a la hora del dos por uno en el bar del barrio.* Esta puede ser tu primera receta de medicina social.

Paso 4. Cuando hayas conseguido poner en práctica unas cuantas actividades de nivel de dificultad 1 y 2, prueba con unas cuantas de 3 y 4. Cuanto más lo intentes, más fácil te resultará. Pasa gradualmente de una actividad social a la semana a una al día, aunque solo sea saludar al cajero del supermercado.

Paso 5. La única persona que puede priorizar tu plan de medicina social eres tú. Cada semana, anota en tu libreta algunas actividades sociales que te gustaría probar, junto con el quién, el qué, el dónde, el cuándo y el cómo.

¡Peluda terapia!

A veces la mejor compañía tiene cuatro patas. Si hay una mascota en tu vida, ya conoces el consuelo y la alegría que nos pueden dar los animales. Esta «terapia peluda» aporta beneficios emocionales y también físicos. Cuidar de una mascota y jugar con ella puede:

- Estimular los neurotransmisores del estado de ánimo
- Mitigar la ansiedad, la depresión y la soledad, aumentando el placer y la alegría

- Contener las hormonas del estrés, que son inmuno-depresoras
- Bajar la presión sanguínea
- Actuar como agente antiinflamatorio
- Aumentar los niveles cerebrales de opioides naturales
- Disminuir la gravedad e intensidad del dolor[3, 4]
- Reforzar nuestra capacidad para afrontar el dolor
- Reducir de forma significativa nuestra necesidad de analgésicos[5]

Esta es una de las razones por las que los perros amistosos se han convertido en huéspedes cada vez más bienvenidos en hospitales y otros entornos sanitarios. Acariciar a nuestras mascotas, sobre todo a las peludas, también estimula la liberación de oxitocina, una importante sustancia química cerebral que facilita el vínculo social y los sentimientos de conexión. En particular, los animales a los que hay que sacar de paseo pueden ayudar a las personas con dolor crónico, ya que son un pretexto para salir de casa y tomar al sol, movernos y conocer a los vecinos.

CONSEJOS DOY...

- A veces, por vergüenza, falta de fuerzas, estrés o miedo a que nos juzguen, no pedimos ayuda cuando la necesitamos. Pero la necesidad de apoyo social forma parte de todo ser humano, y aún más cuando sentimos dolor. A pesar de nuestros peores temores (¡recuerda que solo es la voz del dolor!), la mayoría de las personas disfrutan de prestar apoyo, de la ayuda mutua. Esto mismo lo aprendió el entrenador Murph al ver cómo a su alrededor todos se volcaron con él y su familia. Ayudar a los demás nos motiva y fomenta sentimientos de pertenencia, es gratificante incluso a nivel biológico, ya que libera sustancias químicas cerebrales que nos hacen sentir bien, como la serotonina y la oxitocina, y mantiene las hormonas del estrés bajo control. En última instancia, los amigos, la familia y los profesionales sanitarios no saben que necesitamos ayuda o compañía a menos que se la pidamos. Tender la mano no solo es socialmente aceptable, sino también fundamental.

- La interacción digital no sustituye la interacción humana ni los beneficios que solo esta ofrece para la salud. Ciertas formas de «contacto» social con tecnología de por medio, como las redes sociales, pueden aislarnos y deprimirnos todavía más. Cuanto más tiempo perdemos navegando por las redes sociales, más solos nos sentimos. Existen otros recursos digitales menos dañinos.

- Por ejemplo, Meetup.com es una página dedicada a organizar reuniones presenciales y virtuales, y reúne a personas con intereses afines, desde los bolos hasta la bisutería.

- Si estás inmovilizado o no puedes salir de casa, plantéate encontrar comunidades online que te aporten placer y alegría. Asiste a una clase de arte en línea, apúntate a un curso académico, únete a un club de lectura virtual o a un grupo temático.

- Si quieres formar parte de un grupo de apoyo contra el dolor, escoge comunidades online que ofrezcan estrategias contrastadas (no resultados milagrosos) y que no hagan alarmismo (de forma intencionada o no). No admitas grupos y salas de chat que difundan información errónea, pánico y casos terroríficos porque no te ayudan y solo aumentan tu alarma de dolor.

- Si te atrae la opción de la terapia peluda, plantéate adoptar una mascota. En las protectoras de animales hay muchos perros y gatos que necesitan un hogar seguro. Si no puedes tener una mascota a largo plazo, existe la opción de acogida temporal a cachorros, gatitos y animales adultos. Los ayudarás a socializar y luego los devolverás al cabo de unas semanas o meses. Además, las protectoras necesitan siempre voluntarios que visiten y brinden a sus animales compañía, mimos, paseos y cariño. Te lo devolverán con creces.

- Existe una fuerte correlación entre la ansiedad social y el dolor crónico.[6] Después de leer este libro, me imagino que esto ya no será ninguna novedad para ti. La ansiedad es un claro amplificador del dolor, al igual que la soledad y el aislamiento, que puede llevar a recluirte y evitar socializar. Si, como Sarah, tiendes a sufrir crisis antes de las reuniones, fiestas, citas, ir al trabajo o a la escuela, es probable que la ansiedad social sea uno de los ingredientes de tu receta rica en dolor. Un terapeuta de TCC puede ayudarte. En el capítulo 12 encontrarás consejos para encontrar uno.
- La soledad es especialmente frecuente entre quienes han sufrido una pérdida o una ruptura hace poco, o cuya estructura familiar es tóxica o viven alejados de su familia. Esto puede agravarse durante las fiestas navideñas, cuando la gente suele estar con los suyos. Un antídoto consiste en planificar a conciencia actos sociales o viajes durante esas fechas para calmarte, no pensar en ello y sortear la tristeza. Puede ser un proyecto con amigos, un viaje al extranjero, una acampada cerca, incluso una cena.
- La vergüenza y el estigma social explican que rara vez se hable del distanciamiento familiar, tanto si se debe a la falta de trato, a la marginación u ostracismo, o a cualquier otro motivo para cortar la comunicación. Sin embargo, es más habitual y nocivo de lo que crees. Se dice que uno de cada cuatro de nosotros vive distanciado de su padre, una

DIME DÓNDE TE DUELE

cifra muy superior si incluimos el distanciamiento de madres, hermanos y otros familiares.[7] Conocido como «muerte social», el distanciamiento es otro ingrediente rico en dolor que, en el caso del distanciamiento de Joyce de su hijo, estaba oculto, pero constituía una fuente importante de aflicción y estrés. Si te sientes identificado, añade este ingrediente a tu receta en la página 244 si aún no lo has hecho. Como antídoto, redobla esfuerzos para aumentar el apoyo social mediante las actividades que hemos comentado. También existen comunidades, grupos de apoyo y libros dedicados a las personas que padecen distanciamiento.*

- En Estados Unidos hay organizaciones dedicadas a propiciar vínculos sociales, como Coalition to End Social Isolation and Loneliness (EndSocialIsolation.org), Foundation for Social Connection (Social-Connection.org), Commit to Connect (CommitToConnect.org) y Project Connect (ProjectConnect-US.com).

II. Medicina del tacto

El tacto puede ser una medicina poderosa, que no utilizamos lo suficiente. Aunque el tacto de los demás puede ser calmante siempre que sea seguro, nosotros también podemos activar sus mecanismos. En realidad, si alguna vez te has sacudido la mano después de estrujarla o te has frotado la cabeza después de un golpe, ya lo has hecho. Un roce,

---

* Mi libro favorito sobre la ciencia del distanciamiento es *Ostracism. The Power of Silence* [Ostracismo: el poder del silencio] de Kipling Williams, que también ha publicado docenas de artículos científicos sobre este asunto.

un ligero rascado, una suave caricia, un masaje, el movimiento y la vibración interrumpen la transmisión de mensajes de dolor entre el cerebro y el cuerpo, cambiando la experiencia del dolor. El tacto también desencadena una serie de cambios biológicos en nuestro cuerpo:

- calma la respuesta de estrés de lucha o huida,
- reduce la tensión muscular,
- disminuye la tensión arterial y la frecuencia cardíaca,
- aumenta la sensación de seguridad,
- refuerza la función inmunitaria,
- libera opioides endógenos y oxitocina, sustancias químicas cerebrales fundamentales para el vínculo social, el consuelo y el alivio del dolor,
- inhibe los mensajes de peligro entre el cuerpo y el cerebro, y
- calma nuestro sistema de amenazas para reducir el dolor.

Los científicos han aprovechado estos conocimientos para desarrollar algunos dispositivos (muy infrautilizados) para el tratamiento del dolor, como la máquina de estimulación nerviosa eléctrica transcutánea, o TENS: un pequeño aparato que funciona con pilas y que envía impulsos eléctricos vibratorios y ajustables a la piel. Las unidades de TENS suelen ser seguras y no invasivas, no presentan riesgo de sobredosis y se han revelado eficaces en muchas dolencias crónicas, desde la fibromialgia y las lesiones medulares hasta la neuropatía y el dolor de rodilla.[8, 9] Podemos utilizarlas con seguridad en nosotros mismos.

Los dispositivos para niños que aplican medicina táctil, como la abeja Buzzy, destacan por reducir e incluso eliminar el dolor de las agujas durante las inyecciones.[10] La exitosa versión para adultos, Buzzy Pro, se ha utilizado para diálisis, extracciones de sangre y venopunciones más largas. Existe una alternativa similar y más asequible llamada ShotBlocker.[11] Para sumar a la lista, los cambios de temperatura en la piel también pueden modificar el dolor: el calor y el frío modifican nuestras sensaciones a la vez que interrumpen el flujo de mensajes de peligro entre el cuerpo y el cerebro. Sarah, amante de la biología y las palabras sofisticadas, lo descubrió al utilizar herramientas relacionadas con el tacto para calmar su dolor abdominal, como almohadillas térmicas y bolsas de agua caliente. Todas estas estrategias «táctiles» para tratar el dolor tienen un coste bastante asumible y no suelen merecer reparos, así que no hay motivo para que no las utilicen los médicos de atención primaria, los pediatras, anestesistas y demás especialistas en dolor.

La ciencia del tacto también ayuda a explicar la eficacia de ciertas terapias de movimiento y tacto, como la masoterapia, la fisioterapia y la terapia ocupacional.

Dependiendo de tu tipo de dolor y de tu cerebro, algunas estrategias podrían resultarte útiles:

- Almohadillas eléctricas y bolsas de hielo
- Baños y duchas calientes
- Inmersiones frías y baños de hielo
- Hidroterapia (inmersión en agua)
- Masajes
- Aplicar presión o caricias suaves
- Productos como Icy Hot,* Aspercreme, Bengay, acei-

* En España, un equivalente sería Airtal (aceclofenaco) y las cremas, lociones o ungüentos con alcanfor, capsaicina o mentol en su composición, como Fisiocrem, Traumeel, Voltadol, Physiorelax y Maboflex. Lo más similar al analgésico tópico Aspercreme, con o sin lidocaína, serían los parches de Compeed y Hansaplast con dichos principios activos. Bengay, con mentol y salicilato de metilo, se comer-

te o cremas a base de árnica, y Bálsamo de Tigre, que utilizan una variedad de sustancias químicas para crear sensaciones de adormecimiento, enfriamiento y calentamiento (con la advertencia de que hay que hacer un seguimiento de los efectos secundarios y otros cambios)

- Unidades TENS
- La abeja Buzzy, Buzzy Pro, ShotBlocker

CONSEJOS DOY...

- Si estás en pareja o en compañía de quienes puedan ofrecerte contacto físico sano, no dudes en pedírselo. Pide que te froten el abdomen o que te den un masaje suave en el hombro cuando te duela algo, y observa si te alivia o consuela. Pasa más tiempo cogido de la mano, abrazado o leyendo a tus hijos sentados en tu regazo. Da y recibe masajes y caricias en la espalda. Por insignificantes que parezcan, estas pequeñas acciones estimulan las fibras táctiles de la piel y activan las sustancias químicas cerebrales que disminuyen la alarma del dolor y nos ayudan a sentirnos mejor.
- Las personas que viven aisladas, sin pareja o parientes cercanos pueden sentir falta de un contacto humano más frecuente, o sentirse totalmente privadas de este. Hay varias formas de fomentar la medicina del tacto fuera del ámbito familiar y de las relaciones afectivas. Los masajes son una opción. Si el seguro te los reembolsa o puedes permitírtelos,

---

cializa en España, aunque son más conocidos Voltaren y otras cremas a base de diclofenaco. El árnica se presenta en espráis como Stopdol y Arnidol, cremas como Traumeel o Arnigel, y en aceite, de marcas como Pranarom o Weleda. (*N. del t.*)

tal vez merece la pena concertar masajes regulares, mensuales. Otras opciones son la terapia de experiencia somática, un enfoque centrado en el cuerpo para tratar el dolor y los traumas, sobre el que te hablaré más adelante; la terapia asistida por animales, que facilita las interacciones terapéuticas entre personas y animales de servicio, como perros y caballos; e incluso la «terapia del abrazo» con profesionales formados, que proporciona contacto físico consensuado y debidamente orientado en un entorno seguro (por ejemplo, CuddleSanctuary.com).

- La aplicación de calor y frío, como hizo Kamal para su artritis y Sarah para sus dolores de estómago, es un método fácil, rápido y gratuito a tu alcance para modular tus sensaciones físicas. Prueba con almohadillas térmicas, compresas frías y baños fríos o calientes para descubrir qué te proporciona más alivio.

- Ten en cuenta que no siempre el contacto social nos sienta bien. Al igual que con cualquier otra sensación, el contexto y las emociones cuentan. Las caricias que son bienvenidas, agradables y amistosas —como coger de la mano a un ser querido, un reconfortante apretón de manos de un amigo o un placentero arañazo en la espalda de un rascador de confianza— reducirán la alarma de dolor. En cambio, un tocamiento agresivo, una caricia no deseada o un contacto amenazador amplificarán los mensajes de peligro. Confía en tu intuición. Si el contacto te resulta impertinente, molesto o repulsivo, recházalo y corta por lo sano.

- Profesionales sanitarios: plantéate utilizar y recomendar TENS, ShotBlockers, Buzzy Pro o Buzzy, en particular en casos de dolor agudo y en las intervenciones; los TENS también pueden aliviar el dolor crónico. Si te interesa, puedes aprender a practicar formas de contacto físico seguro y consentido antes y durante las intervenciones, como el ginecólogo u obstetra del capítulo anterior que, con el consentimiento explícito del paciente, le ofrece contacto durante los procedimientos para distraerlo y tranquilizarlo, y el dentista que ofrece masajes en los pies en su clínica durante las limpiezas y los procedimientos odontológicos. Tu clínica o instituto podría hacer lo mismo. No solo beneficiará a tus pacientes, también puede aumentar tu eficacia, ahorrando tiempo y dinero.[12]

III. Mejores límites: restaurar la seguridad

Las relaciones son fundamentales, pero no siempre son sanas. Si sufres abusos de tipo verbal, emocional, físico o sexual en alguna de tus relaciones, si una de las personas más cercanas te hace daño, o si tu entorno o tu estructura familiar son tóxicos, todas estas situaciones son nocivas, en última instancia, para tu cerebro y para tu dolor. Las dinámicas de relación enfermizas pueden entrañar «enganche» o dependencia recíproca, situaciones de manipulación o control, o estar envenenadas por la falta de sinceridad, el conflicto y la distorsión de la realidad para ningunear al otro («luz de gas»).

Fijar límites es un aspecto prioritario en nuestras relaciones, sanas o insanas. Los límites alzan diques de contención y parámetros seguros en torno a las relaciones enfermizas, y sostienen las relaciones sanas. Al proteger tu energía y tus recursos y reforzar tu seguridad, pueden disminuir la alarma del dolor. Esta habilidad, aunque rara vez se enseña, puede cambiar la vida de uno cuando se utiliza.

ACTIVIDAD: Cómo fijar límites

Para empezar a aumentar tu sensación de seguridad y establecer límites más saludables, prueba esta actividad en cuatro pasos. Reflexiona y escribe en tu libreta cómo se aplica cada uno de ellos a ti y a tu salud social.

Paso 1. *Identifica tus necesidades.* Solo podrás fijar límites cuando sepas cuáles son tus necesidades en la relación. ¿Qué palabras, comportamientos e interacciones con los demás te ayudan a sentirte en paz y a salvo? Piensa en los límites físicos, emocionales, sexuales, incluso económicos. ¿Cómo esperas que te traten los demás? ¿Cómo te sienta que te hablen con amabilidad y respeto? Por el contrario, ¿qué palabras y comportamientos te parecen abusivos, tóxicos o que violan los límites?

Paso 2. *Valora los límites actuales.* ¿Son sanos los límites de tus relaciones actuales? Piensa con quiénes pasas el tiempo, cómo te tratan, qué necesidades esperas que satisfagan y si lo están haciendo. ¿Cuáles son tus relaciones seguras y de apoyo, y qué hace que lo sean? ¿Qué relaciones son menos seguras, inseguras o tóxicas, y a qué se debe que así sea? Piensa en qué personas te dan energía y cuáles te la absorben. ¿Cómo puedes pasar más tiempo con aquellas que te aportan y menos con las que te agotan? Puede que no sea fácil distinguir entre las personas con quienes hemos fijado límites sanos y aquellas con las que no: a veces, las personas a las que más queremos son aquellas que más violan nuestros límites. Haz una lista de las personas que tienden a violar tus límites y de las formas en que lo hacen. Pueden ser compañeros de trabajo, amigos, tus padres o tus hijos. ¿Quién te sigue exigiendo después de que hayas dicho que no? ¿Quién te manipula o te hace el vacío cuando quiere algo? Añade las relaciones abusivas, inseguras o malsanas a tu receta rica en dolor de la página 244, y las relaciones seguras y enriquecedoras a tu receta baja en dolor.

Paso 3. *Di lo que realmente quieres decir: Aprende a decir «no».* Para establecer límites, es importante saber utilizar las palabras de manera asertiva y con convicción, y en particular aprender a decir «no». Los «noes» no son tan blancos o negros como pueden parecer a primera vista, sino que están disponibles en toda una gama que va del más «duro» al más «blando». Tú eliges cuál quieres usar y cuándo. Un «no» duro es definitivo y no admite negociación, y suena así: *Lo siento, ya tengo planes. No, no puedo cumplir ese plazo. Por favor, deja de hablarme en ese tono.* Los noes duros o rotundos también permiten expresar sin ambages las consecuencias de violar los límites que hemos fijado, como hacemos (con un poco de suerte) con nuestros hijos: *Por favor, deja el teléfono. Si a la de tres no lo has hecho, tendré que quitártelo hasta mañana.* En el otro extremo del espectro están los «noes» blandos, más suaves, que incluso dejan abierta la posibilidad de un sí en el futuro: *Quizá más tarde. Tengo que consultar mi agenda. Ahora mismo estoy cansada, pero recuérdamelo dentro de una hora.* Decide qué tipo de límite quieres establecer antes de fijarlo. Luego comunícalo de forma clara y amable.

Paso 4. *Cambia cómo pasas el tiempo y con quién.* Lo mismo que puedes fijar límites con palabras, también puedes hacerlo con comportamientos. Ayuda a tu cerebro y a tu cuerpo a sentirse más seguros pasando más tiempo con personas amables y afables, que te apoyan y te animan, y menos tiempo con aquellas que invaden tu espacio, te agotan o son mezquinas. Tu tiempo es solo tuyo, y es valioso. ¿Qué relaciones están reclamando que revises sus límites, y cómo puedes marcarlos? ¿Necesitas decirle a tu padre controlador y que siempre te hace sentir en deuda que solo puedes hablar con él una vez al mes?

¿Puedes alejarte de una vez de tu hermana maltratadora? ¿Puedes dejar de escribirle a ese amigo manipulador, de perseguir a la persona que te ignora o fijar límites más estrictos en el trabajo? Mantener a raya las interacciones dañinas es un acto de amor propio. Imagina cómo sería tu vida si solo compartieras tu tiempo con personas que te hacen crecer en lugar de hundirte. *Te cambiaría la vida.*

CONSEJOS DOY...

- Marcar los límites es una forma de autocuidado que contribuye a la autoestima. Los estudios demuestran que tendemos a respetar más a las personas, no menos, cuando fijan límites claros y los hacen cumplir. (Padres y niños son un buen ejemplo de ello.)
- Aunque no tienes por qué dar explicaciones, a la hora de ponerle límites a alguien, puede ser útil decirle cómo te hacen sentir sus palabras y su comportamiento. Esta estrategia puede aumentar las posibilidades de que te los respete. Por ejemplo: *Cuando me hablas en ese tono, siento que me faltas al respeto. Si te pido que dejes de pedirme más cosas todavía es porque ya estoy abrumada.*
- Es normal sentir emociones como culpa y vergüenza cuando empiezas a poner límites. A muchos nos han educado para complacer a los demás, sobre todo a la familia, a menudo en detrimento de nosotros mismos. Contrariar esa costumbre puede hacernos sentir mal. Un terapeuta con quien estés a gusto y en confianza puede ser un gran puntal a la hora de aprender a poner límites, sobre todo a tus familiares.

IV. Tratar el trauma: un camino esperanzador

Dado que el trauma vive en la mente y en el cuerpo, su tratamiento también debe ocuparse de ambos. El trauma afecta a nuestros pensamientos y emociones; podemos percibir el mundo como peligroso e inseguro, o empezar a temer lo peor. Hallie lo vivió en sus carnes después de que su padre la amenazara con una pistola. Nos pueden acechar pensamientos intrusivos. El trauma también puede motivar analepsis, recuerdos tan vívidos de sucesos pasados que parece que estén volviendo a ocurrir. Como es lógico, el trauma suele ir acompañado de ansiedad, ataques de pánico, rabia y desesperanza. Estos sentimientos suelen obligarnos a evitar a las personas y los lugares que nos recuerdan el trauma. En su conjunto, estos síntomas mantienen a nuestro cerebro en estado de alarma.

A nivel fisiológico, el tratamiento debe abordar también una serie de cambios, desde la hiperventilación y la tensión muscular hasta el insomnio y las pesadillas que te despiertan sudando. Las personas que han sobrevivido a un trauma, como Hallie, suelen sentirse nerviosas, demasiado alerta y atentas al menor cambio a su alrededor. A veces adoptan «conductas de seguridad», como comprobar una y otra vez que las puertas y ventanas estén cerradas. El trauma también secuestra el sistema nervioso, acelerándolo y exagerando los cinco sentidos. Resultan abrumadores el brillo de las luces, los ruidos fuertes, un contacto físico inesperado... y el dolor.

En estos casos, ¿qué podemos hacer? Ante todo, recomiendo interiorizar las estrategias de relajación del capítulo 12, empezando por la respiración diafragmática, la visualización y la atención plena. Estas pueden aliviar los síntomas del trauma ya que facilitan:

- Apagar la respuesta simpática de lucha o huida y activar el sistema parasimpático de descanso y reparación
- Ayudar a sentirnos seguros e inspirar una sensación de calma
- Activar la corteza prefrontal para devolvernos al momento presente
- Calmar y regular la amígdala y los circuitos neuronales asociados que codifican el miedo y la alarma
- Arraigarnos y calmarnos
- Reducir el volumen del dolor

Existen hoy muchos tratamientos que inciden en el trauma persistente o acumulativo y en el dolor crónico, y pueden reducir de forma muy significativa los síntomas de ambos.[13, 14] A continuación incluyo una lista de estas estrategias avaladas por estudios científicos. Recomiendo que pruebes más de una en tu proceso de curación para identificar las que mejor te funcionan. Aunque puedes leer libros de ejercicios y manuales de tratamiento, es más eficaz tratar el trauma con la ayuda de un profesional cualificado. Los tratamientos que se indican a continuación suelen administrarlos psicólogos, trabajadores sociales y otros psicoterapeutas licenciados.

- *Seeking Safety* ('En busca de seguridad') es un protocolo de tratamiento habitual del TEPT asociado al consumo de sustancias. Enseña habilidades fundamentales de afrontamiento y reprocesamiento cerebral, cuenta con un manual fácil de usar y aplicable a individuos o grupos. Como estudiante predoctoral en la escuela de posgrado, dirigí grupos que seguían este tratamiento en un hospital militar para combatientes recién regresados de Irak y Afganistán con TEPT y trastornos por consumo de sustancias. De acuerdo con la evaluación final, tras nuestro curso de diez semanas, los veteranos informaron de un menor consumo de sustancias y una notable reducción del número de síntomas de trauma.[15]

- *Terapia de procesamiento cognitivo (TPC)*. La TPC se ha mostrado eficaz en el tratamiento del trauma debido a experiencias infantiles adversas (EIA o ACE por sus siglas en inglés) relacionadas con abusos, conflictos armados, violación y trauma sexual, desastres naturales u otras causas. Ayuda a reinterpretar y reelaborar traumas del pasado, reescribiendo la historia personal. Hacerlo en un entorno de apoyo, apaciguador y controlado contribuye a resignificar la experiencia. También enseña al cerebro que los síntomas y recuerdos traumáticos, aunque duros y angustiosos, ya no representan peligro y que, en última instancia, podemos afrontarlos.

- *Terapia de desensibilización y reprocesamiento por movimientos oculares (EMDR por sus siglas en inglés)*. La EMDR es un popular tratamiento del trauma que consiste en procesar los recuerdos traumáticos centrándose en otros estímulos (visuales, auditivos, sensoriales). Existe cierta controversia sobre si los movimientos oculares y los estímulos sensoriales aportan de veras algo a la eficacia del tratamiento, pero los estudios realizados respaldan su utilidad.[16]

- *Terapia cognitivo-conductual centrada en el trauma (TCC-T o TF-CBT por sus siglas en inglés)*. La TCC-T nos ayuda a reentrenar el cerebro para reducir la reactividad a los desencadenantes, mejorar la capacidad de afrontamiento y reducir los síntomas.[17] Al igual que la TCC-I está diseñada para el sueño y la TCC-CP para el dolor crónico, la TCC-T se ocupa del tratamiento del trauma. Aborda los recuerdos y pensamientos traumáticos (por ejemplo, «el mundo es un lugar inseguro; va a ocurrir algo malo»), las emociones y las respuestas fisiológicas (como ansiedad, miedo, hipervigilancia) y las conductas habituales de afrontamiento (evitación, consumo de sustancias, respuestas de rabia), contribuyendo a recuperar la funcionalidad y el bienestar.

- *Exposición prolongada.* Mediante la terapia de exposición, ayuda a desensibilizar nuestro cerebro y el sistema nervioso en presencia de los factores desencadenantes. Consiste, por ejemplo, en escribir o contar la historia traumática de forma muy gradual en un entorno seguro. Como con cualquier buen tratamiento del trauma, la exposición se hace de forma muy paulatina con un terapeuta formado, pudiendo propiciar un reacercamiento a lugares, situaciones y personas que se han rehuido para romper el ciclo trauma-dolor.

- *La terapia somática.* El trauma sigue vivo en nuestro cuerpo, pero las opciones de tratamiento que lo tienen en cuenta son, por desgracia, muy limitadas. Al combinar intervenciones cognitivas y corporales, como el movimiento, la respiración, la atención plena y la psicoterapia, la terapia somática cambia nuestra relación con los síntomas y las sensaciones físicas, incluido el dolor. Puede contribuir a calmar nuestro sistema nervioso, a liberar tensiones y a aliviar el dolor crónico.[18]

- *Medicina del movimiento: yoga, danza, ejercicio.* Después de un trauma, el sistema de estrés se dispara. Todo ese exceso de energía y activación necesita un cauce, una salida. Los expertos recomiendan las actividades de expresión corporal como el yoga, la danza y otras formas de movimiento para ayudar a liberar esta energía reprimida, consumir las hormonas del estrés y reducir los síntomas del trauma.[19] Aunque no es una panacea por sí sola, la medicina del movimiento puede suponer una reducción drástica de la sintomatología del TEPT, la ansiedad y los problemas de sueño, y ayudar al organismo a recalibrarse.

• *Medicación.* Las últimas directrices terapéuticas hacen hincapié en que se prioricen las terapias que he enumerado sobre la prescripción de fármacos.[20] Hoy por hoy, los únicos medicamentos aprobados por la Agencia de Alimentos y Medicamentos de Estados Unidos (FDA), equivalente a la Agencia Europea de Medicamentos, para el trauma son unos pocos inhibidores selectivos de la recaptación de serotonina (ISRS). Sin embargo, los científicos han descubierto que no son del todo eficaces.[21] Esto tiene sentido: el trauma (al igual que el dolor) es un fenómeno biopsicosocial que requiere una solución biopsicosocial. Como sucede con todos los medicamentos, mi norma general es esta: tres meses son tiempo suficiente para que un medicamento cumpla su función. Si, trascurrido este tiempo, no has notado una mejora importante de tus síntomas, pide a tu médico que te ayude a dejar ese medicamento y prueba con otro enfoque terapéutico.

CONSEJOS DOY...

• El trauma, como el dolor, no se resuelve con parches. Un tratamiento eficaz requiere tiempo, esfuerzo y perseverancia para cambiar el cerebro y activar la farmacia del cuerpo.

La buena noticia es que, si has sobrevivido a un trauma, ya tienes la resistencia, la persistencia y la capacidad necesarias para llevar a cabo el tratamiento y pasar página. Te lo aseguro. La única forma de iniciar este proceso es empezarlo.

- *No estás solo*. La mejor forma de superar un trauma es con ayuda. Para encontrar proveedores de salud formados en tratamientos de traumas como *Seeking Safety*, TCC-T, EMDR y terapia somática que puedan apoyarte, prueba: https://www.infocop.es/tratamientos-validados-para-el-tept-segun-el-nice/ o https://www.msdmanuals.com/es/hogar/trastornos-de-la-salud-mental/ansiedad-y-trastornos-relacionados-con-el-estrés/trastorno-por-estrés-postraumático.

- El objetivo no es apresurarte a encontrar un terapeuta, sino identificar a uno que te guste y en quien confíes para realizar una labor terapéutica. Conócelos, habla con ellos, pruébalos. Solo después, elige al que mejor se adapte a la singularidad de tu mente.

- Los tratamientos de trauma suelen ofrecerse en la modalidad de terapia grupal, sobre todo en grandes instituciones sanitarias u hospitales militares. Aunque a cada uno le puede funcionar mejor un formato que otro, sin duda merece la pena probar los grupos ya que, además del tratamiento, ofrecen una comunidad de apoyo entre personas en situaciones similares. Un buen líder de grupo creará un espacio seguro, fijará límites claros sobre el lenguaje a evitar y estará abierto a preguntas e inquietudes.

- El ejercicio y el movimiento revisten especial importancia a la hora de enfrentar las secuelas de un trauma y tratar sus síntomas. Hay miles de formas de canalizar el exceso de energía de una respuesta de estrés desbordada, como caminar, que es gratis. Si te interesa integrar la danza y/o el yoga en tu tratamiento, prueba con una escuela de yoga terapéutico o con una asociación de danzaterapia. El yoga se ha hecho especialmente popular en los últimos años, y es muy probable que haya un estudio de yoga cerca de ti.

- Profesionales sanitarios:

  o Cuando trates a un paciente con dolor crónico, *realiza siempre un diagnóstico de trauma*. Puede que seas la única persona que lo haya detectado en relación con su dolor, y derivar a estos pacientes puede cambiar sus vidas. Para evaluar las EIA tanto en niños como en adultos, hay herramientas de cribado disponibles en internet (prueba <https://www.acesaware.org/learn-about-screening/screening-tools/>, en concreto, el apartado «PEARLS in Spanish»: modelos de diagnóstico pediátrico de experiencias adversas y eventos relacionados). El cuestionario de trauma infantil para adultos es una herramienta fiable que evalúa de forma retrospectiva el maltrato infantil. Una entrevista clínica como la escala de TEPT administrada por el médico se considera el diagnóstico de referencia para el TEPT.

  o Nunca es demasiado tarde para aprender sobre el trauma. La atención sanitaria informada sobre él ofrece una visión mejor y más evolucionada con la que podemos prestar una mejor asistencia al paciente. Nos hace cambiar la perspectiva del «¿Qué te pasa?» a «¿Qué te pasó?».[22] Los profesionales que quieran aprender sobre el trauma encontrarán un gran recurso en el Trauma-Informed Care Implementation Resource Center (traumainformedcare.chcs.org).

CONCLUSIÓN

El futuro de la medicina del dolor eres tú

El dolor, aunque invisible, tiene rostro. Solo que no es la cara sonriente de esas escalas de dolor de 0 a 10, son más bien los rostros de las personas reales que hay detrás de ellas. Si escribí este libro, fue por esas personas. Estaba harta de ver a mis pacientes, muchos de ellos niños, consumirse durante años, condenados al deterioro, tomando pastillas para el dolor y nada más.

Mis pacientes, en general, mejoran: se levantan de la cama y vuelven a sus vidas, con el dolor reducido a un ruido de fondo. Esto no es ningún milagro. Solo se debe a que el tratamiento del dolor, el verdadero tratamiento, exige mirar más allá del diagnóstico, a la persona.

De adolescente y hasta la edad adulta, devoré todos los libros de Oliver Sacks que me llegaron a las manos. Neurólogo y aclamado escritor científico, el doctor Sacks era famoso por muchas cosas. Una de ellas era hacer preguntas poco convencionales a sus pacientes. No se limitaba a examinar sus cerebros y cuerpos; lo hacía también con sus entornos, y los visitaba en casa y en el trabajo. Analizaba sus aficiones, familias y redes de apoyo. Le decían que esto era una carga inútil, una pérdida de tiempo. Pero en realidad era un don.

Sus pacientes, reconocía, venían con un contexto, y ese

contexto lo ayudaba *a él* a ayudarlos *a ellos*. Ver a sus pacientes como personas integrales —seres humanos complejos con distintas vidas, historias y antecedentes— cambió tanto el diagnóstico como la prescripción. En última instancia, sus historias nos hablan porque sabemos, por intuición, que este enfoque integral de la medicina no solo es el mejor: es el único.

Las personas que padecen dolor crónico se convierten en «incurables» no porque su dolor crónico no pueda curarse, sino porque no vamos más lejos ni profundizamos lo suficiente. La asistencia sanitaria moderna no está diseñada para apoyar este tipo de examen exhaustivo, en parte porque las compañías de seguros no lo reembolsan, y porque las clínicas y sistemas hospitalarios que emplean a nuestros profesionales sanitarios no les dedican el tiempo suficiente.

Pero la revolución del dolor ha llegado, y ya era hora. No hay excusas para seguir tratándolo con una serie de herramientas obsoletas e ineficaces. Como profesionales de la salud, aún estamos a tiempo de cambiar nuestra forma de ejercer la medicina, desde el lenguaje que utilizamos hasta las soluciones que ofrecemos, sin olvidar las recetas que prescribimos. No es tarde para dedicar unos minutos a conocer a la madre soltera tan angustiada por su malestar gastrointestinal que ya no puede coger el autobús para volver a casa; ni para conocer mejor al solitario ingeniero que vive rehén del diagnóstico de Fabry, seguro de que no volverá a caminar; ni tampoco para dejar por fin de cuestionar el calvario de un adolescente y reconocer que su dolor es real.

Como pacientes y personas que conocemos el dolor, no es tarde para evaluar nuestra propia salud a una escala más amplia, analizando qué comemos, cómo dormimos y la historia de posibles traumas. No es tarde para dejar de separar el dolor físico del emocional, cuerpo y cerebro; para tratar a toda la persona, no solo a una parte de su cuerpo. Porque tú, como el doctor Sacks, o como yo, también eres un detective del dolor.

Podemos empezar a elaborar nuestras recetas del dolor, a adoptar el lenguaje «biopsicosocial» y del dial en nuestras casas y hospitales, incorporar herramientas como marcar el ritmo, la atención plena y la medicina social. Podemos minimizar los mensajes de peligro, sustituyéndolos por altas dosis de esperanza. Incluso podemos presionar a las compañías de seguros hasta que incluyan en su cobertura tratamientos como la biorretroalimentación y la TCC, al igual que cubren una segunda intervención quirúrgica.

Cuando acabes este libro y vuelvas a tu rutina, nuestro trabajo no habrá terminado. En un futuro cercano, el mundo a tu alrededor intentará echar por tierra todo lo que has aprendido. Te volverán a machacar, diciéndote que tu dolor es solo biomédico y que la solución que requiere es biomédica, es decir, pastillas o ir al quirófano, por supuesto. O te dirán que tu dolor está solo en tu cabeza. Con esto quiero decirte que se avecina una tarea crucial, que es mantenerte firme en la Verdad. Recordar que hay muchas formas de cambiar tu cerebro y activar la farmacia de tu cuerpo, más allá de las que se compran en la farmacia o se practican en el quirófano.

La antropóloga y escritora Margaret Mead dijo una vez que nunca deberíamos dudar de que un pequeño grupo de ciudadanos conscientes y comprometidos puede cambiar el mundo, porque esa es la única forma en que el mundo ha cambiado hasta hoy. Así pues, hazme caso: no debemos esperar a que el cambio venga desde arriba. No debemos esperar hasta la próxima reforma del sistema sanitario, que se hará en nombre de intereses económicos, ni a que el obsoleto modelo biomédico se adapte al siglo XXI. De hecho, no debemos esperar ni un segundo más para transformar nuestra forma de entender y tratar el dolor.

Porque el cambio eres *tú* y soy *yo*.

Los rostros del dolor somos *nosotros*, y juntos somos el cambio.

¿Qué clase de detective del dolor querrás ser...?

AGRADECIMIENTOS

A todo el equipo de Hachette Grand Central, a Karyn y Colin en particular: gracias por apostar por mí y por este movimiento, y por hacer llegar este libro a las manos de quienes más lo necesitan. A mi marido: gracias por tu apoyo increíble, tu paciencia infinita, tu amor generoso, las escapadas a la naturaleza, el apoyo técnico, las hermosas comidas, la labor con las referencias y los artículos científicos leídos con la voz de Snoop Dogg, la calma que solo tú tienes. A mi madre: gracias por creerme cuando te dije a los seis años que algún día sería escritora, y por tus incansables palabras de ánimo. Gracias a Michele y a Normand por sus consejos y por animarme en todo momento.

A mi equipo: gracias a los consultores editoriales Jenna Free, por su colaboración intelectual, las incontables reuniones y lluvias de ideas en Seattle, y a Jeff Alexander, por sus minuciosas correcciones; a la talentosa Eva Huzella, por sus magníficas ilustraciones; a Pamela Ash, por su ayuda con los permisos; a Pete Garceau, por la portada tan certera, y a Amanda Silver, por el encuentro de película. (Para los que habéis preguntado: este libro lo escribí de mi puño y letra.) Gracias a Debbie Berne, Allison, Kevin, Janey, Sam, Shelly, Molly, Myles, Ida y Camille, por sus inestimables aportaciones sobre títulos y portadas. Gracias a mi antiguo agente, el doctor Ross, por mediar en una subasta inaudita de quince editoriales; a Eric Rayman y Carolyn Levin, por su orientación en cada fase; a Mason Muñoz, por su ayuda de última hora con las notas finales; a Allison Light y Kat Zheleznyak, por sus aclaraciones de lujo y su amistad; a Eva Huzella y Janey Keig, por sus consejos sobre diseño, y a mis ayudantes Nicole y Mason, por ayudarme a mantenerlo todo en orden.

Gracias al doctor Jack Stern, brillante neurocirujano, autor y amigo, por su bello prólogo, sus sabias opiniones y sus inestimables comentarios y apoyo. A los doctores John Loeser y Joel Katz, científicos pioneros del dolor y compañeros de revolución, por sus comprobaciones y comentarios sobre las versiones iniciales. A los doctores Tor Wager, Fadel Zeidan, Erik Peper y Michael Gold, por sus generosas aportaciones.

Al doctor J. Michael Walker de la Universidad Brown, director de mi tesis de licenciatura sobre la neurociencia del dolor; al doctor Mark Bear, neurocientífico y amigo, que impartió el primer año de la asignatura de Neurología y sin querer cambió mi trayectoria profesional, y a la decana de Biología, Marjorie Thompson, en su memoria y con cariño, por su tutoría, orientación y amistad.

Gracias a todos los amigos que nos dedicaron palabras de ánimo y tardes libres. A Victor, Marie-Helene y Joyce, por cedernos sus apacibles cabañas en el bosque. A mis compañeras de trabajo en Page Street y el Notto, por su compañía y compañerismo, Helen Gaughran en particular. Y, por último, a mis pacientes, que siguen enseñándome y guiándome cada día: gracias por dejarme entrar en vuestras vidas y por permitirme compartir una parte de vuestras historias tan importantes. Vuestras voces cuentan, y mucho: ¡haced que se oigan!

CRÉDITOS DE LAS IMÁGENES

P. 38, izquierda: © Alamy / Album; derecha: Archivo de la autora.

P. 40: Wikimedia, ilustración de la escala Wong-Baker ® con emojis de Belbury, basado en la escala original creada por Donna Wong y Connie Baker.

De las ilustraciones de las páginas 53, 71, 217, 239, 249 y 251: © Salomart.

Pp. 61 y 83: Archivo de la autora.

P. 62: Archivo de la autora, cortesía de © Seth Reiner.

P. 64: © Salomart, a partir del gráfico basado en datos de Brinjikji, Luetmer, Comstock, *et al.* (2015), «Systematic literature review of imaging features of spinal degeneration in asymptomatic populations», *American Journal of Neuroradiology*, 36 (4) (2015), pp. 811-816.

P. 119: © Salomart, a partir de la imagen procedente de Nummenmaa, L., Glerean, E., Hari, R., y Hietanen, J., «Bodily maps of emotions», *Proceedings of the National Academy of Sciences*, 111 (2) (2014), pp. 646-651.

Pp. 134, 145, 319 y 328: Creación propia.

P. 149: Creación propia, a partir del original de © Rachel Zoffness.

P. 202: Creación propia, a partir de la Pirámide EIA, cortesía del US Centers for Disease Control and Prevention.

P. 224: Archivo de la autora, a partir de la imagen de Keltner, J., Furst, A., Fan C., *et al.* «Isolating the modulatory
effect of expectation on pain transmission: A functional magnetic resonance imaging study», *Journal of Neuroscience*, 26 (16) (2006), pp. 4437-4443. © 2006, Society
for Neuroscience.

P. 293: Archivo de la autora, a partir de la imagen publicada
en Zeidan, F., Grant, J., Brown, C., *et al.*, «Mindfulness
meditation-related pain relief: Evidence for unique brain
mechanisms in the regulation of pain», *Neuroscience
Letters*, 520 (2) (2012), pp. 165-173. © 2012 Elsevier Ire-
land Ltd.

NOTAS

1. Todo lo que te han dicho sobre el dolor es falso

1. Institute of Medicine Committee on Advancing Pain Research, Care, and Education, *Relieving Pain in America: A Blueprint for Transforming Prevention, Care, Education, and Research*, National Academies Press, 2011.

2. Lucas, J., y Sohi, I., «Chronic Pain and High- Impact Chronic Pain in US Adults, 2023», *NCHS Data Brief*, 2024.

3. Mannion, A., Brox, J., y Fairbank, J., «Consensus at last! Long-term results of all randomized controlled trials show that fusion is no better than non-operative care in improving pain and disability in chronic low back pain», *Spine Journal*, 16 (5) (2016), pp. 588-590.

4. Traeger, A., Gilbert, S., Harris, I., *et al.*, «Spinal cord stimulation for low back pain», *Cochrane Database of Systematic Reviews*, 3 (2023).

5. Shipton, E., Bate, F., Garrick, R., *et al.*, «Systematic review of pain medicine content, teaching, and assessment in medical school curricula internationally», *Pain and Therapy*, 7 (2018), pp. 139-161.

6. Thompson, K., Johnson, M. I., Milligan, J., *et al.*, «Twenty-five years of pain education research—what have we learned? Findings from a comprehensive scoping review of research into pre-registration pain education for health professionals», *Pain*, 159 (11) (2018), pp. 2146-2158.

7. Holst, J, «Biomedical Perspective: Critical Assessment of an Outdated Concept», *Open Access Journal of Biomedical Science*, 4 (2) (2022), pp. 1762-1765.

8. Matthews, J., Zoffness, R., y Becker, D., «Integrative pediatric pain management: Impact & implications of a novel interdisciplinary curriculum», *Complementary Therapies in Medicine*, 59 (2021), 102721.

9. Loeser, J., «The education of pain physicians», *Pain Medicine*, 16 (2) (2015), pp. 225-229.

10. Bendelow, G., «Chronic pain patients and the biomedical model of pain», *AMA Journal of Ethics*, 15 (5) (2013), pp. 455-459.

11. Muhuri, P., Gfroerer, J., y Davies, M. C., «CBHSQ data review», *Center for Behavioral Health Statistics and Quality, SAMHSA*, 1 (2013), p. 17.

12. Fillingim, M., Tanguay-Sabourin, C., Parisien, M., *et al.*, «Biological markers and psychosocial factors predict chronic pain conditions», *Nature Human Behaviour*, 1 (2025), p. 1-16.

13. Adams, L., y Turk, D., «Central sensitization and the biopsychosocial approach to understanding pain», *Journal of Applied Biobehavioral Research*, 23 (2) (2018), e12125.

14. Martucci, K., y Mackey, S., «Imaging pain», *Anesthesiology Clinics*, 34 (2) (2016), pp. 255-269.

15. Garland, E., «Pain processing in the human nervous system: A selective review of nociceptive and biobehavioral pathways», *Primary Care: Clinics in Office Practice*, 39 (3) (2012), pp. 561-571.

16. Wade, D., y Halligan, P., «The biopsychosocial model of illness: A model whose time has come», *Clinical Rehabilitation*, 31 (8) (2017), pp. 995-1004.

17. Bevers, K., Watts, L., Kishino, N. D., *et al.*, «The biopsychosocial model of the assessment, prevention, and treatment of chronic pain», *U.S. Neurology*, 12 (2) (2016), pp. 98-104.

18. Tick, H., Nielsen, A., Pelletier, K., *et al.*, «Evidence-based nonpharmacologic strategies for comprehensive pain care: The consortium pain task force white paper», *Explore*, 14 (3) (2018), pp. 177-211.

19. Bujak, B., Regan, E., Beattie, P., *et al.*, «The effectiveness

of interdisciplinary intensive outpatient programs in a population with diverse chronic pain conditions: A systematic review and meta-analysis», *Pain Management*, 9 (4) (2019), pp. 417-429.

20. EElbers, S., Wittink, H., Konings, S., *et al.*, «Longitudinal outcome evaluations of Interdisciplinary Multimodal Pain Treatment programmes for patients with chronic primary musculoskeletal pain: A systematic review and meta-analysis», *European Journal of Pain*, 26 (2) (2022), pp. 310-335.

21. Andronis, L., Kinghorn, P., Qiao, S., *et al.*, «Cost-effectiveness of non-invasive and non-pharmacological interventions for low back pain: A systematic literature review», *Applied Health Economics and Health Policy*, 15 (2017), pp. 173-201.

22. Dowell D., Ragan K., Jones C., *et al.*, «CDC Clinical Practice Guideline for Prescribing Opioids for Pain—United States», *MMWR Recommendations & Reports*, 71 (RR-3) (2022), pp. 1-95.

2. La verdadera ciencia del dolor. Cómo funciona el dolor y por qué lo sentimos

1. Howard, D., «Bolt: "I want to do wild things"», *ESPN, the Magazine*, 29 de noviembre de 2011.

2. Gijy, J., «Olympic Legend Usain Bolt Admits He Never Corrected His Scoliosis Throughout Career», *Essentially Sports*, 6 de septiembre de 2021.

3. Longman, J, «Something Strange in Usain Bolt's Stride: Bolt is the fastest sprinter ever in spite of—or because of?—an uneven stride that upends conventional wisdom», *The New York Times*, 20 de julio de 2017.

4. Brosh, A, «Boyfriend Doesn't Have Ebola. Probably», *Hyperbole and a Half*, 10 de febrero de 2010, disponible en: <https://hyperboleandahalf.blogspot.com/2010/02/boyfriend-doesnt-have-ebola-probably.html>.

5. Raja, S., Carr, D., Cohen, M., *et al.*, «The revised International Association for the Study of Pain definition of pain: Concepts, challenges, and compromises», *Pain*, 161 (9) (2020), pp. 1976-1982.

6. Van Der Miesen, M., Lindquist, M., y Wager, T., «Neuroimaging-based biomarkers for pain: State of the field and current directions», *Pain reports*, 4 (4) (2019), e751.

7. Mercer, L., Chen, C., Gilam, G., *et al.*, «Brain circuits for pain and its treatment», *Science Translational Medicine*, 13 (619) (2021), p. eabj7360.

8. Martucci, K., y Mackey, S., «Neuroimaging of pain: Human evidence and clinical relevance of central nervous system processes and modulation», *Anesthesiology*, 128 (6) (2018), pp. 1241-1254.

9. García-Larrea, L., y Bastuji, H., «Pain and consciousness», *Progress in Neuro-Psychopharmacology & Biological Psychiatry*, 87 (2018), pp. 193-199.

10. Moseley, G., «Reconceptualising pain according to modern pain science», *Physical Therapy Reviews*, 12 (3) (2007), pp. 169-178.

11. Eveleth, R, «Americans are more into BDSM than the rest of the world», *Smithsonian Magazine*, 10 de febrero de 2014.

12. Leknes, S., Berna, C., Lee, M., *et al.*, «The importance of context: When relative relief renders pain pleasant», *Pain*, 154 (3) (2013), pp. 402-410.

13. Carlino, E., y Benedetti, F., «Different contexts, different pains, different experiences», *Neuroscience*, 338 (2016), pp. 19-26.

14. Dimsdale, J., y Dantzer, R., «A biological substrate for somatoform disorders: Importance of pathophysiology», *Psychosomatic Medicine*, 69 (9) (2007), pp. 850-854.

15. Fisher, J., Hassan, D., y O'Connor, N., «Minerva», *British Medical Journal*, 310 (1995), p. 70.

16. Gartner, E, «Cause of "toothache" was 4-inch nail in man's skull», *The Seattle Times*, 17 de enero de 2005.

17. Kasch, R., Truthmann, J., Hancock, M., *et al.*, «Association of lumbar MRI findings with current and future back pain in a population- based cohort study», *Spine*, 47 (3) (2022), pp. 201-211.

18. Deyo, R., Mirza, S., Turner, J., *et al.*, «Overtreating chronic back pain: Time to back off?», *Journal of the American Board of Family Medicine*, 22 (1) (2009), pp. 62-68.

19. Brinjikji, W., Luetmer, P., Comstock, B., *et al.*, «Systematic literature review of imaging features of spinal degeneration in asymptomatic populations», *American Journal of Neuroradiology*, 36 (4) (2015), pp. 811-816.

20. Nakashima, H., Yukawa, Y., Suda, K., *et al.*, «Abnormal findings on magnetic resonance images of the cervical spines in 1211 asymptomatic subjects», *Spine*, 40 (6) (2015), pp. 392-398.

21. Harris, I. A., Sidhu, V., Mittal, R., *et al.*, «Surgery for chronic musculoskeletal pain: The question of evidence», *Pain*, 161 (2020), pp. S95-S103.

22. Bertozzi, L., Negrini, S., Agosto, D., *et al.*, «Posture and time spent using a smartphone are not correlated with neck pain and disability in young adults: A cross-sectional study», *Journal of Bodywork and Movement Therapies*, 26 (2021), pp. 220-226.

23. Moayedi, M., y Davis, K., «Theories of pain: From specificity to gate control», *Journal of Neurophysiology*, 109 (1) (2013), pp. 5-12.

3. SI EL CEREBRO PUEDE CAMBIAR, EL DOLOR TAMBIÉN

1. Kuner, R., y Flor, H., «Structural plasticity and reorganisation in chronic pain», *Nature Reviews Neuroscience*, 18 (1) (2017), pp. 20-30.

2. Basbaum, A., Bautista, D., Scherrer, G., *et al.*, «Cellular and molecular mechanisms of pain», *Cell*, 139 (2) (2009), pp. 267-284.

3. Woolf, C. J., «Central sensitization: Implications for the diagnosis and treatment of pain», *Pain*, 152 (3) (2011) pp. S2-S15.

4. Moseley, G., y Flor, H., «Targeting cortical representations in the treatment of chronic pain: A review». *Neurorehabilitation and Neural Repair*, 26 (6) (2012) pp. 646-652.

5. Nijs, J., George, S., Clauw, D., *et al.*, «Central sensitisation in chronic pain conditions: Latest discoveries and their potential for precision medicine», *The Lancet Rheumatology*, 3 (5) (2021), pp. e383-e392.

6. Latremoliere, A., y Woolf, C., «Central sensitization: A generator of pain hypersensitivity by central neural plasticity», *Journal of Pain*, 10 (9), pp. 895-926.

7. Gold, M., y Gebhart, G., «Nociceptor sensitization in pain pathogenesis», *Nature Medicine*, 16 (11) (2010), pp. 1248-1257.

8. Moseley, G., y Vlaeyen, J., «Beyond nociception: The imprecision hypothesis of chronic pain», *Pain*, 156 (1) (2015), pp. 5-38.

9. Crofford, L., «Chronic pain: Where the body meets the brain», *Transactions of the American Clinical and Climatological Association*, 126 (2015), p. 167.

10. Fine, P., «Long-term consequences of chronic pain: Mounting evidence for pain as a neurological disease and parallels with other chronic disease states», *Pain Medicine*, 12 (7) (2011), pp. 996-1004.

11. Katz, J., y Seltzer, Z., «Transition from acute to chronic postsurgical pain: Risk factors and protective factors», *Expert Review of Neurotherapeutics*, 9 (5) (2009), pp. 723-744.

12. Price, T., y Dussor, G., «Evolution: The advantage of 'maladaptive'pain plasticity», *Current Biology*, 24 (10), pp. R384-R386.

13. McCarberg, B., y Peppin, J., «Pain pathways and nervous system plasticity: Learning and memory in pain», *Pain Medicine*, 20 (12) (2019), pp. 2421-2437.

14. Volcheck, M., Graham, S., Fleming, K., *et al.*, «Central sensitization, chronic pain, and other symptoms: Better understanding, better management», *Cleveland Clinic Journal of Medicine*, 90 (4) (2023), pp. 245-254.

15. Garland, E., «Pain processing in the human nervous system: A selective review of nociceptive and biobehavioral pathways», *Primary Care: Clinics in Office Practice*, 39 (3) (2012), pp. 561-571.

16. Ji, R., Nackley, A., Huh, Y., *et al.*, «Neuroinflammation and central sensitization in chronic and widespread pain», *Anesthesiology*, 129 (2) (2018), p. 343.

17. Volcheck, M., Graham, S., Fleming, K., *et al.*, «Central sensitization, chronic pain, and other symptoms: Better understanding, better management», *Cleveland Clinic Journal of Medicine*, 90 (4) (2023), pp. 245-254.

18. Raffaeli, W., y Arnaudo, E., «Pain as a disease: An overview», *Journal of Pain Research*, (2017), pp. 2003-2008.

19. Volcheck, M., Graham, S., Fleming, K., *et al.*, «Central sensitization, chronic pain, and other symptoms: Better understanding, better management», *Cleveland Clinic Journal of Medicine*, 90 (4) (2023), pp. 245-254.

20. Aron, E., Aron, A., y Jagiellowicz, J., «Sensory processing sensitivity: A review in the light of the evolution of biological responsivity», *Personality and Social Psychology Review*, 16 (3) (2012), pp. 262-282.

21. Morellini, L., Izzo, A., Celeghin, A., *et al.*, «Sensory processing sensitivity and social pain: A hypothesis and theory», *Frontiers in Human Neuroscience*, 17 (2023), 1135440.

22. Clark, J., Nijs, J., Yeowell, G., *et al.*, «Trait sensitivity, anxiety, and personality are predictive of central sensitization symptoms in patients with chronic low back pain», *Pain Practice*, 19 (8), pp. 800-810.

23. Lotze, M., y Moseley, G., «Theoretical considerations for chronic pain rehabilitation», *Physical Therapy*, 95 (9) (2015), pp. 1316-1320.

24. Greenwald, J., y Shafritz, K., «An integrative neuroscience framework for the treatment of chronic pain: From cellular alterations to behavior», *Frontiers in Integrative Neuroscience*, 12 (2018), p. 18.

25. Gigandet, M., «The Extra Mile», *Atavist Magazine*, junio de 2024.

5. EL DOLOR ES EMOCIONAL, DEJAR DE SEPARAR CUERPO Y CEREBRO

1. Lumley, M., Cohen, J., Borszcz, G., *et al.*, «Pain and emotion: A biopsychosocial review of recent research», *Journal of Clinical Psychology*, 67 (9) (2011), pp. 942-968.

2. Burns, J., Quartana, P., Gilliam, W., *et al.*, «Effects of anger suppression on pain severity and pain behaviors among chronic pain patients: Evaluation of an ironic process model», *Health Psychology*, 27 (5) (2008), p. 645.

3. Martucci, K., y Mackey, S., «Neuroimaging of pain: Human evidence and clinical relevance of central nervous system processes and modulation», *Anesthesiology*, 128 (6) (2018), p. 1241.

4. Vastag, B., «Scientists find connections in the brain between physical and emotional pain», *JAMA*, 290 (18) (2003), pp. 2389-2390.

5. Gilam, G., Gross, J., Wager, T., *et al.*, «What is the relationship between pain and emotion? Bridging constructs and communities», *Neuron*, 107 (1) (2020), pp. 17-21.

6. Villemure, C., y Schweinhardt, P., «Supraspinal pain processing: Distinct roles of emotion and attention», *Neuroscientist*, 16 (3) (2010), pp. 276-284.

7. Wiech, K., y Tracey, I., «The influence of negative emotions on pain: Behavioral effects and neural mechanisms», *Neuroimage*, 47 (3) (2009), pp. 987-994.

8. Roy, M., Piche, M., Chen, J., *et al.*, «Cerebral and spinal modulation of pain by emotions», *Proceedings of the National Academy of Sciences*, 106 (49) (2009), pp. 20900-20905.

9. Bushnell, M., Čeko, M., y Low, L., «Cognitive and emotional control of pain and its disruption in chronic pain», *Nature Reviews Neuroscience*, 14 (7) (2013), pp. 502-511.

10. Finan, P., y Garland, E., «The role of positive affect in pain and its treatment», *Clinical Journal of Pain*, 31 (2) (2015), pp. 177-187.

11. Hitchcock, E., Hassett, A., y Wager, T., «Effects of positive emotion on pain: Mechanisms and interventions», en J. Gruber (ed.), *The Oxford Handbook of Positive Emotion and Psychopathology*, Oxford University Press (2019), pp. 444-452.

12. Dunbar, R., Baron, R., Frangou, A., *et al.*, «Social laughter is correlated with an elevated pain threshold», *Proceedings of the Royal Society B: Biological Sciences*, 279 (1731) (2012), pp. 1161-1167.

13. Mason, I., «Laughing Pain Away», *Medical News Today*, 15 de octubre de 2013.

14. Lopes-Junior, L., Bomfim, E., Olson, K., *et al.*, «Effectiveness of hospital clowns for symptom management in paediatrics: Systematic review of randomised and non-randomised controlled trials», *BMJ*, 371 (2020), m4290.

15. Tse, M., Lo, A., Cheng, T., *et al.*, «Humor therapy: Relieving chronic pain and enhancing happiness for older adults», *Journal of Aging Research*, 2010 (1), p. 343574.

16. Cross, M., Acevedo, A., Leger, K., *et al.*, «How and why

could smiling influence physical health? A conceptual review», *Health Psychology Review*, 17 (2) (2023), pp. 321-343.

17. Pérez-Aranda, A., Hofmann, J., Feliu-Soler, A., *et al.*, «Laughing away the pain: A narrative review of humour, sense of humour and pain», *European Journal of Pain*, 23 (2) (2019), pp. 220-233.

18. Lapierre, S., Baker, B., y Tanaka, H., «Effects of mirthful laughter on pain tolerance: A randomized controlled investigation», *Journal of Bodywork and Movement Therapies*, 23 (4) (2019), pp. 733-738.

19. Abdallah, C., y Geha, P., «Chronic pain and chronic stress: Two sides of the same coin?», *Chronic Stress*, 1 (2017).

20. Jennings, E., Okine, B., Roche, M., *et al.*, «Stress-induced hyperalgesia», *Progress in Neurobiology*, 121 (2014), pp. 1-18.

21. Bomholt, S., Harbuz, M., Blackburn-Munro, G., *et al.*, «Involvement and role of the hypothalamo-pituitary-adrenal (HPA) stress axis in animal models of chronic pain and inflammation», *Stress*, 7 (1) (2004), pp. 1-14.

22. Hannibal, K., y Bishop, M., «Chronic stress, cortisol dysfunction, and pain: A psychoneuroendocrine rationale for stress management in pain rehabilitation», *Physical Therapy*, 94 (12) (2014), pp. 1816-1825.

23. Lunde, C., y Sieberg, C., «Walking the tightrope: A proposed model of chronic pain and stress», *Frontiers in Neuroscience*, 14 (2020), p. 270.

24. Channel Action 7 News New Mexico, KOAT.com (17 de julio de 2012), «Man lifts car off 3-year-old child» [Vídeo], YouTube, <https://www.youtube.com/watch?v=J-qQbIiOtYM>.

25. Yilmaz, P., Diers, M., Diener, S., *et al.*, «Brain correlates of stress-induced analgesia», *Pain*, 151 (2) (2010), pp. 522-529.

26. Rosa, J. de la, Brady, B., Ibrahim, M., *et al.*, «Co-occurrence of chronic pain and anxiety/depression symptoms in US adults: Prevalence, functional impacts, and opportunities», *Pain*, 165 (3) (2024), pp. 666-673.

27. Strobel, C., Hunt, S., Sullivan, R., *et al.*, «Emotional regulation of pain: The role of noradrenaline in the amygdala», *Science China Life Sciences*, 57 (2014), pp. 384-390.

28. Burston, J., Valdes, A., Woodhams, S., *et al.*, «The impact of anxiety on chronic musculoskeletal pain and the role of astrocyte activation», *Pain*, 160 (3) (2019), pp. 658-669.

29. Neugebauer, V., «Amygdala pain mechanisms», *Pain Control* (2015), pp. 261-284.

30. IsHak, W., Wen, R., Naghdechi, L., *et al.*, «Pain and depression: A systematic review», *Harvard Review of Psychiatry*, 26 (6) (2018), pp. 352-363.

31. Tang, N., y Crane, C., «Suicidality in chronic pain: A review of the prevalence, risk factors and psychological links», *Psychological Medicine*, 36 (5) (2006), pp. 575-586.

32. Hooten, W., «Chronic pain and mental health disorders: Shared neural mechanisms, epidemiology, and treatment», *Mayo Clinic Proceedings*, 91 (7), pp. 955-970.

33. Sheng, J., Liu, S., Wang, Y., *et al.*, «The link between depression and chronic pain: Neural mechanisms in the brain», *Neural Plasticity*, 2017 (1) (2017), 9724371.

6. El dolor es cognitivo. La mente, el cerebro y el dolor

1. Kiecolt-Glaser, J., McGuire, L., Robles, T., *et al.*, «Psychoneuroimmunology: Psychological influences on immune function and health», *Journal of Consulting and Clinical Psychology*, 70 (3) (2002), p. 537.

2. Quartana, P., Campbell, C., y Edwards, R., «Pain catastrophizing: A critical review», *Expert Review of Neurotherapeutics*, 9 (5) (2009), pp. 745-758.

3. Arntz, A., y Claassens, L., «The meaning of pain influences its experienced intensity», *Pain*, 109 (1-2) (2004), pp. 20-25.

4. Atlas, L., y Wager, T., «How expectations shape pain», *Neuroscience Letters*, 520 (2) (2012), pp. 140-148.

5. González Aroca, J., Díaz, A., Navarrete, C., *et al.*, «Fear-avoidance beliefs are associated with pain intensity and shoulder disability in adults with chronic shoulder pain: A cross-sectional study», *Journal of Clinical Medicine*, 12 (10) (2023), p. 3376.

6. Sullivan, M., Bishop, S., y Pivik, J., «The pain catastrophi-

zing scale: Development and validation», *Psychological Assessment*, 7 (4) (1995), p. 524.

7. Simic, K., Savic, B., y Knezevic, N., «Pain catastrophizing: How far have we come», *Neurology International*, 16 (3) (2024), pp. 483-501.

8. Galambos, A., Szabo, E., Nagy, Z., *et al.*, «A systematic review of structural and functional MRI studies on pain catastrophizing», *Journal of Pain Research*, 12 (2019), pp. 1155-1178.

9. Richter, C., «On the phenomenon of sudden death in animals and man», *Psychopathology: A Source Book*, Harvard University Press (1957), pp. 234-242.

10. Rozanski, A., Bavishi, C., Kubzansky, L., *et al.*, «Association of optimism with cardiovascular events and all-cause mortality: A systematic review and meta-analysis», *JAMA Network Open*, 2 (9) (2019), e1912200.

11. Hanssen, M., Peters, M., Vlaeyen, J., *et al.*, «Optimism lowers pain: Evidence of the causal status and underlying mechanisms», *Pain*, 154 (1) (2013), pp. 53-58.

12. Forte, A., Guliyeva, G., McLeod, H., *et al.*, «The impact of optimism on cancer-related and postsurgical cancer pain: A systematic review», *Journal of Pain and Symptom Management*, 63 (2) (2022), pp. e203-e211.

13. Basten-Gunther, J., Peters, M., y Lautenbacher, S., «Optimism and the experience of pain: A systematic review», *Behavioral Medicine*, 45 (4) (2019), pp. 323-339.

14. Simons, D., y Chabris, C., «Gorillas in our midst: Sustained inattentional blindness for dynamic events», *Perception*, 28 (9) (1999), pp. 1059-1074.

15. Bushnell, M., Čeko, M., y Low, L., «Cognitive and emotional control of pain and its disruption in chronic pain», *Nature Reviews Neuroscience*, 14 (7) (2013), pp. 502-511.

16. Torta, D., Legrain, V., Mouraux, A., *et al.*, «Attention to pain! A neurocognitive perspective on attentional modulation of pain in neuroimaging studies», *Cortex*, 89 (2017), pp. 120-134.

17. Petersen, S., y Posner, M., «The attention system of the human brain: 20 years after», *Annual Review of Neuroscience*, 35 (1) (2012), pp. 73-89.

18. Wiech, K., «Deconstructing the sensation of pain: The influence of cognitive processes on pain perception», *Science*, 354 (6312), pp. 584-587.

19. Subnis, U., Starkweather, A., y Menzies, V., «A current review of distraction-based interventions for chronic pain management», *European Journal of Integrative Medicine*, 8 (5), pp. 715-722.

20. Baker, N., Polhemus, A., Ospina, E., *et al.*, «The state of science in the use of virtual reality in the treatment of acute and chronic pain: A systematic scoping review», *Clinical Journal of Pain*, 38 (6), pp. 424-441.

21. Rischer, K., Gonzalez-Roldan, A., Montoya, P., *et al.*, «Distraction from pain: The role of selective attention and pain catastrophizing», *European Journal of Pain*, 24 (10), pp. 1880-1891.

22. Villemure, C., y Bushnell, M. C., «Cognitive modulation of pain: How do attention and emotion influence pain processing?», *Pain*, 95 (3), pp. 195-199.

7. El dolor es social. Por qué la amistad cura de verdad

1. Calloway, K., «I spent 16 months in solitary confinement and now I'm fighting to end it», ACLU, 3 de julio de 2019.

2. Eisenberger, N., «The neural bases of social pain: Evidence for shared representations with physical pain», *Psychosomatic Medicine*, 74 (2) (2012), pp. 126-135.

3. Kross, E., Berman, M., Mischel, W., *et al.*, «Social rejection shares somatosensory representations with physical pain», *Proceedings of the National Academy of Sciences*, 108 (15), pp. 6270-6275.

4. DeWall, C., MacDonald, G., Webster, G., *et al.*, «Acetaminophen reduces social pain: Behavioral and neural evidence», *Psychological Science*, 21 (7) (2010), pp. 931-937.

5. Trang, T., Al-Hasani, R., Salvemini, D., *et al.*, «Pain and poppies: The good, the bad, and the ugly of opioid analgesics», *Journal of Neuroscience*, 35 (41) (2015), pp. 13879-13888.

6. National Academies of Sciences, Engineering, and Medicine, *Social Isolation and Loneliness in Older Adults: Opportunities for the Health Care System*, National Academies Press (2020).

7. Cacioppo, J., Cacioppo, S., Capitanio, J., *et al.*, «The neuroendocrinology of social isolation», *Annual Review of Psychology*, 66 (1) (2015), pp. 733-767.

8. Office of the U.S. Surgeon General, *Our Epidemic of Loneliness and Isolation: The U.S. Surgeon General's Advisory on the Healing Effects of Social Connection and Community* (2023).

9. Wolf, L., y Davis, M., «Loneliness, daily pain, and perceptions of interpersonal events in adults with fibromyalgia», *Health Psychology: Official Journal of the Division of Health Psychology*, APA. 33 (9) (2014), pp. 929-937.

10. Loeffler, A., y Steptoe, A., «Bidirectional longitudinal associations between loneliness and pain, and the role of inflammation», *Pain*, 162 (3), pp. 930-937.

11. Holt-Lunstad, J., Smith, T., Baker, M., *et al.*, «Loneliness and social isolation as risk factors for mortality: A meta-analytic review», *Perspectives on Psychological Science*, 10 (2) (2015), pp. 227-237.

12. Petitte, T., Mallow, J., Barnes, E., *et al.*, «A systematic review of loneliness and common chronic physical conditions in adults», *Open Psychology Journal*, 8 (Suppl 2) (2015), p. 113.

13. Holt-Lunstad, J., Smith, T., y Layton, J., «Social relationships and mortality risk: A meta-analytic review», *PLoS medicine*, 7 (7) (2010), e1000316.

14. Loggia, M., Mogil, J., y Bushnell, M., «Empathy hurts: Compassion for another increases both sensory and affective components of pain perception», *Pain*, 136 (1-2) (2008), pp. 168-176.

15. Zaki, J., Wager, T., Singer, T., *et al.*, «The anatomy of suffering: Understanding the relationship between nociceptive and empathic pain», *Trends in Cognitive Sciences*, 20 (4) (2016), pp. 249-259.

16. Smith, M., Asada, N., y Malenka, R., «Anterior cingulate inputs to nucleus accumbens control the social transfer of pain and analgesia», *Science*, 371 (6525) (2021), pp. 153-159.

17. Allen, S., Gilbody, S., Atkin, K., *et al.*, «The associations between loneliness, social exclusion and pain in the general population: A N=502,528 cross-sectional UK Biobank study», *Journal of Psychiatric Research*, 130 (2020), pp. 68-74.

18. Lieberman, M., y Eisenberger, N., «A pain by any other name (rejection, exclusion, ostracism) still hurts the same: The role of dorsal anterior cingulate cortex in social and physical pain», *Social Neuroscience: People Thinking About Thinking People* (2006), pp. 167-187.

19. Williams, K. D., *Ostracism: The Power of Silence*, Guilford Press (2002).

20. Williams, K. D., «The pain of exclusion», *Scientific American Mind*, 21 (6) (2011), pp. 30-37.

21. Hobson, J., Moody, M., Sorge, R., *et al.*, «The neurobiology of social stress resulting from Racism: Implications for pain disparities among racialized minorities», *Neurobiology of Pain*, 12 (2022), 100101.

22. Eisenberger, N., y Lieberman, M., «Why it hurts to be left out: The neurocognitive overlap between physical and social pain», *The Social Outcast*, Psychology Press (2013), pp. 109-127.

23. Holt-Lunstad, J., Smith, T., y Layton, J., «Social relationships and mortality risk: A meta-analytic review», *PLoSMedicine*, 7 (7) (2010), e1000316.

24. Field, T., Schanberg, S., Scafidi, F., *et al.*, «Tactile/kinesthetic stimulation effects on preterm neonates», *Pediatrics*, 77 (5) (1986), pp. 654-658.

25. Ardiel, E., y Rankin, C., «The importance of touch in development», *Paediatrics & Child Health*, 15 (3) (2010), pp. 153-156.

26. Coan, J., Schaefer, H., y Davidson, R., «Lending a hand: Social regulation of the neural response to threat», *Psychological Science*, 17 (12) (2006), pp. 1032-1039.

27. Dunbar, R. I., «The social role of touch in humans and primates: Behavioural function and neurobiological mechanisms», *Neuroscience & Biobehavioral Reviews*, 34 (2) (2010), pp. 260-268.

28. Ellingsen, D. M., Leknes, S., Loseth, G., *et al.*, «The neurobiology shaping affective touch: Expectation, motivation, and meaning in the multisensory context», *Frontiers in Psychology*, 6 (2016), p. 1986.

8. El dolor depende del entorno. Solo es buena la semilla
que cae en buena tierra

1. Craig, K., «Social communication model of pain», *Pain*, 156 (7) (2015), pp. 1198-1199.

2. Peacock, S., y Patel, S., «Cultural influences on pain», *Reviews in Pain*, 1 (2) (2008), pp. 6-9.

3. Gardner, S., «Serena Williams describes near-death experience she had after giving birth to daughter Olympia», *USA Today*, 7 de abril de 2022.

4. Hoffman, K., Trawalter, S., Axt, J., *et al.*, «Racial bias in pain assessment and treatment recommendations, and false beliefs about biological differences between blacks and whites», *Proceedings of the National Academy of Sciences*, 113 (16) (2016), pp. 4296-4301.

5. Schoenthaler, A., y Williams, N., «Looking beneath the surface: Racial bias in the treatment and management of pain», *JAMA Network Open*, 5 (6) (2022), e2216281.

6. Staton, L., Panda, M., Chen, I., *et al.*, «When race matters: Disagreement in pain perception between patients and their physicians in primary care», *Journal of the National Medical Association*, 99 (5) (2007), p. 532.

7. Goyal M., Kuppermann N., Cleary S., *et al.*, «Racial disparities in pain management of children with appendicitis in emergency departments», *JAMA Pediatrics*, 169 (11) (2015), pp. 996-1002.

8. Grol-Prokopczyk, H., «Sociodemographic disparities in chronic pain, based on 12-year longitudinal data», *Pain*, 158 (2) (2017), pp. 313-322.

9. Zajacova, A., Grol-Prokopczyk, H., y Zimmer, Z., «Pain trends among American adults, 2002-2018: Patterns, disparities, and correlates», *Demography*, 58 (2) (2021), pp. 711-738.

10. Nanavaty N., Walsh K., Boring B., *et al.*, «Acute ostracism-related pain sensitization in the context of accumulated lifetime experiences of ostracism», *Journal of Pain*, 24 (7) (2023), pp. 1229-1239.

11. Hobson, J., Moody, M., Sorge, R., *et al.*, «The neurobiolo-

gy of social stress resulting from Racism: Implications for pain disparities among racialized minorities», *Neurobiology of Pain*, 12 (2022), 100101.

12. Casale, R., Atzeni, F., Bazzichi, L., *et al.*, «Pain in women: A perspective review on a relevant clinical issue that deserves prioritization», *Pain and Therapy*, 10 (2021), pp. 287-314.

13. Mogil, J., «Sex differences in pain and pain inhibition: Multiple explanations of a controversial phenomenon», *Nature Reviews Neuroscience*, 13 (12) (2012), pp. 859-866.

14. Neighmond, P., «Women may be more adept than men at discerning pain», *NPR*, 26 de agosto de 2019.

15. Mazure, C., y Jones, D., «Twenty years and still counting: Including women as participants and studying sex and gender in biomedical research», *BMC Women's Health*, 15 (2015), pp. 1-16.

16. Osborne, N., y Davis, K., «Sex and gender differences in pain», *International Review of Neurobiology*, 164 (2022), pp. 277-307.

17. Lu, H., Hatfield, L., Al- Azazi, S., *et al.*, «Sex-based disparities in acute myocardial infarction treatment patterns and outcomes in older adults hospitalized across 6 high-income countries: An analysis from the International Health Systems Research Collaborative», *Circulation: Cardiovascular Quality and Outcomes*, 17 (3) (2024), e010144.

18. Bever, L., «From heart disease to IUDs: How doctors dismiss women's pain», *The Washington Post*, 13 de diciembre de 2022.

19. Chen, E., Shofer, F., Dean, A., *et al.*, «Gender disparity in analgesic treatment of emergency department patients with acute abdominal pain», *Academic Emergency Medicine*, 15 (5) (2008), pp. 414-418.

20. Otis, J., Keane, T., y Kerns, R., «An examination of the relationship between chronic pain and post- traumatic stress disorder», *Journal of Rehabilitation Research and Development*, 40 (5) (2003), pp. 397-406.

21. Egloff, N., Hirschi, A., y Kanel, R. von, «Traumatization and chronic pain: A further model of interaction», *Journal of Pain Research* (2013), pp. 765-770.

22. Felitti, V., «The relation between adverse childhood experiences and adult health: Turning gold into lead», *Permanente Journal*, 6 (1) (2002), pp. 44-47.

23. Felitti, V., Anda, R., Nordenberg, D., *et al.*, «Relationship of childhood abuse and household dysfunction to many of the leading causes of death in adults: The Adverse Childhood Experiences (ACE) Study», *American Journal of Preventive Medicine*, 14 (4) (1998), pp. 245-258.

24. Monnat, S., y Chandler, R., «Long-term physical health consequences of adverse childhood experiences», *Sociological Quarterly*, 56 (4) (2015), pp. 723-752.

25. Bussieres, A., Hancock, M., Elklit, A., *et al.*, «Adverse childhood experience is associated with an increased risk of reporting chronic pain in adulthood: A systematic review and meta-analysis», *European Journal of Psychotraumatology*, 14 (2) (2023), 2284025.

26. Tidmarsh, L., Harrison, R., Ravindran, D., *et al.*, «The influence of adverse childhood experiences in pain management: Mechanisms, processes, and trauma-informed care», *Frontiers in Pain Research*, 3 (2022), 923866.

27. Lew, H., Poole, J., Vanderploeg, R., *et al.*, «Program development and defining characteristics of returning military in a VA Polytrauma Network Site», *Journal of Rehabilitation Research & Development*, 44 (7) (2007).

28. Young, D., Chao, L., Neylan, T., *et al.*, «Association among anterior cingulate cortex volume, psychophysiological response, and PTSD diagnosis in a veteran sample», *Neurobiology of Learning and Memory*, 155 (2018), pp. 189-196.

29. Fenster, R., Lebois, L., Ressler, K., *et al.*, «Brain circuit dysfunction in post-traumatic stress disorder: From mouse to man», *Nature Reviews Neuroscience*, 19 (9) (2018), pp. 535-551.

30. Asmundson, G., Coons, M., Taylor, S., *et al.*, «PTSD and the experience of pain: Research and clinical implications of shared vulnerability and mutual maintenance models», *Canadian Journal of Psychiatry*, 47 (10) (2002), pp. 930-937.

31. Scioli-Salter, E., Forman, D., Otis, J., *et al.*, «The shared neuroanatomy and neurobiology of comorbid chronic pain and

PTSD: Therapeutic implications», *Clinical Journal of Pain*, 31 (4) (2015), pp. 363-374.

32. Bosco, M., Gallinati, J., y Clark, M., «Conceptualizing and treating comorbid chronic pain and PTSD», *Pain Research and Treatment*, 2013 (1) (2013), 174728.

9. La farmacia del cuerpo

1. De la Fuente-Fernández, R., Ruth, T., Sossi, V., *et al.*, «Expectation and dopamine release: Mechanism of the placebo effect in Parkinson's disease», *Science*, 293 (5532) (2001), pp. 1164-1166.

2. Benedetti, F., Frisaldi, E., Carlino, E., *et al.*, «Teaching neurons to respond to placebos», *Journal of Physiology*, 594 (19) (2016), pp. 5647-5660.

3. Lidstone, S., Schulzer, M., Dinelle, K., *et al.*, «Effects of expectation on placebo-induced dopamine release in Parkinson's disease», *Archives of General Psychiatry*, 67 (8) (2010), pp. 857-865.

4. Benedetti, F., Pollo, A., Lopiano, L., *et al.*, «Conscious expectation and unconscious conditioning in analgesic, motor, and hormonal placebo/nocebo responses», *Journal of Neuroscience*, 23 (10) (2003), pp. 4315-4323.

5. Benedetti, F., «Placebo analgesia», *Neurological Sciences*, 27 (2006), pp. s100-s102.

6. Colloca, L., y Benedetti, F., «How prior experience shapes placebo analgesia», *Pain*, 124 (1-2) (2006), pp. 126-133.

7. Rossettini, G., Camerone, E., Carlino, E., *et al.*, «Context matters: The psychoneurobiological determinants of placebo, nocebo and context-related effects in physiotherapy», *Archives of Physiotherapy*, 10 (2020), pp. 1-12.

8. Colloca, L., Klinger, R., Flor, H., *et al.*, «Placebo analgesia: Psychological and neurobiological mechanisms», *Pain*, 154 (4) (2013), pp. 511-514.

9. Benedetti, F., Carlino, E., y Pollo, A., «How placebos change the patient's brain», *Neuropsychopharmacology*, 36 (1) (2011), pp. 339-354.

10. Rossettini, G., Campaci, F., Bialosky, J., *et al.*, «The biolo-

gy of placebo and nocebo effects on experimental and chronic pain: State of the art», *Journal of Clinical Medicine*, 12 (12) (2023), p. 4113.

11. Benedetti, F., Shaibani, A., Arduino, C., *et al.*, «Open-label nondeceptive placebo analgesia is blocked by the opioid antagonist naloxone», *Pain*, 164 (5) (2023), pp. 984-990.

12. Moseley, J., O'Malley, K., Petersen, N., *et al.*, «A controlled trial of arthroscopic surgery for osteoarthritis of the knee», *New England Journal of Medicine*, 347 (2) (2002), pp. 81-88.

13. Louw, A., Diener, I., Fernández-de-Las-Peñas, C., *et al.*, «Sham surgery in orthopedics: A systematic review of the literature», *Pain Medicine*, 18 (4) (2017), pp. 736-750.

14. Jonas, W., Crawford, C., Colloca, L., *et al.*, «To what extent are surgery and invasive procedures effective beyond a placebo response? A systematic review with meta-analysis of randomised, sham controlled trials», *BMJ Open*, 5 (12) (2015), e009655.

15. Reeves, R., Ladner, M., Hart, R., *et al.*, «Nocebo effects with antidepressant clinical drug trial placebos», *General Hospital Psychiatry*, 29 (3) (2007), pp. 275-277.

16. Benedetti, F., Amanzio, M., Vighetti, S., *et al.*, «The biochemical and neuroendocrine bases of the hyperalgesic nocebo effect», *Journal of Neuroscience*, 26 (46) (2006), pp. 12014-12022.

17. Schedlowski, M., Enck, P., Rief, W., *et al.*, «Neuro-bio-behavioral mechanisms of placebo and nocebo responses: Implications for clinical trials and clinical practice», *Pharmacological Reviews*, 67 (3) (2015), pp. 697-730.

18. Thomaidou, M., Peerdeman, K., Koppeschaar, M., *et al.*, «How negative experience influences the brain: A comprehensive review of the neurobiological underpinnings of nocebo hyperalgesia», *Frontiers in Neuroscience*, 15 (2021), 652552.

19. Benedetti, F., Lanotte, M., Lopiano, L., *et al.*, «When words are painful: Unraveling the mechanisms of the nocebo effect», *Neuroscience*, 147 (2) (2007), pp. 260-271.

20. Keltner, J., Furst, A., Fan, C., *et al.*, «Isolating the modulatory effect of expectation on pain transmission: A functional magnetic resonance imaging study», *Journal of Neuroscience*, 26 (16) (2006), pp. 4437-4443.

21. Varelmann, D., Pancaro, C., Cappiello, E., *et al.*, «Nocebo-induced hyperalgesia during local anesthetic injection», *Anesthesia & Analgesia*, 110 (3) (2010), pp. 868-870.

22. Linskens, F., van der Scheer, E., Stortenbeker, I., *et al.*, «Negative language use of the physiotherapist in low back pain education impacts anxiety and illness beliefs: A randomised controlled trial in healthy respondents», *Patient Education and Counseling*, 110 (2023), 107649.

23. Wells, R., y Kaptchuk, T., «To tell the truth, the whole truth, may do patients harm: The problem of the nocebo effect for informed consent», *American Journal of Bioethics*, 12 (3) (2012), pp. 22-29.

24. Kaptchuk, T., Friedlander, E., Kelley, *et al.*, «Placebos without deception: A randomized controlled trial in irritable bowel syndrome», *PloS one*, 5 (12) (2010), e15591.

25. Bernstein, M., Fuchs, N., Rosenfield, M., *et al.*, «Treating pain with open-label placebos: A qualitative study with post-surgical pain patients», *Journal of Pain*, 22 (11) (2021), pp. 1518-1529.

10. Bienvenidos a la revolución. Del «me duele» al «yo puedo»

1. Elbers, S., Wittink, H., Konings, S., *et al.*, «Longitudinal outcome evaluations of Interdisciplinary Multimodal Pain Treatment programmes for patients with chronic primary musculoskeletal pain: A systematic review and meta-analysis», *European Journal of Pain*, 26 (2) (2022), pp. 310-335.

2. U.S. Department of Health and Human Services, *Pain Management Best Practices Inter-Agency Task Force Report* (2020), disponible en: <https://www.hhs.gov/sites/default/files/pmtf-final-report-2019-05-23.pdf>.

3. Dowell D., Ragan K., Jones C., *et al.*, «CDC Clinical Practice Guideline for Prescribing Opioids for Pain— United States», *MMWR Recommendations & Reports*, 71 (No. RR- 3) (2022), pp. 1-95.

4. Bujak, B., Regan, E., Beattie, P., *et al.*, «The effectiveness of interdisciplinary intensive outpatient programs in a population

with diverse chronic pain conditions: A systematic review and meta-analysis», *Pain Management*, 9 (4) (2019), pp. 417-429.

5. Gatchel, R., McGeary, D., McGeary, C., *et al.*, «Interdisciplinary chronic pain management: Past, present, and future», *American Psychologist*, 69 (2) (2014), p. 119.

6. Randall, E., Smith, K., Conroy, C., *et al.*, «Back to living: Long-term functional status of pediatric patients who completed intensive interdisciplinary pain treatment», *Clinical Journal of Pain*, 34 (10) (2018), pp. 890-899.

7. Cheatle, M., «Biopsychosocial approach to assessing and managing patients with chronic pain», *Medical Clinics*, 100 (1), pp. 43-53.

8. Gatchel, R., y Okifuji, A., «Evidence-based scientific data documenting the treatment and cost-effectiveness of comprehensive pain programs for chronic nonmalignant pain», *Journal of Pain*, 7 (11) (2006), pp. 779-793.

9. Oslund, S., Robinson, R., Clark, T., *et al.*, «Long-term effectiveness of a comprehensive pain management program: Strengthening the case for interdisciplinary care», *Baylor University Medical Center Proceedings*, 22 (3) (2009), pp. 211-214.

10. Stanos, S., «Focused review of interdisciplinary pain rehabilitation programs for chronic pain management», *Current Pain and Headache Reports* 16 (2012), pp. 147-152.

11. Mercer Lindsay, N., Chen, C., Gilam, G., *et al.*, «Brain circuits for pain and its treatment», *Science Translational Medicine*, 13 (619) (2021), eabj7360.

12. Moseley, G., y Flor, H., «Targeting cortical representations in the treatment of chronic pain: A review», *Neurorehabilitation and Neural Repair*, 26 (6) (2012), pp. 646-652.

11. La biología del equilibrio. Sueño, dieta y movimiento

1. Luque-Suárez, A., Martínez-Calderón, J., y Falla, D., «Role of kinesiophobia on pain, disability and quality of life in people suffering from chronic musculoskeletal pain: A systematic review», *British Journal of Sports Medicine*, 53 (9) (2019), pp. 554-559.

2. Mahdavi, S., Riahi, R., Vahdatpour, B., *et al.*, «Association between sedentary behavior and low back pain: A systematic review and meta-analysis», *Health Promotion Perspectives*, 11 (4) (2021), p. 393.

3. Rice, D., Nijs, J., Kosek, E., *et al.*, «Exercise-induced hypoalgesia in pain-free and chronic pain populations: State of the art and future directions», *Journal of Pain*, 20 (11) (2019), pp. 1249-1266.

4. Duran, A., Friel, C., Serafini, M., *et al.*, «Breaking up prolonged sitting to improve cardiometabolic risk: Dose–response analysis of a randomized crossover trial», *Medicine & Science in Sports & Exercise*, 55 (5) (2023), pp. 847-855.

5. O'Grady, H., Hasan, H., Rochwerg, B., *et al.*, «Leg cycle ergometry in critically ill patients—an updated systematic review and meta-analysis», *NEJM Evidence*, 3 (12) (2024), EVIDoa2400194.

6. Haack, M., Simpson, N., Sethna, N., *et al.*, «Sleep deficiency and chronic pain: Potential underlying mechanisms and clinical implications», *Neuropsychopharmacology*, 45 (1) (2020), pp. 205-216.

7. Davidson, J., Dickson, C., y Han, H., «Cognitive behavioural treatment for insomnia in primary care: A systematic review of sleep outcomes», *British Journal of General Practice*, 69 (686) (2019), pp. e657-e664.

8. Selvanathan, J., Pham, C., Nagappa, M., *et al.*, «Cognitive behavioral therapy for insomnia in patients with chronic pain—a systematic review and meta-analysis of randomized controlled trials», *Sleep Medicine Reviews*, 60 (2021), 101460.

9. Tang, Nicole K., «Is cognitive-behaviour therapy for insomnia (CBT-I) the new best pain killer?», *Sleep Medicine Reviews*, 60 (2021), 101536.

10. Robblee, M., Kim, C., Abate, *et al.*, «Saturated fatty acids engage an IRE1α-dependent pathway to activate the NLRP3 inflammasome in myeloid cells», *Cell Reports*, 14 (11) (2016), pp. 611-623.

11. Elma, O., Brain, K., y Dong, H., «The importance of nutrition as a lifestyle factor in chronic pain management: A narrative review», *Journal of Clinical Medicine*, 11 (19) (2022), p. 5950.

12. Field, R., Pourkazemi, F., Turton, J., *et al.*, «Dietary inter-ventions are beneficial for patients with chronic pain: A systema-tic review with meta-analysis», *Pain Medicine*, 22 (3) (2021), pp. 694-714.

13. Edwards, S., Martin, S., Rainey, T., *et al.*, «Influence of acute fasting on pain tolerance in healthy subjects: A randomised crossover study», *Frontiers in Pain Research*, 4 (2023), 1153107.

14. Offit, P., «The vitamin myth: Why we think we need su-pplements», *The Atlantic*, 19 de julio de 2013.

15. Chou, R., Turner, J., Devine, *et al.*, «The effectiveness and risks of long-term opioid therapy for chronic pain: A systematic review for a National Institutes of Health Pathways to Prevention Workshop», *Annals of Internal Medicine*, 162 (4) (2015), pp. 276-286.

16. Cashin A., Wand, B., O'Connell, N., *et al.*, «Pharmacolo-gical treatments for low back pain in adults: An overview of Cochrane Reviews», *Cochrane Database of Systematic Reviews*, 4 (2023).

17. Gan T., «Poorly controlled postoperative pain: Prevalen-ce, consequences, and prevention», *Journal of Pain Research* (2017), pp. 2287-2298.

12. EL PROTOCOLO DE SALUD EMOCIONAL. POR QUÉ LA INTELIGENCIA EMOCIONAL IMPORTA

1. Toledo, T., Vore, C., Huber, F., *et al.*, «The effect of emo-tion regulation on the emotional modulation of pain and noci-ceptive flexion reflex», *Pain*, 165 (6) (2024), pp. 1266-1277.

2. Greenwald, J., y Shafritz, K., «An integrative neuroscience framework for the treatment of chronic pain: From cellular alte-rations to behavior», *Frontiers in Integrative Neuroscience*, 12 (2018), p. 18.

3. Shi, J., Liu, Z., Zhou, X., *et al.*, «Effects of breathing exerci-ses on low back pain in clinical: A systematic review and meta-analysis», *Complementary Therapies in Medicine*, 79 (2023), 1029933.

4. Kondo, K., Noonan, K., Freeman, M., *et al.*, «Efficacy of biofeedback for medical conditions: An evidence map», *Journal of General Internal Medicine*, 34 (2019), pp. 2883-2893.

5. Zeidan, F., y Vago, D. R., «Mindfulness meditation-based pain relief: A mechanistic account», *Annals of the New York Academy of Sciences*, 1373 (1) (2016), pp. 114-127.

6. Zeidan, F., Martucci, K., Kraft, R., *et al.*, «Brain mechanisms supporting the modulation of pain by mindfulness meditation», *Journal of Neuroscience*, 31 (14) (2011), pp. 5540-5548.

7. Cross, M., Acevedo, A., Leger, K., *et al.*, «How and why could smiling influence physical health? A conceptual review», *Health Psychology Review*, pp. 17 (2) (2023), pp. 321-343.

8. Manninen, S., Tuominen, L., Dunbar, R., *et al.*, «Social laughter triggers endogenous opioid release in humans», *Journal of Neuroscience*, 37 (25) (2017), pp. 6125-6131.

9. Muller, R., Terrill, A., Jensen, M., *et al.*, «Happiness, pain intensity, pain interference, and distress in individuals with physical disabilities», *American Journal of Physical Medicine & Rehabilitation*, 94 (12) (2015), pp. 1041-1051.

10. Leknes, S., y Tracey, I., «A common neurobiology for pain and pleasure», *Nature Reviews Neuroscience*, 9 (4) (2008), pp. 314-320.

11. Pennebaker, J., «Writing about emotional experiences as a therapeutic process», *Psychological Science*, 8 (3) (1997), pp. 162-166.

12. Bao, S., Qiao, M., Lu, Y., *et al.*, «Neuroimaging mechanism of cognitive behavioral therapy in pain management», *Pain Research and Management*, 1 (2022), 6266619.

13. Cunningham, N., Kashikar-Zuck, S., y Coghill, R., «Brain mechanisms impacted by psychological therapies for pain: Identifying targets for optimization of treatment effects», *Pain Reports*, 4 (4) (2019), p. e767.

14. Majeed, M., y Sudak, D., «Cognitive behavioral therapy for chronic pain—One therapeutic approach for the opioid epidemic», *Journal of Psychiatric Practice*, 23 (6) (2017), pp. 409-414.

15. Tick, H., Nielsen, A., Pelletier, K., *et al.*, «Evidence-based nonpharmacologic strategies for comprehensive pain care: The

consortium pain task force white paper», *Explore*, 14 (3) (2018), pp. 177-211.

16. O'Sullivan, P., Caneiro, J., O'Keeffe, M., *et al.*, «Cognitive Functional Therapy: An integrated behavioral approach for the targeted management of disabling low back pain», *Physical Therapy*, 98 (5) (2018), pp. 408-423.

17. Hollon, S., DeRubeis, R., Andrews, P., *et al.*, «Cognitive therapy in the treatment and prevention of depression: A fifty-year retrospective with an evolutionary coda», *Cognitive Therapy and Research*, 45 (3), (2021), pp. 402-417.

13. El poder de cambiar la perspectiva. Estrategias cognitivas contra el dolor

1. Stewart, M., y Loftus, S., «Sticks and stones: The impact of language in musculoskeletal rehabilitation», *Journal of Orthopaedic & Sports Physical Therapy*, 48 (7) (2018), pp. 519-522.

2. Bedell, S., Graboys, T., Bedell, E., *et al.*, «Words that harm, words that heal», *Archives of Internal Medicine*, 164 (13) (2004), pp. 1365-1368.

3. Kent, P., Haines, T., O'Sullivan, P., *et al.*, «Cognitive Functional Therapy with or without movement sensor biofeedback versus usual care for chronic, disabling low back pain (RESTORE): A randomised, controlled, three-arm, parallel group, phase 3, clinical trial», *Lancet*, 401 (10391) (2023), pp. 1866-1877.

4. Murphy, J., Cordova, M., y Dedert, E., «Cognitive behavioral therapy for chronic pain in veterans: Evidence for clinical effectiveness in a model program», *Psychological Services*, 19 (1) (2022), p. 95.

5. Rozanski, A., Bavishi, C., Kubzansky, L., *et al.*, «Association of optimism with cardiovascular events and all-cause mortality: A systematic review and meta-analysis», *JAMA Network Open*, 2 (9) (2019), e1912200.

6. Forte, A., Guliyeva, G., McLeod, H., *et al.*, «The impact of optimism on cancer-related and postsurgical cancer pain: A syste-

matic review», *Journal of Pain and Symptom Management*, 63 (2) (2022), p. e203-e211.

7. Hanssen, M., Peters, M., Vlaeyen, J., *et al.*, «Optimism lowers pain: Evidence of the causal status and underlying mechanisms», *Pain*, 154 (1) (2013), pp. 53-58.

8. Kılıc, A., Hudson, J., McCracken, L., *et al.*, «A systematic review of the effectiveness of self-compassion-related interventions for individuals with chronic physical health conditions», *Behavior Therapy*, 52 (3) (2021), pp. 607-625.

9. Edwards, K., Pielech, M., Hickman, *et al.*, «The relation of self-compassion to functioning among adults with chronic pain», *European Journal of Pain*, 23 (8) (2019), pp. 1538-1547.

10. Williams, N., «Words that harm: Words that heal», *International Musculoskeletal Medicine*, 31 (3) (2009), pp. 99-100.

11. Moffett, J., Green, A., y Jackson, D., «Words that help, words that harm», En *Topical Issues in Pain 5*, CNS Press (2013), p. 105.

12. Webster, B., Bauer, A., Choi, Y., *et al.*, «Iatrogenic consequences of early magnetic resonance imaging in acute, work-related, disabling low back pain», *Spine*, 38 (22) (2013), pp. 1939-1946.

13. Hall, A., Aubrey- Bassler, K., Thorne, B., *et al.*, «Do not routinely offer imaging for uncomplicated low back pain», *BMJ*, 372 (2021).

14. Ogino, Y., Nemoto, H., Inui, K., *et al.*, «Inner experience of pain: Imagination of pain while viewing images showing painful events forms subjective pain representation in human brain», *Cerebral Cortex*, 17 (5) (2007), pp. 1139-1146.

15. Moseley, G., Zalucki, N., Birklein, F., *et al.*, «Thinking about movement hurts: The effect of motor imagery on pain and swelling in people with chronic arm pain», *Arthritis Care & Research*, 59 (5) (2008), pp. 623-631.

16. Trakhtenberg, E., «The effects of guided imagery on the immune system: A critical review», *International Journal of Neuroscience*, 118 (6) (2008), pp. 839-855.

17. Kaplun, A., Alperovitch-Najenson, D., y Kalichman, L., «Effect of guided imagery on pain and health- related quality of life in musculoskeletal medicine: A comprehensive narrative review», *Current Pain and Headache Reports*, 25 (12) (2021), p. 76.

18. Silvestrini, N., y Corradi-Dell'Acqua, C., «Distraction and cognitive control independently impact parietal and prefrontal response to pain», *Social Cognitive and Affective Neuroscience*, 18 (1) (2023), p. nsad018.

19. Subnis, U., Starkweather, A., y Menzies, V., «A current review of distraction-based interventions for chronic pain management», *European Journal of Integrative Medicine*, 8 (5), pp. 715-722.

20. Pergolizzi Jr., J., Coluzzi, F., Colucci, R., *et al.*, «Statins and muscle pain», *Expert Review of Clinical Pharmacology*, 13 (3) (2020), pp. 299-310.

21. Fusco, N., Bernard, F., Roelants, F., *et al.*, «Hypnosis and communication reduce pain and anxiety in peripheral intravenous cannulation: Effect of language and confusion on pain during peripheral intravenous catheterization (KTHYPE), a multicentre randomised trial», *British Journal of Anaesthesia*, 124 (3) (2020), pp. 292-298.

22. Elkins, G., Jensen, M., y Patterson, D., «Hypnotherapy for the management of chronic pain», *International Journal of Clinical and Experimental Hypnosis*, 55 (3) (2007), pp. 275-287.

23. Licciardone, J., Tran, Y., Ngo, K., *et al.*, «Physician empathy and chronic pain outcomes», *JAMA Network Open*, 7 (4) (2024), e246026.

14. Medicina social. Florece donde estás plantado

1. Pilkington, G., Johnson, M., y Thompson, K., «Social prescribing for adults with chronic pain in the UK: A rapid review», *British Journal of Pain* (2025), 20494637241312064.

2. Ashton-James, C., Anderson, S., Mackey, S., *et al.*, «Beyond pain, distress, and disability: The importance of social outcomes in pain management research and practice», *Pain*, 163 (3) (2022), pp. e426-e431.

3. Carey, B., Dell, C., Stempien, J., *et al.*, «Outcomes of a controlled trial with visiting therapy dog teams on pain in adults in an emergency department», *PLoS One*, 17 (3) (2022), e0262599.

4. Zhang, Y., Yan, F., Li, S., *et al.*, «Effectiveness of animal-assisted therapy on pain in children: A systematic review and meta-analysis», *International Journal of Nursing Sciences*, 8 (1) (2021), pp. 30-37.

5. Havey, J., Vlasses, F., Vlasses, P., *et al.*, «The effect of animal-assisted therapy on pain medication use after joint replacement», *Anthrozoös*, 27 (3) (2014), pp. 361-369.

6. Wurm, M., Edlund, S., Tillfors, M., *et al.*, «Characteristics and consequences of the co-occurrence between social anxiety and pain-related fear in chronic pain patients receiving multimodal pain rehabilitation treatment», *Scandinavian Journal of Pain*, 12 (1) (2016), pp. 45-52.

7. Reczek, R., Stacey, L., y Thomeer, M., «Parent-adult child estrangement in the United States by gender, race/ethnicity, and sexuality», *Journal of Marriage and Family*, 85 (2) (2023), pp. 494-517.

8. Teoli, D., Dua, A., y An, J., «Transcutaneous electrical nerve stimulation», *StatPearls [internet]*, StatPearls Publishing (2024).

9. Vance C., Dailey D., Rakel B., *et al.*, «Using TENS for pain control: The state of the evidence», *Pain Management*, 4 (3) (2014), pp. 197-209.

10. Simoncini, E., Stiaccini, G., Morelli, E., *et al.*, «The Effectiveness of the Buzzy Device in Reducing Pain in Children Undergoing Venipuncture: A Single-Center Experience», *Pediatric Emergency Care*, 39 (10) (2023), pp. 760-765.

11. Şahan, S., y Yildiz, A., «The effect of shotblocker application on intramuscular injection pain in adults: A meta-analysis», *Clinical Nursing Research*, 31 (5) (2022), pp. 820-825.

12. Dusek, J., Griffin, K., Finch, M., *et al.*, «Cost savings from reducing pain through the delivery of integrative medicine program to hospitalized patients», *Journal of Alternative and Complementary Medicine*, 24 (6) (2018), pp. 557-563.

13. Bosco, M., Gallinati, J., y Clark, M., «Conceptualizing and treating comorbid chronic pain and PTSD», *Pain Research and Treatment*, 2013 (1) (2013), 174728.

14. Lumley, M., Yamin, J., Pester, B., *et al.*, «Trauma matters:

Psychological interventions for comorbid psychosocial trauma and chronic pain», *Pain*, 163 (4), pp. 599-603.

15. Norman, S., Wilkins, K., Tapert, S., *et al.*, «A pilot study of Seeking Safety therapy with OEF/OIF veterans», *Journal of Psychoactive Drugs*, 42 (1) (2010), pp. 83-87.

16. Gainer, D., Alam, S., Alam, H., *et al.*, «A flash of hope: Eye movement desensitization and reprocessing (EMDR) therapy», *Innovations in Clinical Neuroscience*, 17 (7-9) (2020), p. 12.

17. Watkins, L., Sprang, K., y Rothbaum, B., «Treating PTSD: A review of evidence-based psychotherapy interventions», *Frontiers in Behavioral Neuroscience*, 12 (2018), p. 258.

18. Kuhfus, M., Maldei, T., Hetmanek, A., *et al.*, «Somatic experiencing–effectiveness and key factors of a body-oriented trauma therapy: A scoping literature review», *European Journal of Psychotraumatology*, 12 (1) (2021), 1929023.

19. Van der Kolk, B., «The body keeps the score: Memory and the volving psychobiology of posttraumatic stress», *Harvard Review of Psychiatry*, 1 (5) (1994), pp. 253-265.

20. Schnurr, P., Hamblen, J., Wolf, J., *et al.*, «The management of posttraumatic stress disorder and acute stress disorder: Synopsis of the 2023 US Department of Veterans Affairs and US Department of Defense clinical practice guideline», *Annals of Internal Medicine*, 177 (3) (2024), pp. 363-374.

21. Hertzberg, M., Feldman, M., Beckham, J., *et al.*, «Lack of efficacy for fluoxetine in PTSD: A placebo-controlled trial in combat veterans», *Annals of Clinical Psychiatry*, 12 (2000), pp. 101-105.

22. Perry, B., y Winfrey, O., *What Happened to You? Conversations on Trauma, Resilience, and Healing*, Flatiron Books (2021).